Mental Health in Literatur, Populärmedien und Medizin

Medical & Health Humanities

Aesthetics, Analyses, Approaches

Herausgegeben von
Mita Banerjee, Monika Pietrzak-Franger
and Anita Wohlmann

Volume 6

Mental Health in Literatur, Populärmedien und Medizin

Aushandlungen von psychischer Gesundheit und Krankheit aus intersektionaler Perspektive

Herausgegeben von
Marcella Fassio

DE GRUYTER

Diese Publikation wurde durch den Publikationsfonds für Monografien der Martin-Luther-Universität Halle-Wittenberg gefördert.

ISBN 978-3-11-159182-7
e-ISBN (PDF) 978-3-11-159193-3
e-ISBN (EPUB) 978-3-11-159199-5
ISSN 2940-9632
DOI https://doi.org/10.1515/9783111591933

Library of Congress Control Number: 2025944740

Bibliografische Information der Deutschen Nationalbibliothek
Die Deutsche Nationalbibliothek verzeichnet diese Publikation in der Deutschen Nationalbibliografie; detaillierte bibliografische Daten sind im Internet über http://dnb.dnb.de abrufbar.

Einbandabbildung: Only Flags / iStock / Getty Images Plus
Druck und Bindung: CPI books GmbH, Leck

www.degruyterbrill.com
Fragen zur allgemeinen Produktsicherheit:
productsafety@degruyterbrill.com

Inhalt

Einführung

Mental Health in Verflechtungen mit Geschlecht, Klasse und Rassismus

Alter(n) & *Disability* als Herausforderungen für die psychische Gesundheit

Gesund/krank: Stigmatisierung im Kontext von Mental Health

Einführung

Marcella Fassio

Intersektionale Perspektiven auf Mental Health in Literatur, Populärmedien und Medizin

1 Psychische Gesundheit und Krankheit: Intersektionale Verflechtungen

Die psychische Gesundheit, so schreibt der Kulturtheoretiker Mark Fisher, werde im Zuge des Kapitalismus individualisiert und der Verantwortung des Einzelnen zugeschoben – es komme zu einer *„Privatisierung von Stress“* (2013, 27) und der „Entpolitisierung von Gesundheit“ (Fisher 2012). Das einzelne Individuum wird also für seine psychische Notlage verantwortlich gemacht – anstatt zu fragen, welche gesellschaftlichen und sozialen Ursachen, neben biologischen und psychologischen Faktoren, für psychische Krisen und Erkrankungen vorliegen. Hier zeigt sich deutlich die politische Dimension von Mental Health.[1] Diese politische Dimension von Mental Health ist nicht nur in gegenwärtigen Debatten über psychische Erschöpfungskrankheiten, wie Depressionen oder Burnout, im Kontext einer neoliberalen Leistungsgesellschaft sichtbar, sondern schreibt sich seit jeher in literarische, mediale und medizinische Auseinandersetzungen mit dem Themenfeld psychischer Gesundheit und Krankheit ein: in Form von diskriminierenden und privilegierenden Fremd- und Selbstzuschreibungen. So ist für die Herstellung von Gesundheit und Krankheit, wie auch Viney et al. (2015, 2–7) in ihrem Artikel *Critical Medical Humanities: Embracing Entanglement, Taking Risks* herausstellen, nicht nur die biologische und psychische Ebene relevant, sondern ebenso die soziale Ebene sowie der Kontext, in dem sich Gesundheit und Krankheit ereignen.

Bei der Analyse von literarischen, populärmedialen oder medizinischen Mental Health-Repräsentationen kommen so zwangsläufig intersektionale Verflechtungen in den Blick.[2] Innerhalb dieser Verflechtungen wird auch das Verhältnis von psychischer Gesundheit und Krankheit ausgehandelt. Wann ist jemand

---

1 Fisher stellt dies vor allem in Bezug auf eine kapitalistische neoliberale Leistungsgesellschaft fest, in der Arbeitnehmer*innen krank werden. Diese Feststellung lässt sich jedoch auf eine intersektionale Betrachtung von Mental Health übertragen.

2 Zu ersten expliziten Ansätzen der Intersektionalität in den *Medical Humanities*, die bisher vorwiegend im englischsprachigen Raum zu finden sind, vgl. Jones et al. 2014; Whitehead et al. 2022; Kainradl 2023; Raussert und Essifi 2025.

https://doi.org/10.1515/9783111591933-001

krank, wann (noch) gesund? Wer diagnostiziert und wer wird diagnostiziert? Gesund- und Krankschreibungen sind immer auch mit hierarchischen Machtstrukturen aufgrund von *gender*, *class* und *race* ebenso wie u. a. Alter, Sexualität und Nationalität verbunden, die sich zudem in der medizinischen Behandlung spiegeln (Faissner et al. 2024). Gerade psychische Erkrankungen bringen hierbei die Gefahr einer Stigmatisierung mit sich, wie sich auch an der abwertenden Sprechweise über psychisch erkrankte Menschen im öffentlich-medialen Diskurs zeigt.[3]

Dieses Verhältnis von Mental Health und Intersektionalität in Literatur, Populärmedien und Medizin nimmt der vorliegende Band aus interdisziplinärer Perspektive in den Blick.[4] Insbesondere fokussiert der Band die Verbindung von Mental Health zu den sozial konstruierten Kategorien *gender*, *race* und *class* sowie zu Alter(n), *Disability* und Beruf, womit die Vulnerabilitäten und Mehrfachdiskriminierungen, die mit psychischen Erkrankungen einhergehen, beleuchtet werden sollen. Neben historischen Perspektiven auf literarische und aktivistische Auseinandersetzungen mit psychischer Gesundheit und Krankheit und damit verknüpften (historisch-kulturell konstruierten) Krankheiten wie der Hysterie und Anorexie,[5] nähert sich der Band gegenwärtige Verhandlungen von Mental Health und *mental disorders* wie Depressionen und Angststörungen.[6] Außerdem stehen Darstellungen von Mental Health-Krisen jenseits von medizinischen Diagnosen, beispielsweise aufgrund von Verlusterfahrungen und Trauer,[7] sowie das Verhältnis

---

3 Zwar finden mittlerweile vermehrt meist von Patient*innen-Initiativen getragene Versuche der Sensibilisierung und Entstigmatisierung statt und es treten prominente Personen mit ihrer psychischen Erkrankung an die Öffentlichkeit (oft handelt es sich dann um Depressionen, Angststörung, Burnout). In medialen Berichterstattungen und politischen Debatten werden Menschen mit psychischen Erkrankungen jedoch weiterhin oftmals als gesellschaftliche Bedrohung konstruiert und kriminalisiert (dies erfolgt zumeist inklusive des Verweises auf Ethnizität, Nationalität und Religion).

4 Hervorgegangen sind die Beiträge vorwiegend aus der Tagung „Mental Health erzählen in Literatur und Medizin. Aushandlungen von psychischer Gesundheit und Krankheit in Literatur und Medizin“, die am 29. Februar und 1. März 2024 an der Friedrich Schlegel Graduiertenschule der Freien Universität Berlin im Kontext des DFG-Projekts „Narrative weiblicher Erschöpfung um 1900 und 2000“ stattfand. Für die finanzielle Unterstützung vor Ort danke ich dem Fachbereich Philosophie und Geisteswissenschaften und der Friedrich Schlegel Graduiertenschule. Für die organisationale Unterstützung danke ich insbesondere dem Team der FSGS-Geschäftsstelle sowie Irmela Krüger-Fürhoff und Barbara Bausch für die Moderation. Der ULB Sachsen-Anhalt danke ich zudem für die großzügige finanzielle Förderung der Open Access-Publikation des Bandes durch den Publikationsfond für Monografien der Martin-Luther-Universität Halle-Wittenberg.

5 Vgl. hierzu die Beiträge von Karen Nolte und Sophie Emilia Seidler im vorliegenden Band.

6 Vgl. hierzu den Beitrag von Marcella Fassio im vorliegenden Band.

7 Vgl. hierzu den Beitrag von Marc Keller und Wouter Schrover im vorliegenden Band.

von Psyche und Körper,[8] und damit auch psychosomatische Ausprägungen, im Fokus der Analysen. Der Band nimmt psychische Erkrankungen dabei zum einen als individuelle Krankheiten in den Blick und beleuchtet zum anderen die gesellschaftlichen Umstände und Zuschreibungen und die damit einhergehende politische Dimension von Mental Health. In der Untersuchung von Mental Health-Repräsentationen wird so auch die psychosoziale Dimension von psychischen Erkrankungen aufgezeigt, insbesondere wenn die Sichtweise der Betroffenen in den Fokus gerückt wird. Damit ist es auch Ziel, herauszuarbeiten, inwieweit Machtdispositive in Bezug auf das Sprechen über Mental Health wirkten und in der Gegenwart fortwirken. Die Beträge des Bandes widmen sich neben fiktionalen Erzähltexten, autobiografischen *illness narratives* und medizinischen *narratives about illness* bzw. *narratives as a medical tool* (Hydén 2005, 293–294)[9] auch aktivistischen Schriften, Filmen und digitalen Spielen. Hierbei stehen vier Themenfeldern bzw. Verhältnisse im Vordergrund:

(1) Verhältnis von Mental Health und Intersektionalität: Inwieweit wird psychische Gesundheit bzw. Krankheit mit *gender*, *class*, *race* und/oder weiteren sozialen Kategorien in Verbindung gebracht? Wer erzählt und spricht und aus welcher Position? Wird aus einer privilegierten oder marginalisierten Position erzählt?

(2) Verhältnis von individueller Erkrankung und Gesellschaft: Inwieweit beeinflussen historisch-kulturell gebundene Gesellschaftsdiagnosen die Konstruktion von psychischen Erkrankungen? Welche politische Dimension hat die literarisch-medizinische Verhandlung von Mental Health? Wie ist das Verhältnis von Selbstdiagnose und (medizinischer) Fremddiagnose in den Texten?

(3) Verhältnis von literarischen und medizinischen Texten: Welche Auswirkungen hat die Textsorte, das Genre bzw. Medium auf das Erzählen von Mental Health? Welche Funktion hat das Erzählen in diesen Textsorten jeweils?

(4) Verhältnis von Repräsentation und Ästhetik: Wie wird Mental Health auf *histoire-* und *discours*-Ebene dargestellt? Welche Topoi, Motive und Erzählverfahren werden verwendet? Gibt es spezifische Räume oder Figuren, die in Mental Health-Narrationen eine zentrale Rolle spielen?

Der Band nähert sich den hier aufgerufenen Problemstellungen aus einer interdisziplinären Perspektive, wobei sowohl literatur- und medienwissenschaftliche

8 Vgl. hierzu insbesondere die Beiträge von Marius Reisener und Mona Baie im vorliegenden Band.

9 Hier knüpft der Band auch an Überlegungen der Narrativen Medizin an, die Erzählen u. a. als Interaktionsmöglichkeit zwischen Patient*innen und medizinisch Tätigen fasst (vgl. u. a. Charon et al. 2017).

Betrachtungsweisen als auch medizinische und medizinhistorische Perspektiven im Fokus stehen.

2 Mental Health in Literatur, Populärmedien und Medizin – ein *Medical Humanities*-Dialog

Ausgehend von der These, dass Literatur medizinisches Wissen konkretisiert (Engelhardt 1978; Jagow und Steger 2009; Käser und Schappach 2014), Krankheitserfahrungen sichtbar macht (u. a. Fischer und Gadebusch Bondio 2016) und dabei eigene Perspektiven entwickelt (u. a. Krüger-Fürhoff 2019), möchte der Band im Sinne der *Medical Humanities* Repräsentationen von psychischer Gesundheit und Krankheit und ihre historischen Entwicklungslinien nicht nur mit Blick auf ihre Funktion für die Literatur untersuchen, sondern ebenso die Funktion literarischer und medialer Verhandlungen für die medizinische Perspektive auf Mental Health beleuchten.[10] Eine „genuine Funktion von Literatur" sei es, so Bettina von Jagow und Florian Steger (2009, 107), „Grenzerfahrungen zwischen Gesundheit und Krankheit auszuloten". Literatur erweise sich damit schließlich „als produktiver Umgang mit Krankheit und Kranksein" (Jagow und Steger, 57). Dieses Ausloten von psychischer Gesundheit und Krankheit betrifft jedoch nicht nur kanonisierte literarische Texte, die in den Anfängen der deutschsprachigen Auseinandersetzung mit Literatur und Medizin stark im Vordergrund standen, sondern ebenso populärliterarische und -mediale Darstellungen. Fiktionale Beschäftigungen mit Mental Health stehen hierbei nicht allein, sondern werden begleitet durch zahlreiche Ratgeberbücher, autobiografische Texte,[11] (Dokumentar-)Filme und digitale Spiele[12] (vgl. Görgen und Simond 2020). Das Erzählen der eigenen psychischen Erkrankung findet mittlerweile ebenso auf Social-Media-Plattformen wie *Facebook*, *Instagram*, *TikTok* und ehemals auf *Twitter* statt, z. B. unter dem Hashtag #not-

---

10 So hat Dietrich von Engelhardt drei mögliche Funktionen dieser Verbindung hervorgehoben: die Funktion der Medizin innerhalb der Literatur, die Funktion der Literatur für die Medizin und die Funktion der Literatur für ein allgemeines Verständnis von Krankheit und Medizin (Engelhardt 1978, 356–357).

11 Nicht nur, aber vor allem Schriftsteller*innen thematisieren aus autobiografischer Perspektive das Leben mit einer psychischen Erkrankung, wie beispielsweise William Styron in *Darkness Visible*, Matt Haig in *Reasons to stay Alive*, Nana-Ama Danquah in *Willow Weep for Me*, Thomas Melle in *Die Welt im Rücken*, Benjamin Maack in *Wenn das noch geht, kann es nicht so schlimm sein* oder Olga Ravn in *Mit Arbejde*. Zu einem Einblick in einen autopathographischen Text eines Schriftstellers vgl. insbesondere den Beitrag von Katharina Fürholzer im vorliegenden Band.

12 Vgl. hierzu den Beitrag von Arno Görgen im vorliegenden Band.

justsad oder #ausderklapse.[13] In diese Verhandlungen fließt zumeist das Wissen über andere literarische, populärmediale und medizinische Mental Health-Repräsentationen ein, sodass die einzelnen Repräsentationen in einem Diskurs miteinander stehen. Hierbei finden auch Auseinandersetzungen mit medizinischen Perspektiven statt: Ärzt*innen, (Psycho-)Therapien, die medikamentöse Behandlung und Topografien, wie die Psychiatrie, werden in den Texten thematisiert und reflektiert (u. a. Boileau 2023; Eghigian 2017). Neben der Verhandlung der individuellen Krankheitserfahrung, erfolgt in manchen dieser Mental Health-Darstellungen zudem eine kritische Gesellschaftsdiagnose,[14] beispielweise werden Erschöpfungskrankheiten als gesellschaftliches Phänomen seit der Moderne betrachtet (Osthues und Gerstner 2021). Im Schreiben über psychische Krankheiten können sich des Weiteren spezifische Verfahren und Ästhetiken ausprägen (Huber und Nover 2024). Literarische und populärmediale Verhandlungen von psychischer Gesundheit und Krankheit stehen hierbei in einem Dialog mit medizinischen Texten und können eine genuine Perspektive auf diese eröffnen, beispielsweise indem Stimmen Betroffener in den Fokus geraten oder medizinische Räume und Relationen von Ärzt*innen und Patient*innen ausgehandelt werden. Im Erzählen von psychischer Gesundheit und Krankheit zeigen sich außerdem spezifische kulturelle Narrative, die eine normative Wirkung entfalten (Hunsaker Hawkins 1999, 27; Clark 2008, 4). Zugleich sind auch medizinische Narrationen über psychische Erkrankungen von spezifischen Erzählmustern und kultur-historischen Diskursen geprägt.

Der im Feld der *Medical Humanities* angesiedelte Dialog des Bandes zwischen literatur- und medienwissenschaftlichen sowie medizinhistorischen und medizinischen Perspektiven zielt somit darauf ab, Erzählverfahren, Ästhetiken und Diskurse von Mental Health und Intersektionalität in literarischen, populärmedialen

---

13 Vgl. hierzu exemplarisch die *Instagram*-Kanäle von Kathrin Weßling (@ohkathrina), Ronja von Rönne (@sudelheft) und Benjamin Maack (@benjamin_maack).

14 Wenn in gegenwärtigen Debatten über Mental Health gesprochen wird, dann zumeist im Kontext von psychischer Erschöpfung, Burnout und Depression, die oft als Resultat neoliberaler Arbeitsstrukturen gefasst werden. Diese Verknüpfung von Arbeit und Erschöpfung zeigt sich auch in der Darstellung von Arbeit in der Gegenwartsliteratur, in der oft eine Entgrenzung von Arbeit verhandelt wird, nicht nur auf dem Feld der Erwerbsarbeit, sondern ebenfalls im Bereich des Privatlebens, was durch die permanente Arbeit an sich selbst sichtbar wird (Vöing 219; Fassio 2023a). Ähnlich sieht auch der Soziologe Alain Ehrenberg die Depression als Symptom der modernen kapitalistischen Gesellschaft. Die Depression sei, so Ehrenberg, „eine *Krankheit der Verantwortlichkeit*, in der ein Gefühl der Minderwertigkeit vorherrscht" (Ehrenberg 2012, 26). Das depressive Subjekt ist handlungsunfähig, gehemmt und seiner Identität nicht mehr sicher (vgl. Ehrenberg, 224–225) und steht damit im Gegensatz zu der gesellschaftlich geforderten Maxime von Handlungsfähigkeit.

und medizinischen Darstellungen zu identifizieren, sowie Funktionen literarischer Mental Health-Repräsentationen für die medizinische und psychotherapeutische Praxis aufzuzeigen. Damit ist es zum einen Ziel des Bandes, einen Beitrag zur literaturwissenschaftlichen Forschung zu Mental Health-Repräsentationen mit Blick auf ihre Verhandlung von Intersektionalität zu leisten. Zum anderen bietet der Band in der Herausarbeitung medizinischer Diskurse von psychischer Gesund- und Krankheit Anschluss für medizinhistorische Forschung, Lehre und die medizinische Selbstreflexion.

3 Mental Health und Intersektionalität

Eine gängige Definition von Gesundheit gibt die Verfassung der *World Health Organization* (WHO). Dort heißt es: „Gesundheit ist ein Zustand vollkommenen körperlichen, geistigen und sozialen Wohlbefindens und nicht allein das Fehlen von Krankheit und Gebrechen." (WHO 2020) Gesundheit wird somit nicht nur als Abwesenheit von Krankheit verstanden. So heben auch Bettina von Jagow und Florian Steger (2009, 96) hervor, dass „Gesundheit [...] mehr als ein Gegenbegriff zu Krankheit" sei. Krankheit und Gesundheit werden damit nicht (nur) als zwei gegenüberliegende Pole gefasst: „Gesundheit und Krankheit sind zwei sich überlappende Konzepte, deren Pole ganz gesund und ganz krank sind, auf deren Verbindungslinie allerdings graduelle Positionen zwischen gesund und krank liegen." (Jagow und Steger 2009, 97) Dieses Verständnis spiegelt sich auch in der Definition von Mental Health und *mental disorder* wider. Die WHO fast Mental Health als „state of mental well-being that enables people to cope with the stresses of life, realize their abilities, learn well and work well, and contribute to their community. [...] Mental health is more than the absence of mental disorders." (WHO, 17. Juni 2022) Neben individuellen psychologischen und biologischen Faktoren, weist die WHO gerade auch auf die Vulnerabilität durch soziale, ökonomische und geopolitische Umstände für psychische Krisen hin und nennt insbesondere Armut, Gewalt und Ungleichheit als Risikofaktoren.

Eine psychische Erkrankung (*mental disorder* bzw. *mental health condition*) ist durch eine klinisch signifikante Störung in Wahrnehmung, der emotionalen Regulation oder dem Verhalten eines Individuums gekennzeichnet (WHO, 8. Juni 2022). Innerhalb von psychischen Erkrankungen nehmen laut WHO vor allem Angststörungen und Depressionen einen großen Anteil an. Neben der Gefahr der Suizidalität, spricht die WHO zudem die Diskriminierung und Stigmatisierung von Erkrankten an. Damit sind psychische Erkrankungen, wenn sie als chronische Erkrankung auftreten und/oder eine Behinderung darstellen, Teil von intersektionalen Ungleichheitskategorie, d.h. Erkrankte sind von struktureller Diskriminierung betroffen.

Mental Health ist also sehr deutlich nicht nur ein privates Thema, sondern ein politisches, das mit sozial konstruierten Kategorien wie *gender*, *class*, *race*, Nationalität, Religion, Alter usw. und damit einhergehenden intersektionalen Diskriminierungen verflochten ist. Unter Intersektionalität wird die „Wechselwirkung (und nicht [...] Addition von) Ungleichheitskategorien" (Winker und Degele 2009, 14) verstanden. Das Konzept der Intersektionalität wurde insbesondere von Schwarzen Feministinnen in den Fokus gerückt und weist auf die Überschneidung und Wechselwirkung verschiedener Diskriminierungsformen hin (Crenshaw 1983). Geprägt wurde der Begriff der Intersektionalität maßgeblich durch die Juristin Kimberlé Crenshaw in ihrem Aufsatz „Demarginalizing the Intersection of Race and Sex: A Black Feminist Critique of Antidiscrimination Doctrine„. Hier schreibt Crenshaw:

> The point is that Black women can experience discrimination in any number of ways and that the contradiction arises from our assumptions that their claims of exclusion must be unidirectional. Consider an analogy to traffic in an intersection, coming and going in all four directions. Discrimination, like traffic through an intersection may flow in one direction, and it may flow in another. If an accident happens in an intersection, it can be caused by cars traveling from any number of directions and, sometimes, from all of them. Similarly, if a Black woman is harmed because she is in the intersection, her injury could result from sex discrimination or race discrimination. (Crenshaw 1983, 149)

An der Metapher der Straßenkreuzung zeigt Crenshaw also auf, wie Ungleichheits- und Unterdrückungsverhältnissen wechselseitig verbunden sind und sich auf das Leben und Erfahrungen Schwarzer Frauen auswirken. Erlebte Verletzungen sind damit einhergehend intersektionale Verletzungen. In einer intersektionalen Analyse steht somit auch im Fokus, „Macht-, Herrschafts- und Normierungsverhältnisse, die soziale Strukturen, Praktiken und Identitäten (re-)produzieren" (Walgenbach 2010, 246), zu untersuchen.

Die Metapher der Straßenkreuzung ist auch für die Analyse von Mental Health-Narrationen gewinnbringend, um soziale Ungleichheiten, Privilegierungen und Diskriminierungen in diesen untersuchen zu können (Lammer 2020, 48). So stellt Christina Lammer (2020, 48) für die Analyse von Erzähltexten heraus, dass eine intersektional ausgerichtete Narratologie, „in den Blick nehmen kann, wie Identitätskategorien verschränkt werden". Hier schließt sie an Überlegungen aus dem Band *Intersektionalität und Narratologie* (Klein und Schnicke 2014) an, in dem Vera Nünning und Ansgar Nünning (2014, 34), die Relevanz von „Fragen nach narrativen Konstruktionen von Differenz und nach dem Zusammenhang zwischen Narration und unterschiedlichen Differenzkategorien" herausstellen. In einer intersektionalen Analyse können, so Lammer (2020, 49) erstens „Figurenkonstellationen und Selbst- und Fremdzuschreibungen" in den Blick genommen werden, „woraus sich zweitens strukturelle Diskriminierungen und Privilegierungen in literarischen Texten ableiten" lassen. Anschlussfähig für eine intersektionale Analyse von Mental Health-Repräsentationen sind auch Natascha Würzbachs Überlegungen zu einer geschlechtertheoretisch ausgerichteten Raumanalyse, für die „die verschiedenen Arten der Wahrnehmung, Beschreibung und Beurteilung von Räumen im Erzähltext [...], die geschlechterrelevante Orientierungen und Konnotationen zeigen" (Würzbach 2004, 49), zentral sind. Aus kulturgeografischer Perspektive stellt beispielsweise auch Katharina Walgenbach (2012, 86) eine „Wechselbeziehung [...] zwischen dem komplexen Verhältnis sozialer Ungleichheiten zueinander und der komplexen Ordnung des urbanen Raums" fest. Darüber hinaus kann für eine intersektionale Analyse von Mental Health-Narrationen auch die Erzählstimme und Fokalisierung relevant sein; d.h. durch welche Perspektive wird psychische Gesundheit/Krankheit dargestellt, wer fungiert „als sprechendes oder wahrnehmendes Subjekt und wer als wahrgenommenes und sprachloses Objekt" (Nünning und Nünning 2004, 11–12)? Dies umfasst nicht nur die Redeanteile im Text, sondern auch die Art und Weise wie diese Rede wiedergegeben wird. Eine Untersuchung von Mental Health-Repräsentationen aus intersektionaler Perspektive nimmt damit in den Blick, wie es in diesen zu Selbst- und Fremdzuschreibungen in Bezug auf Krankheit und Gesundheit kommt, was in einem zweiten Schritt Auskunft darüber gibt, welche Strukturen der Diskriminierung (oder umgekehrt auch Privilegierung) vorliegen. Hier komme ich auch wieder an den Anfang der Einführung zu dem Punkt „Wer spricht?" zurück: Die intersektionale Analyse von Mental Health-Repräsentationen nimmt so auch unter die Lupe, welche Stimmen präsent sind, welche also Sprechmacht haben, und welche hingen marginalisiert oder ausgeschlossen und damit nicht gehört werden.

Diese narratologischen Überlegungen lassen sich nicht nur für weitere sozial konstruierte Kategorien, wie beispielsweise *class*, *race*, und Alter, produktiv machen, sondern ebenso für nicht-narrative und nicht-literarische Darstellungen, in denen ebenfalls Figurenkonstellationen, Raumkonstruktionen sowie unterschiedliche (Erzähl-)Stimmen und Perspektiven zentral sind.

Bei der Verflechtung von Mental Health-Repräsentationen mit intersektionalen Kategorien ist aus literaturwissenschaftlicher und medizinhistorischer Perspektive bisher vor allem das Verhältnis von psychischen Erkrankungen und *gender* beleuchtet worden (Nusser und Strowick 2002; Stahnisch und Steger 2005;

Käser und Schappach 2014).[15] In diesem Kontext nehmen Arbeiten aus medizin- und literaturhistorischer Perspektive vorwiegend die Konstruktion von Hysterie und Weiblichkeit sowie von Neurasthenie und Männlichkeit in den Blick.[16] Ergänzt werden diese Untersuchungen von Analysen aus der Psychologie und der Literaturwissenschaft, die sich auf die Konstruktion von Depression als geschlechtsspezifische Erkrankung fokussieren.[17] Während das Verhältnis von Mental Health und *gender* bereits aus unterschiedlicher Perspektive beleuchtet wurde, ist die Verbindung von Mental Health und Klassismus bisher nur punktuell untersucht worden (Pietikäinen und Kragh 2020; Lee 2022; Raussert und Essifi 2025). Das aufkommende Interesse an Autosoziobiografien und das damit einhergehende Erzählen von Klasse bzw. Klassismus lässt allerding vermuten, dass hier zukünftig vermehrt Untersuchungen erscheinen werden. Auch der Zusammenhang zwischen Rassismuserfahrung und psychischen Auswirkungen ist aus literaturwissenschaftlicher Perspektive bisher nur in Ansätzen untersucht worden.[18] In der Migrationsforschung und Psychologie hingegen gibt es mittlerweile ausführliche Diskussionen hierzu (u. a. Trevisan 2020; Dech 2005; Keith und Brown 2018; Lazaridou und Yeboah 2024). So verweist der Migrationspädagoge Paul Mecheril (1995, 105) bereits in den 1990ern darauf, dass Rassismuserfahrungen zu Depressionen,

---

15 Zum Verhältnis von Mental Health und *gender* aus soziologischer und psychologischer Perspektive vgl. u. a. Keith und Brown; Möller-Leimkühler 2014; Anand 2020.

16 Da hierzu eine große Anzahl an Publikationen vorliegt, sei hier nur eine Auswahl aus den unterschiedlichen Perspektiven genannt. Zum Verhältnis von Hysterie und Weiblichkeit aus medizinhistorischer Perspektive vgl.; Schaps 1992; Smith-Rosenberg 1984; Didi-Huberman 1997; Lamott 2001; Nolte 2003; aus kulturhistorischer Perspektive vgl. Braun 1990; aus literaturwissenschaftlicher Perspektive zu englischsprachiger Literatur vgl. Showalter 1987; Bronfen 1998; aus literaturwissenschaftlicher Perspektive zu deutschsprachiger Literatur vgl. Weber 1996; Hock 2006; Hauser 2007; Schäfer 2018; Fassio 2024. Zum Verhältnis von Neurasthenie und Männlichkeit vgl. aus medizinhistorischer Perspektive vgl. Radkau 1998; Gijswijt-Hofstra und Porter 2001; Hofer 2005; aus literaturwissenschaftlicher Perspektive vgl. Kottow 2006; Bergengruen et al. 2010.

17 Zum Verhältnis von Depression und Geschlecht aus psychologischer Perspektive vgl. u. a. Teuber 2011; Morrow und Malcoe 2017; Moser 2019; Staiger und Krumm 2024; aus literaturwissenschaftlicher Perspektive ist insbesondere die Sektion „Gender and Depression" im Band *Depression and Narrative* hervorzuheben (Clark 2008); für Einzelanalysen zu literarischen Werken vgl. Gustavson 2007; Reitzenstein 2016; Fassio 2019; zu *gender* und Depression im Comic vgl. Hülsmann und Scherer 2024; zur Inszenierung von Weiblichkeit und Melancholie auf Social Media vgl. Thelandersson 2023.

18 Für eine Überblicksdarstellung zur Verbindung von Rassismus und Mental Health aus *Medical Humanites*-Perspektive vgl. Metzl 2014; zur Verbindung von Migration und Medizin/Krankheit im Allgemeinen vgl. Steger et al. 2020; Fürholzer und Pröll 2023; zu Migration und Mental Health im Speziellen vgl. Fassio 2023b.

sozialer Ängstlichkeit und Selbstwertproblematik bei den Betroffenen führen können (vgl. auch Carter 2007; Schouler-Ocak et al. 2015).

Analysen zu den Verstrickungen zwischen den Kategorien Alter(n) und Mental Health sind für den vorliegenden Band insbesondere mit Blick auf das Alter im Sinne des Lebensendes relevant. Zu diesem Aspekt liegt zwar soziologische, psychologische und medizinethische Forschung vor.[19] Aus literaturwissenschaftlicher Perspektive hingegen wurde das Verhältnis von Mental Health und Alter(n) bisher nur punktuell in Einzelanalysen erforscht. So stehen in der literaturwissenschaftlichen Alters-Forschung zumeist Demenzverhandlungen (Vedder 2012; Hartung et al. 2020; Krüger-Fürhoff et al. 2022) und eher selten die Auswirkungen des Alterns auf die psychische Gesundheit im Fokus (Caramagno 1993; Wohlmann 2014).[20] Anschlussfähig für den vorliegenden Band ist zudem die Forschung zu *Disability* und Mental Health, gerade hier wird in den Publikationen auch ein Fokus auf intersektionale Kategorien gelegt (Donaldson 2018; Raussert und Essifi 2025).

Des Weiteren kann mit dem vorliegenden Band an Publikationen, die sich mit der Verbindung von Arbeit und Mental Health befassen, angeschlossen werden. So liegen hier aus soziologischer Perspektive Schriften zur Verbindung von Arbeit und Erschöpfung im Kapitalismus (Crary 2008; Neckel und Wagner 2013; Fuchs et al. 2018) sowie zu arbeitsbedingten Burnout im Care-Bereich (Freudenberger 1974; Sherwood et al. 2005; Chan et al. 2016) vor. Aus literaturwissenschaftlicher Perspektiven wurden bisher zumeist die Verknüpfung von Erwerbsarbeit und Depression (Vöing 2019; Fassio 2023a) sowie Erschöpfung und Care-Arbeit (Klanke und Marx 2023) herausgearbeitet.

Diese Übersicht der einzelnen Fachperspektiven auf das Verhältnis von Mental Health und sozialen Kategorien zeigt nicht nur die Relevanz der Thematik, sondern zugleich das Forschungsdesiderat im Feld der *Medical Humanities.* So liegen bisher zwar zahlreiche Analysen vor allem aus soziologischer und psychologischer Perspektive vor, an die mit diesem Band angeschlossen werden kann. Diese fokussieren jedoch zumeist eine Identitätskategorie (zumeist *gender*) und sind in ihrer Fachdisziplin verankert. Die Betrachtung von Mental Health und Intersektionalität in Literatur, Populärmedien und Medizin aus einer interdisziplinären *Medical*

19 Exemplarisch zu Mental Health im fortgeschrittenen Alter vgl. Franzese 2020; Hantke et al. 2020; Schmitz 2021; Weßel und Schweda 2023.

20 Dies ließe sich ergänzen durch eine Perspektive auf die Darstellung von Mental Health und Intersektionalität in Kinder- und Jugendmedien. Exemplarisch zu Mental Health im Kindes- und Jugendalter aus psychologischer Perspektive vgl. Taylor et al. 2020; aus literaturwissenschaftlicher Perspektive liegen bisher nur punktuell Einzelanalysen zur Kinderliteratur (Barton 2005), zum Bilderbuch (Cueto et al. 2019) sowie zur Jugendliteratur (Wickham 2018; Day 2022; Schäfer 2016/2020) vor.

Humanities-Perspektive heraus, kann in der Analyse von Figuren- und Raumkonstruktionen jedoch gerade die psychosozialen Aspekte von psychischer Gesundheit und Krankheit in den Blick nehmen sowie Darstellungsverfahren (narrative Muster, spezifische Motive, Topoi und Bilder, die im Erzählen von Mental Health verwendet werden) herausarbeiten.

4 Zu den Beiträgen dieses Bandes

4.1 Mental Health in Verflechtungen mit Geschlecht, Klasse und Rassismus

Die erste Sektion des Bandes widmet sich zum einen aktivistischen und literarischen Darstellungsformen von Mental Health im Kontext von Geschlecht. Hierbei spannen die Beiträge eine Bandbreite von der Frauenbewegung der 1970er über die Literatur der 1990er bis zu literarischen Texten der Gegenwart. Die drei ersten Beiträge der Sektion machen in diesem Zuge auch historische Verbindungslinien auf – zur frühen Frauenbewegung, zur Antike oder zu psychologischen Krankheitsdefinitionen des 19. Jahrhunderts. Zum anderen stehen literarische Repräsentationen von Geschlecht, Klasse, Rassismus und Mental Health im Fokus. Der in diesem Kontext angesiedelte Beitrag widmet sich deutschsprachigen Erzähltexten der Gegenwartsliteratur und untersucht neben den klassistischen und rassistischen Diskriminierungen zudem das Einschreiben von misogyner Abwertung in den weiblichen* Körper.

In ihrem Beitrag *„WahnsinnsFrauen“ – Aneignungen von Hysterie in der Neuen Frauenbewegung* untersucht die Medizinhistorikerin Karen Nolte, welche Funktion die „Hysterikerin“ als historische Figur der verrückten Frau *par excellence* in der feministischen Bewegung und Forschung in den 1970er bis 1990er Jahren hatte. Insbesondere geht Nolte in ihrem Beitrag der Frage nach, in welcher Weise sich Feministinnen und erste Frauenforscherinnen mit der Hysterikerin und weiblichem Wahnsinn auseinandersetzten und welche Bedeutung beidem im feministischen Aktivismus gegen patriarchale gesellschaftliche Verhältnisse zukam.

Der Beitrag *Abgemagerte Körper, abgemagerte Sprache. Anorexie und Antikerezeption in zeitgenössischer Poesie,* Sick Lit *und psychiatrischer Fachliteratur* der Literaturwissenschaftlerin Sophie Emilia Seidler widmet sich den Wechselbeziehungen zwischen Essstörungen und Literatur am Beispiel der Anorexie. Seidler zieht Linien zwischen Anorektiker*innen-Figuren der Gegenwartsliteratur und historischen Vorgänger*innen, wie beispielsweise den Hungerkünstler*innen, nach, und untersucht insbesondere, wie auf Referenzen aus der griechisch römischen Antike, wie die Unterweltsgöttin Persephone, zurückgegriffen wird. Anhand der Frage, wie und wieso genau dieser antike Mythos allem Anachronismus zum Trotz im Kontext moderner Essstörungen zitiert wird, diskutiert ihr Beitrag das Schreiben über Magersucht im 21. Jahrhundert.

Der germanistische Literaturwissenschaftlicher Marius Reisener erkundet in seinem Beitrag *Die Angst der Verformung m/w. Dysmorphophobie und Geschlechtertransgression in Sibylle Bergs* Amerika die möglichen theoretischen Grundierungen einer poetischen Umsetzung der Dysmorphophobie sowie ihre literarischen Figurationen. Geleitet wird seine Lektüre von der Annahme, dass sich die in Bergs Text repräsentierte Verformungsangst mit Aspekten der Geschlechterdysphorie kreuzt und Neukonfiguration von *gender* und (Text-)Körper verhandelt. Zentrale Erkundungsinteresse seines Beitrags ist dabei, auf welchen wissensgeschichtlichen Möglichkeitsbedingungen diese Figurationen zurückzuführen sind und welche poetologischen Implikationen sich mit ihnen verbinden.

Die erste Sektion des Bandes schließt mit einem Beitrag zu *Rassismus, sexualisierte Gewalt und Mental Health in Olivia Wenzels* 1000 Serpentinen Angst *und Jasmina Kuhnkes* Schwarzes Herz, in welchem die germanistische Literaturwissenschaftlerin Marcella Fassio analysiert, inwieweit in der Gegenwartsliteratur eine Verbindung von Erfahrungen rassistischer und sexualisierter Gewalt mit psychischen Krisen konstruiert wird. Dabei untersucht sie zum einen die Ebene der inhaltlichen diskursiven Verhandlung und nimmt zum anderen die spezifischen Erzählverfahren und Ästhetiken der Darstellung in den Blick. Die Untersuchung der Texte erfolgt in der Verknüpfung einer intersektionalen mit einer narratologischen Herangehensweise, die auch in den Fokus rücken möchte, welche spezifischen Bewältigungspraktiken der psychischen Krisen in den Texten verhandelt werden.

4.2 Alter(n) & *Disability* als Herausforderungen für die psychische Gesundheit

Die zweite Sektion des Bandes nähert sich unterschiedlichen medialen Darstellungen von Alter(n), *Disability* und körperlicher bzw. neurologischer Erkrankungen und Mental Health. Hierbei stehen erstens Auswirkungen von Verlusterfahrungen im fortgeschrittenen Alter auf die psychische Gesundheit in literarischen und filmischen Darstellungen im Fokus. Diese Analysen werden, zweitens, durch eine intersektionale Perspektive auf die literarische Darstellung des Verhältnisses von körperlicher Behinderung und Mental Health im jungen Alter ergänzt. Eine dritte Perspektive liegt auf der Verhandlung mentaler Auswirkungen von Sprachstörungen auf die Arbeit als Schriftsteller*in in autopathographischen Texten, und damit auf der Verhandlung von Mental Health im Kontext des ausgeübten Berufs.

Ausgehend von gegenwärtigen Diskussionen über die Frage der Zulässigkeit von Sterbehilfe für betagte Menschen, die nicht (schwer-)krank sind, ihr Leben aber aus unterschiedlichen Gründen als abgeschlossen betrachten, untersuchen die Literatur- und Medienwissenschaftler Marc Keller und Wouter Schrover in ihrem Beitrag *Diagnose Lebenssattheit? Literarische und filmische Perspektiven auf das ‚vollendete Leben' und den ‚Altersfreitod' in den Niederlanden, Belgien, Deutschland und der Schweiz* künstlerische Auseinandersetzungen mit dem Thema. Im Fokus ihrer Analyse stehen Werke aus den Niederlanden, Belgien, Deutschland und der Schweiz – darunter Genres wie Roman, Novelle, autobiografische Erzählung, Memoiren sowie Spiel- und Dokumentarfilm.

In ihrem Beitrag *Intersektionale Perspektiven auf Behinderung und Ästhetik der Resilienz in Denton Welchs* A Voice Through a Cloud nimmt die Komparatistin und Medizinerin Mona Baie einen britischen Roman von 1950 in den Blick, der den Umgang eines jungen Protagonisten mit einer Unfallbedingten körperlichen Beeinträchtigung erzählt. Sie zeigt auf, wie der Roman als frühes Beispiel eines *disability narrative* verstanden werden kann, und fragt nach den ästhetischen Verfahren, mit denen im Roman wechselnde psychische Zustände repräsentiert und funktionalisiert werden. Im Text, so ihre These, finden sich autofiktionale, ästhetizistische und surrealistische Formelemente, die sich als ‚Ästhetik der Resilienz' bezeichnen lässt.

Die Literaturwissenschaftlerin und Interdisziplinaritätsforscherin Katharina Fürholzer untersucht in ihrem Beitrag *Aphasie als Tod des Autors. Seelische Auswirkungen sprachlicher Ohnmacht bei C.F. Ramuz* Korrelationen zwischen krankheitsspezifischen und berufsspezifischen Erfahrungen in pathographischen Texten eines von Aphasie betroffenen Schriftstellers. Sie zeigt auf, wie die krankheitsbedingte Sprachohnmacht, neben den neurologisch bedingten Symptomen, auch zu seelischen Belastungen führen kann, die sich etwa in Angst, Hoffnungslosigkeit oder Depression äußern – was, so ihre Hypothese, im Falle betroffener Schriftsteller*innen nicht zuletzt durch die Besonderheiten ihres Berufs beeinflusst werden kann. In Form eines vergleichenden *close readings* von Ramuz prä- und postapoplektischen Auseinandersetzungen mit Sprache, Schreiben und Identität werden im Beitrag so Dimensionen und Wahrnehmungen schriftstellerischer Sprachohnmacht beleuchtet.

4.3 Gesund/krank: Stigmatisierung im Kontext von Mental Health

Die dritte und letzte Sektion des Bandes geht der von historischen und medialen Bildern geprägten Stigmatisierung von psychischen Erkrankungen anhand digitaler Spiele auf den Grund. Damit nimmt diese Sektion psychische Krankheit an sich als eine soziale Kategorie, die Teil struktureller Diskriminierungen ist, in den Blick.

Der Kulturhistoriker Arno Görgen widmet sich in seinem Beitrag *Stigmatisierung Psychischer Störungen im digitalen Horrorspiel* Outlast *(2013)* dem diskursiven Potential von digitalen Spielen und der Frage, mithilfe welcher Erzählweisen Mental Health im Medium des Spiels aufgegriffen wird. Theoretischer Ausgangspunkt für seine Überlegungen sind dafür das kollektive Gedächtnis, Normalismus und Techniken des Selbst bzw. Selbstoptimierung als drei ineinandergreifende Vektoren. Unter Rückgriff auf diese Vektoren stellt Görgen eine Typologie der Repräsentationsstrategien psychischer Störungen dar und zeigt anhand ausgewählter Beispiele, wie durch diese Strategien psychische Erkrankungen stigmatisierend dargestellt werden.

Der Untersuchungsgegenstand des vorliegenden Bandes ist, wie an den folgenden Einzelanalysen zu erkennen ist, gleichermaßen von literaturwissenschaftlicher, kulturwissenschaftlicher, medizinischer und gesellschaftlicher Relevanz. Zum einen zeigt sich die Notwendigkeit für eine Forschung zu den gegenwärtig verstärkt auftretenden medialen und literarischen Verhandlung von psychischen Erkrankungen. Zum anderen sind für ein adäquates Verständnis der gegenwärtigen Repräsentationen von Mental Health auch die historischen Traditionslinien der literarischen und medizinischen Verhandlung von psychischer Krankheit und Gesundheit zu betrachten. Die intersektionale Perspektive auf Narrationen und Repräsentationen von Mental Health ist dabei eine bisher vernachlässigte Perspektive, die jedoch unabdingbar ist, um literarische, populärmediale und medizinische Verhandlungen von psychischer Krankheit und Gesundheit angemessen fassen zu können. So zeigen sich im Erzählen von Mental Health, wie aus den folgenden Beiträgen ersichtlich wird, intersektionale Verflechtungen von psychischer Gesundheit und Krankheit mit unter anderem *gender*, *class*, Rassismus, Alter, *Disability* und Beruf, und damit einhergehend (Fremd-)Zuschreibungen, Vulnerabilitäten und unter anderem geschlechts- und altersspezifische Konstruktionen von Mental Health. Diese Perspektive wurde in der *Medical Humanities*-Forschung bisher nur marginal beachtet. Auf dieses Desiderat möchte der Band antworten und mit seiner intersektionalen und interdisziplinären Perspektive gerade diese Verflechtungen beleuchten und zugleich zukünftige Forschungen zu einer intersektionalen Betrachtung von Mental Health-Repräsentationen und Narrationen (nicht nur) in den *Medical Humanities* anstoßen.

Literaturverzeichnis

Anand, Meenu. *Gender and Mental Health. Combining Theory and Practice.* Singapur: Springer, 2020.

Barton, Julie. „The Monsters of Depression in Children's Literature: Of Dementors, Spectres, and Pictures." *The Journal of Children's Literature Studies* 2.1 (2005): 27 – 39.

Bergengruen, Maximilian, Klaus Müller-Wille und Caroline Pross. Hg. *Neurasthenie. Die Krankheit der Moderne und die moderne Literatur.* Freiburg i.Br.: Rombach, 2010.

Boileau, Nicolas Pierre. *Mental Health Symptoms in Literature since Modernism.* Cham: Palgrave Macmillian, Springer, 2023.

Braun, Christina von. *Nicht Ich. Logik, Lüge, Libido.* Frankfurt am Main: Neue Kritik, 1990.

Bronfen, Elisabeth. *Das verknotete Subjekt. Hysterie in der Moderne.* Berlin: Volk und Welt, 1998.

Caramagno, Thomas C. „Suicide and the Illusion of Closure: Aging, Depression, and the Decision to Die." *Aging and Gender in Literature: Studies in Creativity.* Hg. Anne M. Wyatt-Brown und Janice Rossen. Charlottesville: University of Virginia Press, 1993. 61 – 81.

Carter, Robert. „Racism and Psychological and Emotional Injury: Recognizing and Assessing Race-Based Traumatic Stress." *The Counseling Psychologist* 35.1 (2007): 13 – 105.

Chan, W. C. H. et al.: „Impact of Death Work on Self: Existential and Emotional Challenges and Coping of Palliative Care Professionals." *Health and Social Work* 41 (2016): 33 – 41.

Charon, Rita et al. *Principles and Practice of Narrative Medicine.* New York: Oxford Academics, 2017.

Clark, Hilary. Hg. *Depression and Narrative. Telling the dark.* New York: SUNY Press, 2008.

Crary, Jonathan. *24/7. Schlaflos im Spätkapitalismus.* Berlin: Wagenbach, 2013.

Crenshaw, Kimberlé. „Demarginalizing the Intersection of Race and Sex: A Black Feminist Critique of Antidiscrimination Doctrine". *The University of Chicago Legal Forum* 139 (1989): 139 – 167.

Cueto, Desiree, Susan Corapi, Susan und Megan McCaffrey. „De(MIST)ifying Depression: Dark Clouds and the Construction of Disability." *Critical Content Analysis of Visual Images in Books for Young People.* Hg. Holly Johnson, Janelle Mathis und Kathy G. Short. New York: Routledge, 2019. 136 – 151.

Day, Sara K. „'You Are My Fictional Audience, and As Such I Appreciate You Very Much': Direct Address in Contemporary American Young Adult Fiction about Mental Health." *The Rhetoric of Literary Communication: From Classical English Novels to Contemporary Digital Fiction.* Hg. Virginie Iché und Sandrine Sorlin. New York: Routledge, 2022. 63 – 78.

Dech, Heike. *Women's Mental Health. Soziale Ursachen von Depression in transkultureller Perspektive.* Bielefeld: transcript, 2005.

Didi-Huberman, Georges. *Die Erfindung der Hysterie. Die photographische Klinik von Jean-Martin Charcot.* München: Fink, 1997.

Donaldson, Elizabeth J. Hg. *Literatures of Madness. Disability Studies and Mental Health.* Cham: Palgrave Macmillian/Springer, 2018.

Eghigian, Greg. *The Routledge History of Madness and Mental Health.* London und New York: Routledge, 2017.

Ehrenberg, Alain. „Depression. Unbehagen in der Kultur oder neue Formen der Sozialität." *Kreation und Depression. Freiheit im gegenwärtigen Kapitalismus.* Hg. Christoph Menke und Juliane Rebentisch. Berlin: Kadmos, 2012. 52 – 62.

Engelhardt, Dietrich von. „Medizin und Literatur in der Neuzeit – Perspektiven und Aspekte." *Deutsche Vierteljahrsschrift für Literaturwissenschaft und Geistesgeschichte* 52 (1978): 351 – 380.

Faissner, Mirjam, Anne-Sophie Gaillard und Georg Juckel et al. „Intersectionality and discriminatory practices within mental health care." *Philosophy, Ethics, and Humanities in Medicine* 19.9 (2024).

Falcus, Sarah und Katsura Sako. Hg. *Contemporary Narratives of Ageing, Illness, Care.* New York: Routledge, 2022.

Fassio, Marcella: „Ich muss mir meine Geschichte zurückerobern'. Schreiben als Praktik der Subjektivierung in Depressionsnarrativen der 2000er Jahre." *Jahrbuch Literatur und Medizin* 11 (2019): 13 – 41.

Fassio, Marcella. „Neoliberale Arbeitswelten und Erschöpfung in Kathrin Rögglas *wir schlafen nicht* und Kathrin Weßlings *Super, und dir?*" *Literatur und Arbeitswelten. Ästhetische und diskursive Strategien zur Darstellung von Arbeit in der deutschsprachigen Literatur seit 2000.* Hg. Corinna Schlicht, Marie Kramp und Janneke Eggert. Paderborn: Fink, 2023a. 57 – 74.

Fassio, Marcella. „Erzählen, Ermächtigen, Entstigmatisieren. (Auto-)biografische Verhandlungen von Migration und Mental Health in Social Media." *Fluchtlinien der Sprache(n). Migration und Sprachbewegung im Spiegel der Medical Humanities.* Hg. Katharina Fürholzer und Julia Pröll. Berlin: de Gruyter, 2023b. 127 – 146.

Fassio, Marcella. „Weibliche Erschöpfung als Praktik der Verweigerung und des Protests. Gabriele Reuter *Aus guter Familie* (1895) und Antonia Baum *Vollkommen leblos, bestenfalls tot* (2011)." *Literatur am Ende.* Hg. Denise Dumschat-Rehfeldt et al. Marburg: Büchner, 2024. 179 – 192.

Fischer, Pascal und Mariacarla Gadebusch Bondio. Hg. *Literatur und Medizin. Interdisziplinäre Beiträge zu den „Medical Humanities".* Heidelberg: Winter, 2016.

Fisher, Mark. „Why mental health is a political issue." *The Guardian.* 16. Juli 2012. http://www.theguardian.com/commentisfree/2012/jul/16/mental-health-political-issue (9. Juli 2025).

Fisher, Mark. *Kapitalistischer Realismus ohne Alternative? Eine Flugschrift (2009).* Aus dem Englischen v. Christian Werthschulte, Peter Scheiffele und Johannes Springer. Hamburg: VSA, 2013.

Franzese, Fabio: *Mentale und physische Gesundheit im Alter. Der Einfluss von Armut, Einkommensungleichheit und Vermögensungleichheit.* Leverkusen: Budrich Academic Press, 2020.

Freudenberger, Herbert: „Staff Burn-Out." *Journal of Social Issues* 30.1 (1974): 159 – 165.

Fuchs, Thomas, Lukas Iwer und Stefano Micali. Hg. *Das überforderte Subjekt. Zeitdiagnosen einer beschleunigten Gesellschaft.* Berlin: Suhrkamp, 2018.

Fürholzer, Katharina und Julia Pröll. „Migration, Kulturkontakt und Sprachbewegung im Spiegel der *Medical Humanities." Fluchtlinien der Sprache(n). Migration, Kulturkontakt und Sprachbewegung im Spiegel der Medical Humanities.* Hg. Katharina Fürholzer und Julia Pröll. Berlin und Boston: de Gruyter, 2023. 3 – 30.

Gadebusch Bondio, Mariacarla und Elpiniki Katsari. *Gender-Medizin. Krankheit und Geschlecht in Zeiten der individualisierten Medizin.* Bielefeld: transcript, 2014.

Gerstner, Jan und Julian Osthues. Hg. *Erschöpfungsgeschichten. Kehrseiten und Kontrapunkte der Moderne.* Paderborn: Fink, 2021.

Gijswijt-Hofstra, Marijke und Roy Porter. Hg. *Cultures of neurasthenia. From Beard to the First World War.* Amsterdam/New York: Rodopi, 2001.

Görgen, Arno und Stefan Heinrich Simond. Hg. *Krankheit in Digitalen Spielen. Interdisziplinäre Betrachtungen.* Bielefeld: transcript, 2020.

Gustafson, Susan E. „Asymbolia and Self-Loss: Narratives of Depression by Young Women Writing in German." *Monatshefte* 99.1 (2007): 1 – 21.

Hauser, Claudia. *Politiken des Wahnsinns. Weibliche Psychopathologie in Texten deutscher Autorinnen zwischen Spätaufklärung und Fin de Siècle.* Hildesheim: Olms, 2007.

Hantke, Nathan, Amit Etkin und Ruth O'Hara. Hg. *Handbook of Mental Health and Aging.* London: Elsevier, 2020.

Hartung, Heike, Rüdiger Kunow und Matthew Sweney. Hg. *Ageing Masculinities, Alzheimer's and Dementia Narratives.* London: Bloomsbury, 2022.

Hock, Lisabeth. „Shades of Melancholy in Gabriele Reuter's *Aus guter Familie.*" *The German Quarterly* 79.4 (2006): 443–464.

Hofer, Hans-Georg. „Nerven, Kultur und Geschlecht – Die Neurasthenie im Spannungsfeld von Medizin- und Körpergeschichte." *Medizin, Geschichte und Geschlecht. Körperhistorische Rekonstruktionen von Identitäten und Differenzen.* Hg. Frank Stahnisch und Florian Steger. Stuttgart: Franz Steiner, 2005. 225–244.

Hülsmann, Katharina und Elisabeth Scherer. „Krisen-Zeichnungen: Gender und Depression in Essay Manga von Hosokawa Tenten und Nagata Kabi." *Comics und Intersektionalität.* Hg. Marie Schröer, Anna Beckmann, Kalina Kupczyńska und Véronique Sina. Berlin und Boston: de Gruyter, 2024. 235–262.

Hunsaker Hawkins, Anne. *Reconstructing Illness. Studies in Pathography.* West Lafayette Indiana: Purdue University Press, 1999.

Hydén, Lars-Christer. „Medicine and narrative." *Routledge Encyclopedia of Narrative Theory.* Hg. David Herman, Manfred Jahn, Marie-Laure Ryan. Oxford: Routledge, 2005. 293–297.

Jagow, Bettina von und Florian Steger. *Was treibt die Literatur zur Medizin? Ein kulturwissenschaftlicher Dialog.* Göttingen: Vandenhoeck & Ruprecht, 2009.

Jones, Therese, Delese Wear und Lester D. Friedman. Hg. *Health Humanities Reader.* Ithaca, NY: Rutgers University Press, 2014.

Kainradl, Anna-Christina. „Der Intersektionalitätsbegriff als Analysekonzept für die Selbstdarstellungen älterer Migrantinnen." *Fluchtlinien der Sprache(n). Migration, Kulturkontakt und Sprachbewegung im Spiegel der Medical Humanities.* Hg. Katharina Fürholzer und Julia Pröll. Berlin/Boston: de Gruyter, 2023. 105–125.

Käser, Rudolf und Beate Schappach. Hg. *Krank geschrieben. Gesundheit und Krankheit im Diskursfeld von Literatur, Geschlecht und Medizin.* Bielefeld: transcript, 2014.

Keith, Verna M. und Diane R. Brown. „Mental Health: An Intersectional Approach." *Handbook of the Sociology of Gender.* Hg. Carissa M. Froyum, Barbara J. Risman und William J. Scarborough. Cham: Springer, 2018. 131–142.

Klanke, Annika und Stephanie Marx. „Literatur und Care." *Literatur und Care.* Hg. Undercurrents. Berlin: Verbrecher-Verlag, 2023. 7–20.

Klein, Christian und Falko Schnicke. Hg. *Intersektionalität und Narratologie. Methoden – Konzepte – Analysen.* Trier: WVT, 2014. 1–32.

Kottow, Andrea. *Der kranke Mann. Medizin und Geschlecht in der Literatur um 1900.* Frankfurt am Main: Campus-Verlag, 2006.

Krüger-Fürhoff, Irmela Marei. „Narrating the Lived Reality of Illness in Comics and Literature. Research by the PathoGraphics Team at Freie Universität Berlin." Diegesis. Interdisciplinary E-Journal for Narrative Research 8.1 (2019): 109–120.

Krüger-Fürhoff, Irmela, Nina Schmidt und Sue Vice. Hg. *The Politics of Dementia. Forgetting and Remembering the Violent Past in Literature, Film and Graphic Narratives.* Berlin und Boston: de Gruyter, 2022.

Lammer, Christina. *Erinnerung und Identität. Literarische Konstruktionen in Doeschka Meijsings Prosa.* Bielefeld: transcript, 2020.

Lamott, Franziska. *Die vermessene Frau. Hysterien um 1900.* München: Fink, 2001.

Lazaridou, Felicia Boma und Amma Yeboah. „Black Women at the Intersection of Mental Health, Stigma, Genderism, Racism & Classism in Germany." *Overlapping Inequalities in the Welfare*

State. Strengths and Challenges of Intersectionality Framework. Hg. Başak Akkan, Christine Hunner-Kreisel, Melanie Kuhn und Julia Hahmann. Cham: Springer, 2024. 219 – 232.

Lee, Simon. „Social Class and Mental Health in Contemporary British Fiction." *The Routledge Companion to Literature and Class.* Vol.1. Hg. Glora McMillan. New York: Routledge, 2022. 269 – 280.

Mecheril, Paul. „Rassismuserfahrungen von anderen Deutschen – einige Überlegungen (auch) im Hinblick auf Möglichkeiten der psychotherapeutischen Auseinandersetzung." *Multikulturelle Gesellschaft – monokulturelle Psychologie? Antisemitismus und Rassismus in der psychosozialen Arbeit.* Hg. Iman Attia et al. Tübingen: Deutsche Gesellschaft für Verhaltenstherapie, 1995. 99 – 111.

Metzl, Jonathan M. „Race and Mental Health." *Health Humanities Reader.* Hg. Therese Jones, Delese Wear und Lester D. Friedman. Ithaca, NY: Rutgers University Press, 2014. 261 – 267.

Möller-Leimkühler, Anne Maria. „Gender und psychische Störungen. Fokus: Depression bei Männern." *Gender-Medizin. Krankheit und Geschlecht in Zeiten der individualisierten Medizin.* Hg. Mariacarla Gadebusch Bondio und Elpiniki Katsari. Bielefeld: transcript, 2014. 181 – 195.

Morrow, Marina und Lorraine Malcoe. Hg. *Critical Inquiries for Social Justice in Mental Health.* Toronto: University of Toronto Press, 2022.

Moser, Catherine-Olivia. *Postpartale Depression und „weibliche Identität". Psychoanalytische Perspektiven auf Mutterschaft.* Bielefeld: transcript, 2018.

Neckel, Sighard und Greta Wagner. Hg. *Leistung und Erschöpfung. Burnout in der Wettbewerbsgesellschaft.* Frankfurt am Main: Suhrkamp, 2013.

Nolte, Karen. *Gelebte Hysterie. Erfahrung, Eigensinn und psychiatrische Diskurse im Anstaltsalltag um 1900.* Frankfurt am Main und New York: Campus-Verlag, 2003.

Nünning, Vera und Ansgar Nünning. „Von der feministischen Narratologie zur gender-orientierten Erzähltextanalyse." *Erzähltextanalyse und Gender Studies.* Hg. Vera Nünning und Ansgar Nünning. Stuttgart: Metzler, 2004. 1 – 32.

Nünning, Vera und Ansgar Nünning. „‚Gender'-orientierte Erzähltextanalyse als Modell für die Schnittstelle von Narratologie und intersektioneller Forschung? Wissenschaftsgeschichtliche Entwicklungen, Schlüsselkonzepte und Anwendungsperspektiven." *Intersektionalität und Narratologie. Methoden – Konzepte – Analysen.* Hg. Christian Klein und Falko Schnicke. Trier: WVT, 2014. 33 – 60.

Nusser, Tanja und Elisabeth Strowick. Hg. *Krankheit und Geschlecht. Diskursive Affären zwischen Literatur und Medizin.* Würzburg: Königshausen & Neumann, 2002.

Pietikäinen, Petteri und Jesper Vaczy Kragh. Hg. *Social class and mental illness in Northern Europe.* London und New York: Routledge, 2020.

Radkau, Joachim. *Das Zeitalter der Nervosität. Deutschland zwischen Bismarck und Hitler.* München: Hanser, 1998.

Raussert, Wilfried und Sarah-Lena Essifi. Hg. *Narrating, Framing, Reflecting 'Disability' 21st-Century 'American' Perspectives.* Berlin und Boston: de Gruyter, 2025.

Reitzenstein, Markus. „‚Bin ich ein überflüssiger Mensch?' Konstitutive Merkmale des weiblichen Depressionsromans der Moderne anhand der prototypischen Beispiele Mela Hartwigs und Sylvia Plaths." *Comparatio* 8.1 (2016): 119 – 141.

Schäfer, Iris. *Von der Hysterie zur Magersucht. Adoleszenz und Krankheit in Romanen und Erzählungen der Jahrhundert- und der Jahrtausendwende.* Frankfurt am Main: Peter Lang, 2016.

Schäfer, Iris. „Zwischen (Körper-)Kunst und Krankheit. Hysterie und Anorexie in deutschsprachigen Texten der Zeit um 1900 und 2000.“ *Vom Krankmelden und Gesundschreiben. Literatur und/als Psycho-Soma-Poetologie?* Hg. Artur R. Boelderl. Innsbruck: StudienVerlag, 2018. 46 – 60.

Schäfer, Iris. Hg. *Zur Ästhetik psychischer Krankheit in kinder- und jugendliterarischen Medien: Psychoanalytische und tiefenpsychologische Analysen – transdisziplinär erweitert.* Göttingen: Vandenhoeck & Ruprecht, 2020.

Schaps, Regina. *Hysterie und Weiblichkeit. Wissenschaftsmythen über die Frau.* Frankfurt am Main und New York: Campus-Verlag, 1992.

Schmitz, Alina. *Geschlechterunterschiede bei Depressionen im Alter. Risikofaktoren und Bewältigungsressourcen im europäischen Vergleich.* Springer VS, 2021.

Schouler-Ocak, Meryam, Marion C. Aichberger, Simone Penka, Ulrike Kluge und Andreas Heinz. „Psychische Störungen bei Menschen mit Migrationshintergrund in Deutschland.“ *Bundesgesundheitsblatt – Gesundheitsforschung – Gesundheitsschutz* 58.6 (2015): 527 – 532.

Sherwood, P. R. et al. „Caregiver Burden and Depressive Symptoms: Analysis of Common Outcomes in Caregivers of Elderly Patients.“ *Journal of Aging and Health* 17.2 (2005): 125 – 147.

Showalter, Elaine. *The Female Malady. Women, Madness, and English Culture, 1830 – 1980.* London: Virago Press, 1987.

Smith-Rosenberg, Carroll. „Weibliche Hysterie. Geschlechtsrollen und Rollenkonflikte in der amerikanischen Familie des 19. Jahrhunderts.“ *Listen der Ohnmacht. Zur Sozialgeschichte weiblicher Widerstandsformen.* Hg. Claudia Honegger und Bettina Heintz. Frankfurt am Main. Europäische Verlagsanstalt, 1984. 191 – 215.

Stahnisch, Frank und Florian Steger. *Medizin, Geschichte und Geschlecht. Körperhistorische Rekonstruktionen von Identitäten und Differenzen.* Stuttgart: Franz Steiner, 2005.

Staiger, Tobias und Silvia Krumm. „Depression und Männlichkeit – theoretische Ansätze, empirische Befunde und Erfordernisse sozialpsychiatrischer Versorgung.“ *Studienbuch Gender und Diversity für die Soziale Arbeit.* Hg. Sebastian Klus, Rahel Gugel und Karin E. Sauer. Wiesbaden: Springer 2024. 157 – 178.

Steger, Florian, Marcin Orzechowski, Giovanni Rubeis und Maximilian Schochow. Hg. *Migration and Medicine.* Freiburg und München: Karl-Alber-Verlag, 2020.

Taylor, Eric, Frank Verhulst, John Chee Meng Wong und Keiko Yoshida. Hg. *Mental health and illness of children and adolescents.* Singapore: Springer, 2020.

Teuber, Nadine. *Das Geschlecht der Depression. „Weiblichkeit“ und „Männlichkeit“ in der Konzeptualisierung depressiver Störungen.* Bielefeld: transcript, 2011.

Thelandersson, Fredrika. *21st Century Media and Female Mental Health Profitable Vulnerability and Sad Girl Culture.* Cham: Pelgrave Macmillian, 2023.

Trevisan, Amina. *Depression und Biographie. Krankheitserfahrungen migrierter Frauen in der Schweiz.* Bielefeld: transcript, 2020.

Vedder, Ulrike: „Erzählen vom Zerfall. Demenz und Alzheimer in der Gegenwartsliteratur.“ *Zeitschrift für Germanistik*, 22.2 (2012): 274 – 289.

Viney, William, Felicity Callard und Angela Woods. „Critical Medical Humanities: Embracing Entanglement, Taking Risks“. *Medical Humanities* 41 (2015): 2 – 7.

Vöing, Nerea. *Arbeit und Melancholie. Kulturgeschichte und Narrative in der Gegenwartsliteratur.* Bielefeld: transcript, 2019.

Walgenbach, Katharina. „Postscriptum: Intersektionalität – Offenheit, interne Kontroversen und Komplexität als Ressourcen eines gemeinsamen Orientierungsrahmens“. Fokus Intersektionalität: Bewegungen und Verortungen eines vielschichtigen Konzeptes. Hg. Helma

Lutz, María Teresa Herrera Vivar und Linda Supik. Wiesbaden: VS Verlag für Sozialwissenschaften, 2010. 245 – 254.

Walgenbach, Katharina. „Intersektionalität als Analyseperspektive heterogener Stadträume." *Die intersektionelle Stadt. Geschlechterforschung und Medien an den Achsen der Ungleichheit.* Hg. Elli Scambor und Fränk Zimmer. Bielefeld: transcript, 2012. 81 – 92.

Weber, Lilo. *„Fliegen und Zittern". Hysterie in Texten von Theodor Fontane, Hedwig Dohm, Gabriele Reuter und Minna Kautsky.* Bielefeld: Aisthesis, 1996.

Weßel, Merle und Mark Schweda. „Recognizing the Diverse Faces of Later Life: Old Age as a Category of Intersectional Analysis in Medical Ethics." *The Journal of Medicine and Philosophy: A Forum for Bioethics and Philosophy of Medicine* 48.1 (2023): 21 – 32.

Whitehead, Anne, Angela Woods, Sarah Atkinson, Jane Macnaughton und Jennifer Richards. Hg. *The Edinburgh Companion to the Critical Medical Humanities.* Edinburgh University Press, 2022.

WHO. *Verfassung der Weltgesundheitsorganisation. Deutsche Übersetzung.* 2020. http://www.admin.ch/opc/de/classified-compilation/19460131/ (9. Juli 2025).

WHO. *Mental disorders.* 8. Juni 2022, http://www.who.int/news-room/fact-sheets/detail/mental-disorders. (9. Juli 2025).

WHO. *Mental Health.* http://www.who.int/news-room/fact-sheets/detail/mental-health-strengthening-our-response. 17. Juni 2022. (9. Juli 2025).

Wickham, Anastasia. „It Is All in Your Head: Mental Illness in Young Adult Literature." *The Journal of Popular Culture* 51.1 (2018): 10 – 25.

Winker, Gabriele und Nina Degele. „Einleitung." *Intersektionalität. Zur Analyse sozialer Ungleichheiten.* Hg. Gabriele Winker und Nina Degele. Bielefeld: transcript, 2009. 9 – 24.

Wohlmann, Anita. „Depression and Aging in Jonathan Franzen's *The Corrections.*" *The Health of the Nation.* Hg. Meldan Tanrisal, Tanfer Emin Tunç, Carsten Hummel, Carsten. Heidelberg: Winter, 2014. 195 – 206.

Würzbach, Natascha. „Raumdarstellung." *Erzähltextanalyse und Genderstudies.* Hg. Vera Nünning und Ansgar Nünning. Stuttgart: Metzler, 2004. 49 – 71.

Mental Health in Verflechtungen mit Geschlecht, Klasse und Rassismus

Karen Nolte

„WahnsinnsFrauen“ – Aneignungen von Hysterie in der Neuen Frauenbewegung

Abstract: This article highlights the function and significance of the “hysterical woman” as a historical figure of the mad woman par excellence in feminist movement and research from the 1970s to the 1990s. Research and reflection on hysteria will be related to developments in the women‘s health movement, in which the first feminist therapy projects emerged in Berlin in 1974 from pregnancy counseling groups. It will be shown that, on the one hand, hysteria stood for the pathologization of the female in society and, on the other hand, the hysterical woman served as an ambivalent figure of identification as a “rebel” against patriarchal social conditions. Feminist therapists proudly emphasized that 20th-century feminists were able to help overcome the pattern of self-destructive escape into illness by offering feminist therapy as a way of recognizing individually perceived psychological crises as socially conditioned. In a process of *consciousness raising*, they were to become politicized in a group of women in order to combat the structures that had made them ill. It was no coincidence that activists in the new women‘s movement and women‘s studies focused on the hysterical woman from the bourgeoisie, as she offered the equally bourgeois feminist activists a high degree of identification and a projection surface.

„Der Wahnsinn von Frauen ist weniger ein psychiatrisches Problem oder individuelles als vielmehr ein gesellschaftliches Problem“ (Duda 1992, 7) so wird die dreibändige Anthologie *WahnsinnsFrauen* eingeleitet, die 1992 im Suhrkamp Verlag erschien. Diese These zu weiblichem Wahnsinn geht zurück auf die Anfänge der Neuen Frauenbewegung: Alice Schwarzer deutete in ihrem Vorwort zur deutschen Ausgabe von Phyllis Cheslers Buch *Frauen – das verrückte Geschlecht?*, das 1972 erschien, „Wahnsinn als Verweigerung der Frauenrolle“ (Chesler 1977 [1972], VII). Die Hysterikerin wird in den feministischen Schriften zum weiblichen Wahnsinn als „Wahnsinnige“ par excellence dargestellt.

Im Folgenden wird aufgezeigt, welche Funktion und Bedeutung der „Hysterikerin“ als historische Figur der verrückten Frau par excellence in der feministischen Bewegung und Forschung in den 1970er bis 1990er Jahren zukam.[1] Das

1 Der Beitrag ist entstanden im Kontext des DFG-Forschungsprojekts *Frauen in ver-rückten Lebenswelten – Diskurse und Praktiken im Umgang mit ‚Verrücktheit‘ in der westdeutschen Frau-*

https://doi.org/10.1515/9783111591933-002

Forschen und Nachdenken über Hysterie wird im Folgenden in Beziehung gesetzt zu Entwicklungen in der Frauengesundheitsbewegung, in der seit 1974 aus den Schwangerschaftsberatungsgruppen die ersten Frauentherapieprojekte in Berlin hervorgingen (Schmincke 2015; Boehm 2024, 117–120).

Anne Kwaschik (2023) hat sich im Zuge ihrer Forschungen zur Spiritualität in der Frauengesundheitsbewegung damit auseinandergesetzt, wie die Neue Frauenbewegung sich an die historische Figur der „Hexe" erinnerte und diese zugleich nutzte um patriarchale Unterdrückung, Diskriminierung von Frauen sichtbar zu machen und für den Widerstand dagegen zu mobilisieren. Die „Hexe" stand in der feministischen Bewegung der 1970er bis 1990er Jahre für starke Frauen, die sich gegen die Zumutungen des Patriarchats rebellisch wehrten. Zudem wurde den „Hexen" ein geheimes Wissen zugesprochen, das jeweils exklusiv unter Frauen ausgetauscht wurde (Ehrenreich/English 1976) – somit wurde mit der Selbststilisierung der feministischen Aktivistinnen als Hexen zum einen eine Frauengemeinschaft hergestellt und zum anderen ein virtueller geheimer Frauenraum fantasiert.

Eine zweite in der Neuen Frauenbewegung sehr präsente historische Figur war die vornehmlich dem Bürgertum des 19. Jahrhunderts zugeordnete „Hysterikerin". Im Folgenden soll der Frage nachgegangen werden, in welcher Weise Feministinnen sowie erste Frauenforscherinnen sich mit der Hysterikerin und weiblichem Wahnsinn auseinandersetzten und welche Bedeutung beidem im feministischen Aktivismus gegen patriarchale gesellschaftliche Verhältnisse zukam.

Zunächst wird die Entstehung der Feministischen Therapie in der westdeutschen Frauengesundheitsbewegung skizziert, um im Weiteren näher auf die Thematisierungen von „weiblicher Hysterie" und der „Hysterikerin" einzugehen.

1 Entstehung der Feministischen Therapie in Deutschland

Die historische Entstehung von Feministischer Therapie steht zum einen im Kontext der seit den ausgehenden 1960er Jahren entstehenden zweiten oder Neuen Frauenbewegung in Westdeutschland; zum anderen bezogen sich die ersten feministischen Therapeutinnen auf die Psychiatriekritik der Antipsychiatrie der 1960er Jahre. Besonders die Kritik von Thomas Szasz aus dem Jahr 1961 wurde aufgegriffen, der die Psychiatrie als „Pseudowissenschaft" charakterisierte und auf

engesundheitsbewegung von den 1970er bis 1990er Jahren, das von 2022–2024 am Institut für Geschichte und Ethik der Medizin in Heidelberg lief.

die gesellschaftlichen Einflüsse bei der Entstehung von psychiatrischen Krankheitskonzepten und Diagnosen hinwies (Szasz 1961, 13). Zentral in Thomas Szazs kritischer Analyse der Entstehung der Psychiatrie im 19. Jahrhundert war die Verhandlung von Hysterie: Anhand der Hysterie werde die Differenzierung von Krankheit und der Nachahmung von Krankheit deutlich, zudem sei die Hysterie ein hervorragendes Beispiel für eine nonverbale Kommunikation mittels bestimmter Zeichen, ein System des Regelbefolgungsverhaltens, das auf den Regeln der Hilflosigkeit, der Krankheit und des Zwangs fuße und das letztendlich auf Beherrschung und interpersonelle Kontrolle abziele und zugleich eine Strategie der Täuschung verfolge (Szasz 1961, 48–50). Somit stand für Szasz die Hysterie paradigmatisch für Geisteskrankheiten und die Reaktion der Institution der Psychiatrie auf diese. Menschen würden nicht nur in Heilanstalten gesteckt, weil sie „krank" seien, sondern auch, weil diese keine konstruktive gesellschaftliche Aufgabe erfüllten. Geisteskranke zeigten eine Art Rebellion gegen und eine Abweichung von den zur jeweiligen Zeit dominierenden Zielen und Werten einer Gesellschaft. Das psychiatrische Klassifikationssystem entlarvte Szasz als von gesellschaftlichen und hierarchischen Strukturen geprägte Konstruktionen, somit als hinterfragbare (Szasz 1961, 35–114). Wie auch andere Vertreter*innen der Antipsychiatrie der 1960er, zu denen auch Michel Foucault mit seinem Werk *Wahnsinn und Gesellschaft* (Foucault 1973) zählte, lehnte Szasz die zwangsweise Behandlung in der Psychiatrie ab und bewertete diese als Menschenrechtsverletzung. Die geschlechtsspezifische Dimension der Zuschreibungen und Entrechtung wurde von Szasz allerdings noch nicht thematisiert.

Gleichwohl bezog die feministische Psychiatriekritik sich immer wieder auf die Thesen Szasz', um die eigene kritische Haltung gegenüber der Psychiatrie und auch der herkömmlichen Psychoanalyse und Psychologie zu artikulieren (Chesler 1977, 33): 1984 hielt Christine Strödel von der PSIFF (Psychosoziale Initiative für Frauen) in Berlin ein Referat zur Hysterie auf dem *Frauentherapiekongreß* in Bad Bevensen und stützte sich unter anderem auch auf die Thesen von Thomas Szasz zur Hysterie (Szasz 1974), die sie durch eine feministische Perspektive ergänzte, indem sie die These vertrat, dass die Therapie von Hysterikerinnen – auch durch Psychoanalyse – „letztendlich nur der ärztlichen Machtentfaltung und der Anpassung an die geforderten Frauenrollen: Hausfrau und Mutter" gedient habe (Strödel 1984, 11). Immer wieder tritt das Konzept der Hysterie in den Diskussionen auf den Frauentherapiekongressen in Erscheinung: die Zuschreibung hysterisch und Hysterie wurde verbunden mit einer patriarchalisch strukturierten Psychiatrie und Psychotherapie (Frauentherapiekongresse 1988, 12–13; 1995, 125; 1996, 180). Auf dem *Frauentherapiekongreß* (1997, 443–499) wurde in einem Vortrag der Psychologin Elisabeth Carmenzind zu *Aktuellen Entwicklungen der feministischen Therapie in der Schweiz…* Hysterie im Zuge der „Theorie der Gefühle" von Agnes

Heller erwähnt und betont, dass das „Hausfrauendasein“ eine „Labilität des Gefühlshaushalts“ besonders begünstige, und so ließ sie das Konzept des „Hausfrauensyndroms“ anklingen (450), das im Folgenden noch näher ausgeführt wird.

In Berlin entstanden bereits 1974 erste Beratungsangebote für Frauen von Frauen, die sich aus ersten Gesprächsgruppen zum Thema Schwangerschaftsabbruch entwickelten. In Köln fand einige Jahre später 1977 der erste Frauentherapie-Kongress statt, auf dem sich Frauen, die bereits therapeutisch tätig waren oder werden wollten, über den Kern einer feministisch geprägten Therapie austauschten. Tonangebend in diesem Austausch waren die frühen Aktivistinnen aus den Berliner Beratungsprojekten BIFF (Beratung und Information für Frauen) und PSIFF (Koe-AMF-Bestand, Nr. 34, STAM). Die Gespräche und Diskussionen in den Workshops auf diesem Kongress waren inspiriert von Texten wie solche der *Feminist Councelling Collectives* aus den USA oder aus dem Buch *Women and Madness* von Phyllis Chesler von 1972, das wenige Jahre vorher in deutscher Übersetzung erschienen war (Chesler 1977 [1974]). Die Grundthese feministischer Therapie war, dass psychische Erkrankungen bei Frauen als Folge und Ausdruck der Zumutungen einer patriarchal geprägten Gesellschaft zu verstehen seien. Frauen in psychischen Krisen sollten sich also ihrer strukturell und gesellschaftlich bedingten Unterdrückung durch das Patriarchat und der damit verbundenen Krankheitszuschreibungen bewusst werden: Das sogenannte *Consciousness Raising (CR)*, das in deutschen Frauengruppen auch als *Selbsterfahrung* bezeichnet wurde, sollte ein Schlüsselmoment in der Therapie sein – die Politisierung der Klientinnen der feministischen Beratungsstellen war demzufolge ein wesentlicher Teil des therapeutischen Prozesses: Frauen sollten nicht weiterhin passive oder ohnmächtige Opfer männlich geprägter gesellschaftlichen Strukturen bleiben. Feministinnen sahen ihre wesentliche Aufgabe darin, ihre Klientinnen anzuleiten, sich in Therapiegruppen zu politisieren (Luckgei 2024). Einen Eindruck von der Wirkung der CR vermittelt diese Beschreibung aus dem Frauenhandbuch 1977:

> In den CR-Gruppen der Frauenzentrum thematisieren die Frauen ihre vorher als privat empfundenen Schwierigkeiten als allgemeine: Indem Frauen sich nicht mehr im Schatten der Männer wahrnahmen, entwickelten sie neue Möglichkeiten des Zuhörens und Verstehens. Das unglaubliche Ausmaß und die Vielfältigkeit dessen, was Frauenunterdrückung ausmachen kann – öffentlich angeprangert in der Kampagne gegen den Abtreibungsparagraphen – erhielten in den CR-Gruppen ihren persönlichsten Ausdruck. (Autorinnenkollektiv Psychoanalyse und Feminismus 1977, 181–182)

Im Jahr 1978 widmete die 1976 gegründete Berliner Frauenzeitung *COURAGE* eine Ausgabe dem Thema *Frauen in der Psychiatrie*, indem sie die Psychiatrisierung von Frauen kritisch beleuchtete. Darin erschien auch ein umfangreicher Artikel mit dem Titel *Die Gebärmutter – das hungrige Tier* zur Geschichte der Hysterie (Duden und Schatten 1978). Die Zeitschrift hatte das selbsterklärte Ziel, Frauen zu ermutigen, „für ihre Interessen einzutreten“ und sie wollten auch Frauen erreichen, die nicht Teil der Frauenbewegung waren (COURAGE 1976, 2). Die Zeitschrift erreichte schnell eine hohe Auflage und hatte den Anspruch, alle relevanten Themen der feministischen Bewegung zu verhandeln (Doetz 2024). Die Verfasserinnen des Artikels zur Geschichte der Hysterie waren die spätere Körperhistorikerin und Mitbegründerin der *COURAGE* Barbara Duden und Isabelle Schatten, Autorin zahlreicher Artikel in der *COURAGE*, die einen Schwerpunkt in der Psychotherapie hatten. Grundlage des Artikels waren neben gedruckten Quellen aus der Medizin des 19. Jahrhunderts auch das Buch der Britin Ilza Veith (1965) zur Geschichte der Hysterie, das medizinhistorisch sehr quellennah argumentiert, jedoch ohne eine geschlechterhistorische Perspektive auskommt.

Die Autorinnen der *COURAGE* richteten nun eine feministische Perspektive auf Hysterie im 19. Jahrhundert: Sie deuteten Hysterie – wie schon Szasz – als eine Form der Rebellion gegen gesellschaftliche Normen:

> Was lag näher als die gepredigte körperliche und psychische Schwäche in einer Krankheit zuzuspitzen, die die Irrwitzigkeiten des weiblichen Kulturcharakters nur bis zur äußersten Konsequenz darstellte? Nicht mehr zu sprechen, da sie ohnehin nichts sagen durften, nicht mehr zu gehen, da ohnehin ihr Umkreis engstens begrenzt war, dauernd zu erbrechen, weil allzuviel geschluckt werden sollte. Starr, steif, unempfindlich zu werden, oder auf die sexuellen Annäherungen, die ihr doch nichts bringen sollten als neuerliche Arbeit mit Hyperasthesie, d. h. ‚Überempfindlichkeit‘ bis hin zum Vaginismus zu reagieren? Die hysterische Frau des Mittelstandes war nicht mehr als die Verkörperung einer auf die Spitze getriebenen Hyper-Weiblichkeit. (Duden und Schatten 1978, 21–22)

Sie richteten den Fokus auf geschlechtsspezifische Umstände der Krankheit, so auf die „Einengung“ der Frauen im Bürgertum, hoben jedoch zugleich die Pathologisierung und quälende Behandlungen hervor, mit denen der in „Furor“ geratene Uterus in seine Schranken gewiesen werden sollte: Diese reichten im Jahr 1876 im Falle einer Patientin der Heidelberger Medizinischen Klinik von kalten und heißen Bädern, der Verabreichung von schwachen Stromstößen bis hin zur Verätzung der Klitoris. Auf der anderen Seite hätten Mediziner die Rebellion von Frauen in der im 19. Jahrhundert entstehenden Frauenbewegung ebenfalls pathologisiert und für die Frauenrechtlerinnen das pathologisierende „Zerrbild“ des „Mannweibes“ geschaffen. Die Behandlung der Hysterie mit einer Klitoridektomie charakterisierten die Autorinnen der *COURAGE* als „Strafbehandlung“ und Versuch, die gefürchtete Kraft weiblichen Begehrens zu unterdrücken (Duden und Schatten 1978, 22–23). Aus dem Artikel lässt sich ersehen, dass ihm eine umfangreiche Analyse von historischen Quellen zugrunde lag. In den 1970er Jahren steckte die Frauengeschichtsforschung noch in den Anfängen und fand im Wesentlichen in außeruniversitären Räumen statt – so z.B. in den von 1976 bis 1983 von Akteurinnen der Neuen Frauenbewegung organisierten Sommeruniversitäten (Kühn 2022). Für die Frauenhistorikerinnen gab es kaum Möglichkeiten, ihre Forschungen in geschichtswissenschaftlichen Fachzeitschriften zu publizieren, da ihr Forschungsgebiet noch nicht anerkannt wurde. Eine Publikation frauengeschichtlicher Texte als graue Literatur oder in einer feministischen Zeitschrift war daher durchaus üblich.

Während in dem *COURAGE*-Artikel Hysterie als Form der „Rebellion“ gegen das Patriarchat gedeutet wird, hatte zuvor die Schweizer Medizinhistorikerin Esther Fischer-Homberger (1969) Hysterie im Kontext der Medizingeschichte analysiert, in der die Frau als das kranke Geschlecht konstruiert worden sei: „So gleicht die Diagnose Hysterie, da sie als für das weibliche Geschlecht so typisch angesehen wird, zwar einerseits einer misogynen Beleidigung dieses Geschlechts, andrerseits aber wirkt sie als ärztlicher Schutz gegen eine tätige Misogynie.“ (Fischer-Homberger 1969, 117) Fischer-Homberger hob das Gegenwärtige der Geschichte und der Beschäftigung mit ihr hervor und nahm so Bezug auf den gesellschaftlichen und medizinischen Umgang mit Frauen in ihrer Gegenwart der späten 1960er Jahre. Den Artikel zu *Hysterie und Misogynie* in dem Band *Krankheit Frau* habe sie in einem „frühemanzipatorischen Zorn“ publiziert, um auf die „entfaltungsbehindernde Wirkung männlich-allzumännlichen Frauenverständnisses“ hinzuweisen (Fischer-Homberger 1979, 9). Im Spätmittelalter seien bei Frauen, die als Hexen verfolgt wurden, hysterische Symptome beobachtet worden, die bereits seit der Antike bekannt gewesen und als „Hexenzeichen“ gedeutet worden seien:

> Im spätmittelalterlichen Hexenglauben finden sich die Symptome der antiken Hysterie als Hexenzeichen wieder. Die Hexenlehre mutet wie eine Rückverwandlung der medizinischen Hysterielehre in die alte Lehre von der Schlechtigkeit der Frauen an. [...] Krämpfe, Kreisbogen, Erstickungsanfälle, Anästhesien sind nun kardinale Hexenzeichen. Besonders die Anästhesien spielen eine große Rolle. Die anästhetische Zone ist das eigentliche ‚stigma diaboli‘, an denen der Teufel die Seinen auf Erden erkennt, denn er selbst hat es mit den Klauen seiner linken Hand geprägt. (Fischer-Homberger 1969, 119)

Sie charakterisierte die Hysterikerin im Weiteren als „säkularisierte Hexe“ des 19. Jahrhunderts und verwies so auch auf das nicht-normative weibliche Verhalten der Hysterikerin und stellte eine Verbindung zu der in der Frauenbewegung präsenten Figur der „Hexe“ her. Sie befasste sich vor allem mit der Misogynie, die der Charakterisierung der Hysterikerin in der Medizin zugrunde liege und einem „Massenwahn“ gleiche, und mit der semantischen Aufladung und Wandel des Begriffs Hysterie (Fischer-Homberger 1969).

Somit diente die Geschichte der Hysterie der historischen Herleitung der feministischen These, dass Frauen durch patriarchale Strukturen und der daraus resultierenden gesellschaftlichen Verhältnisse „verrückt“ gemacht würden und zugleich der Historisierung der medizinischen noch im späten 20. Jahrhundert wirkmächtigen Behauptung, dass Frauen qua ihrer Natur das „verrückte Geschlecht“ seien.

2 Hysterie und feministische Therapie

Auf dem achten *Frauentherapiekongreß* im Jahr 1984 konnten die Organisatorinnen bereits auf eine zehnjährige Geschichte feministischer Therapieeinrichtungen zurückschauen. Hysterie gehörte zu den zentralen Themen dieses Kongresses. Eine Mitarbeiterin von der PSIFF in Berlin stellte dort Thesen zur Geschichte der Hysterie vor: Die Hysterikerin habe Krankheiten nachgeahmt, um „eine Fluchtsituation zu schaffen“, sich zu verweigern, so z. B. durch Ohnmachts- oder pseudo-epileptische Anfälle. Die Geschichte der Hysterie sei eine Geschichte der Unterdrückung von Frauen. Die Psychoanalyse habe bürgerlichen Frauen mit Hysterie eine Ausdrucksmöglichkeit geboten, jedoch „letztendlich nur der ärztlichen Machtentfaltung“ und der „Anpassung an die geforderten Frauenrollen als Hausfrau und Mutter“ gedient. Dem Referat folgte eine intensive Diskussion über das Fortwirken von Theorien zur Hysterie bis in die gegenwärtige gesellschaftliche Situation von Frauen in den 1980er Jahren: Frauen seien im Berufsleben häufig mit männlichen Vorstellungen von weiblicher Inferiorität konfrontiert und würden mit ihren Äußerungen nicht ernst genommen und „in die hysterische Ecke abgeschoben“ (Frauentherapiekongreß 1984, 10 – 12). Diese These wurde anhand eines Fallbeispiels aus den 1970er Jahren diskutiert: Ein Artikel der Boulevardzeitung BZ (Berliner Zeitung) vom 6. Juli 1974 mit der Schlagzeile *Schreikrämpfe am Fließband* war die Grundlage und wurde in der Dokumentation des Frauentherapiekongresses abgedruckt (Frauentherapiekongreß 1984, 17). Berichtet wurde über den psychischen Zusammenbruch der jugoslawischen Gastarbeiterin Marija Jovic bei der Firma Krone in Berlin, bei der Fernmeldegeräte gefertigt wurden. Deren Schreien, Toben und Sich-auf-den-Boden-Werfen in der Fabrikhalle am Fertigungsband wurde in der Berichterstattung als „hysterisch“ charakterisiert – die Hysterie dieser Arbeiterin habe auch sieben ihrer Kolleginnen erfasst. Aus Furcht vor einer Massenhysterie in der Fertigungshalle wurde den Frauen von der Betriebskrankenschwester ein Beruhigungsmittel verabreicht, worauf die Arbeiterinnen kollabierten und in ein Krankenhaus gebracht werden mussten. Marija Jovic wurde in Bonhoeffer Nervenklinik in Berlin eingewiesen. In der Dokumentation des Frauentherapiekongresses wird das Verhalten der Arbeiterin als Protest gegen die „unmenschlichen Arbeitsbedingungen“ in der Fabrik bewertet und nebenbei Kritik an der Pharmaindustrie geäußert. In der Dokumentation ist zu lesen:

> Frauen ist eingetrichtert worden, ihren Protest nicht nach außen sondern nach innen zu richten. Wenn es mal schwer fällt, Wohlverhalten zu zeigen, gibt es im Betrieb die barmherzige Schwester, die mit Hilfe der Pharmaindustrie (deren stärksten Konsumentinnen ja auch Frauen sind) die Frauen in ihren wenig anerkannten, schlecht bezahlten Tätigkeiten wieder funktionsfähig macht. (Frauentherapiekongreß 1984, 18)

Feministische Therapeutinnen beschäftigten sich mit der historischen Figur der Hysterie, um aufzuzeigen, wie Frauen mit dieser „Krankheit" auf die Zumutungen der patriarchalen Gesellschaft hinwiesen – sie betonten somit, wie weit weibliche Verrücktheit als Folge gesellschaftlicher Bedingungen zurückreiche. Sie verdeutlichten auch, dass diese Form der Widerständigkeit oder Rebellion in eine Sackgasse führe, da Frauen nur vorübergehend ihrer Situation entkommen würden, jedoch nicht in der Lage seien, die Ursachen ihres psychischen Leidens zu beseitigen. Auch der Protest der Arbeiterin Marija Jovic durch einen hysterischen Anfall endete letztlich in einer Zwangseinweisung in die Psychiatrie. Eine Jugoslawin, die vor 15 Jahren nach Westdeutschland kam, berichtete auf einem Kongress von „aus- und inländischen Frauen", der ebenfalls im Jahr 1984 stattfand über die Situation von Gastarbeiterinnen in der Bundesrepublik Deutschland:

> Sie werden als Ausländerinnen weggeschickt, wenn sie Anspruch auf Sozialhilfe erheben. Das ist vor allen Dingen dann der Fall, wenn die Frauen krank werden. Das ist sehr oft der Fall, und sehr oft ist es so, daß Frauen kein direktes körperliches Leiden haben, sondern vor allem ein seelisches Leiden haben. Dieses Leiden haben sie über Jahre mit Valium weggedrückt. Ich habe viele Frauen in der Bonhöffer-Heilstatte kennengelernt, die nicht weiter wissen, die zu Hause nicht fertig wurden, die zu Ärzten gegangen sind, die aus irgendwelchen Gründen immer bereit waren, dieses Zeug zu verschreiben, und dieses Valium hilft ihnen nicht mehr. Sie werden verrückt, sie machen schlimmste Sachen. (Bargan et al. 1985, 8–9)

Auf dem *Frauentherapiekongreß* wiesen die feministischen Therapeutinnen auf den gesellschaftlich falschen Umgang mit psychischen Leiden bei Frauen hin und wollten Frauen einen Ausweg aus dieser ausweglos erscheinenden Situation aufzeigen. Dabei spielte es für sie keine Rolle, dass das Fallbeispiel, dass sie anführten, nicht nur eine geschlechtsspezifische und klassistische Diskriminierung verdeutlichte, sondern vielmehr Einblick in die verzweifelte Situation von Gastarbeiterinnen in Westdeutschland und somit in Erfahrungen mit Rassismus gab. Der berühmte Aufsatz von Kimberlé Crenshaw zum Konzept der Intersektionalität erschien in den USA vier Jahre später (Crenshaw 1989), in Deutschland wurde das intersektionale Denken jedoch erst zu Beginn der 2000er in den Gender Studies und im feministischen Aktivismus rezipiert (Luckgei und Nolte 2026).

In der 1977 von Alice Schwarzer gegründeten überregionalen westdeutschen feministischen Zeitschrift *Emma* wurde 1979 anlässlich des Berichts der Psychiatrie-Enquete der Bundesregierung die Situation von Frauen in der Psychiatrie thematisiert (Burgard 1979). Zwei Drittel der „Seelenkranken“ seien Frauen, die durch die meisten therapeutischen Behandlungen noch kränker gemacht würden (Burghard 1979, 12). Der Schwerpunkt zum Thema „Therapie“ in der *Emma* besteht aus einem Artikel von Roswitha Burgard, Psychologin und Autorin des 1977 erschienenen Buchs *Wie Frauen verrückt gemacht werden.* Burgard führt in ihrem Buch aus, dass es besonders Hausfrauen seien, die häufig unter psychisch bedingten somatischen Erkrankungen litten (Burgard 1977, 52–58). Die unter dem Label „Hausfrauensyndrom“ beschriebenen Symptome waren denen der Hysterie um 1900 durchaus ähnlich. Bereits Phyllis Chesler hatte das „Hausfrauensyndrom“ als moderne Form der Hysterie charakterisiert. Roswitha Burgard führte in der Frauenzeitschrift *Emma* zum „Hausfrauensyndrom“ aus:

> Darunter fallen emotionale Störungen wie Niedergeschlagenheit, Unruhe, Reizbarkeit, Gleichgültigkeit, Schlaflosigkeit und Ermüdung ebenso wie körperliche Schäden, wie Störungen im Bereich des Unterleibs oder des Kreislaufs. Die Betroffenen wagen in den seltensten Fällen offen zu klagen. Sie schlucken und verdrängen. Der mit der Isolation verbundene ständige Mangel an sinnlichen Eindrücken (sensorische Deprivation genannt), fördert außerdem Verfolgungsängste, Selbstgespräche und Wahnvorstellungen. (Burgard 1979, 13)

Den Ausführungen der Psychologin folgt eine Fallgeschichte der Hausfrau Gisela K., für deren psychischen Leiden eine heimlich durchgeführte Abtreibung Auslöser gewesen sei. Sie habe Tabletten gegen die Symptome ihres „Hausfrauensyndroms“ genommen. Sie war zwar erwerbstätig, jedoch allein für den Haushalt zuständig. Das Gespräch mit der Therapeutin wird wie folgt wiedergegeben:

> Sie gibt zu, oft gedacht zu haben, daß diese Doppelbelastung nicht gerecht sei, aber nur einmal habe sie es gewagt, sich zu wehren, als ihr Mann sich über einen nicht ausgeleerten Mülleiner beschwerte. Dieses ‚Sich-Wehren‘ war gemessen am Anlaß betont übertrieben, so daß ihr Mann es als ‚weibliche Hysterie‘ auslegte. (Burgard 1979, 16)

Hier wird das „Sich-Wehren“ gegen eine patriarchal begründete geschlechtsspezifische Arbeitsteilung von dem Ehemann als „weibliche Hysterie“ bewertet und somit Hysterie als „Rebellion“ charakterisiert. In dieser *Emma*-Ausgabe wurde im Weiteren über die Arbeit der Frauentherapieprojekte in Berlin und München berichtet. Die feministischen Therapeutinnen erklärten das Konzept Feministischer Therapie: Frauen sollten nicht nur mit ihrem psychischen Leiden ernst genommen werden, sondern dieses Leiden als ein gesellschaftlich bedingtes erkennen lernen, um sich mit anderen Frauen in ähnlicher Lage zu solidarisieren und politisch aktiv zu werden. Durch „Selbsterfahrung“ in einer Frauengruppe, im Englischen als *Consciousness Raising* bezeichnet, sollten sie in die Lage versetzt werden, die krankmachenden gesellschaftlichen Verhältnisse zu kritisieren, sich zu politisieren und das, was sie krank machte, gemeinsam zu bekämpfen. Zentral war also die Bildung von Frauengesprächsgruppen, in denen die Frauen mit psychischen Leiden untereinander Beziehungen aufbauen sollten. Jede Frau sollte selbst lernen, Vertrauen zu ihrer eigenen Kraft und ihren Fähigkeiten zu finden. Auf diese Weise könne „das Abhängigkeitsverhältnis zwischen helfender Therapeutin und hilfsbedürftiger ‚Patientin' durchbrochen" werden, wie die Gründerinnen der Psychosozialen Initiative für Frauen (PSIFF) in Berlin betonten (Burgard 1979, 18–19). Die Autorität des*der Therapeut*in wurde kritisch hinterfragt, somit auch die eigene Position in der therapeutischen Beziehung. Feministische Therapie sollte Frauen mit psychischen Leiden zu ihren eigenen „Therapeutinnen" machen durch Bewusstwerdung, Solidarisierung und Austausch in der Frauengruppe.

3 Hysterie als „List der Ohnmacht" – die Hysterikerin als Protofeministin

Im Folgenden geht es um einen Perspektivenwechsel auf die Hysterikerin hin zu einer ambivalenten Wahrnehmung ihrer Widerständigkeit. 1981 erschien ein in der historischen Frauenforschung vielbeachteter Sammelband unter dem Obertitel *Listen der Ohnmacht*, der sich mit der Geschichte weiblicher Widerstands- und Protestformen beschäftigte. Die hier publizierten Forschungen wollten Handlungsspielräume von Frauen in früheren Zeiten aufzeigen und somit Frauen als Akteurinnen der Geschichte sichtbar machen. Zugleich warnten die beiden Herausgeberinnen Claudia Honegger und Bettina Heintz davor, bei einem einseitigen Fokus auf Widerständigkeiten „aus der Frau vorschnell ein autonom handlungsfähiges Subjekt zu machen", denn dies habe „viel mit Sehnsüchten nach Identifikationsfiguren zu tun" (Heintz und Honegger 1984, 7). Krankheit habe – so die Autorinnen – eine der wenigen sozial akzeptierten Fluchtmöglichkeiten dargestellt und „Gefügigkeit mit heimlicher Verweigerung" verbunden. Bei der Frauenkrankheit Hysterie haben – so die These – die so Pathologisierten die stereotype Vorstellung von Frauen als das kranke Geschlecht in Widerstand verkehrt und der „Gesellschaft ein fratzenhaftes Spiegelbild der Weiblichkeit vor Augen" gehalten – „die hysterische Frau" sei „ein Produkt ihrer Kultur und zugleich deren Anklage" gewesen (Heintz und Honegger 1984, 41–42). Trotz ihres Unmuts über die sie düpierenden Frauen seien Ärzte die „heimlichen Fluchthelfer der hysterischen Frau" geworden (Heintz und Honegger 1984, 41–42). Gleichwohl die Krankheit Hysterie für manche Frauen ein Schutz geboten haben möge, habe sie jedoch die Medikalisierung, Pathologisierung und Psychiatrisierung der Frau mit sich gebracht: „In der schillernden Krankheit Hysterie liefen weibliches Leiden und weibliche Auflehnung, medizinische Kontrolle und männliche Misogynie unentwirrbar zusammen" (Heintz und Honegger 1984, 43). Für Carrol Smith-Rosenberg diente Hysterie „als ein wichtiger Indikator" dafür, mit welchen „Taktiken" Frauen in amerikanischen bürgerlichen Familien mit häuslichen Spannungen umgingen. Hysterie sei ein gesellschaftlich anerkanntes weibliches Verhaltensmuster gewesen. Wenn die Historikerin fragt, warum so viele Frauen „die Charakterzüge der Hysterie ‚gewählt'" hätten, „um Unbehagen, Unzufriedenheit, Ärger oder Schmerz auszudrücken", dann legt sie trotz der verwendeten einfachen Anführungszeichen bei dem Verb gewählt in ihren weiteren Ausführungen intentionales Handeln der Frauen nahe (Smith-Rosenberg 1984, 191–192). Smith-Rosenbergs Argumentation geht zurück auf Konzepte des Sozialkonstruktivismus, demzufolge Krankheit und Geschlecht als soziale Konstruktion begriffen wurde. So führt sie aus, dass die Hysterikerin ihre Flucht vor den „emotionalen und – häufig – vor den sexuellen Ansprüchen" in der bürgerlichen Ehe mit „Schmerzen, Behinderungen und einer Verstärkung der traditionellen weiblichen Passivität und Abhängigkeit" bezahlt habe (Smith-Rosenberg 1984, 203). Abschließend argumentiert sie, dass nur bestimmte Symptome verfügbar gewesen seien, derer Frauen sich hätten bedienen können. Sprachlich legen ihre Ausführungen nahe, dass der Krankheit Hysterie eine Entscheidung zugrunde gelegen habe, d.h. Frauen sich auch einen anderen Umgang mit den Zumutungen patriarchaler Geschlechterverhältnisse hätten wählen können. Zugleich wird der Hysterikerin Widerständigkeit zugeschrieben, wenngleich Hysterie letztlich zeitgenössische Konzeptionen von Weiblichkeit bestätigt hätte.

In den 1980er und 1990er Jahren kann von einer Konjunktur der Forschung zur Hysterie in der Frauen- und Geschlechterforschung gesprochen werden: Hysterie diente als Brennglas, durch das die Geschichte der Verhandlung von Weiblichkeit in der Gesellschaft des 19. Jahrhunderts verdeutlicht werden konnte (Schlichter 2000, 128–175). Die historische Figur der Hysterikerin übte also große Faszination auf Frauenforscherinnen aus. Leider würde es den Rahmen dieses Beitrags sprengen, auf alle Forschungsarbeiten zur Hysterie einzugehen. Vielmehr geht es um die Funktion, die die Figur der verrückten Frau und insbesondere die der hysterischen Frau in der Gesellschaftskritik der feministischen Bewegung zukam. Daher sei zum Ende nochmal auf die eingangs erwähnte Anthologie mit dem Titel *WahnsinnsFrauen* hingewiesen, in der Biografien berühmter „hochbegabter und schöpferischer" Frauen vorgestellt wurden, bei denen ein psychisches Leiden bekannt war. Die Herausgeberinnen der Bände lehnten sich an ein Konzept der *Public History* an, das in der Medizingeschichtsschreibung schon seit den ausgehenden 1970er Jahren in Kritik geraten war: Die Pathografie berühmter Personen der Geschichte. Durchaus kritisch standen Vertreter*innen einer Sozialgeschichte der

Medizin der Darstellung von Krankengeschichten berühmter Personen – häufig mit retrospektiver Diagnostik – gegenüber, da ihr gesellschaftliches und politisches Handeln retrospektiv kausal mit ihrer Krankheit verknüpft wurde (Leven 1998). Die Krankengeschichte der „WahnsinnsFrauen" wurden zwar vor dem Hintergrund zeitgenössischer medizinischer Lehre und Diskurse rekonstruiert, jedoch ebenfalls mit psychohistorischen Ansätzen der 1990er Jahre analysiert. Die Bände wenden sich bewusst nur den Frauen zu, denen aus der Sicht der frühen 1990er Jahre nach bildungsbürgerlichen Kriterien eine kulturelle und gesellschaftlich relevante Leistung zugesprochen werden konnte. Sibylle Duda (1991, 8) hob in ihrem Vorwort hervor: „Weiblicher Wahnsinn bedeutet Protest gegenüber der Rolle, die Frauen zu spielen haben. Im Wahnsinn zeigt sich die Kreativität ihrer Ohnmacht. Der Prototyp der kreativen Wahnsinnigen war die Hysterikerin". Die Herausgeberin greift die These von den „Listen der Ohnmacht" auf, schwächt jedoch die differenzierte, reflektierte wissenschaftliche Perspektive auf die Hysterikerin als historische Akteurin von Claudia Honegger und Bettina Heintz zugunsten einer pointierten Darstellung ab.

Auf dem Titel des Umschlags des ersten Bands ist eine berühmte Hysterikerin abgebildet: Bertha Pappenheim (1859–1936): Sie ist in die Geschichte der Psychoanalyse unter dem Pseudonym Anna O. als die Patientin eingegangen, die mit Sigmund Freud und Josef Breuer die Methode der Gesprächstherapie entwickelt hatte und dennoch nicht geheilt wurde. Zugleich wurde sie nach ihrer Krankheit als Gründerin des Jüdischen Frauenbunds eine zentrale Aktivistin der bürgerlichen Frauenbewegung. Für Akteurinnen der Frauenforschung und feministischen Bewegung war an Pappenheims Geschichte die Frage faszinierend, ob die Hysterie im 19. Jahrhundert als eine Form des Protofeminismus gedeutet werden konnte: Schließlich – so die These – sei doch über diese Frauenkrankheit Unzufriedenheit mit den gesellschaftlichen Geschlechterverhältnissen artikuliert worden. Sibylle Duda (1992, 126) geht sogar so weit, „Hysterie als weibliche Widerstandsform" zu begreifen. Allerdings habe eine solche Flucht in die Krankheit eine Solidarisierung von Frauen, die mit ihren Lebensumständen unzufrieden gewesen seien, verhindert. Bertha Pappenheim hingegen stellte insofern eine besondere Hysterikerin dar, da ihr schließlich der Schritt aus der Krankheit in den feministischen Aktivismus gelang.

Die Akteurinnen der Feministische Therapie sahen in der Hysterikerin eine „Rebellin" gegen die krankmachende patriarchalische Gesellschaft, die es jedoch nicht schaffte, über ihre individuelle Flucht in die Krankheit hinaus, die Strukturen, die sie krank machten, zu bekämpfen. Als Protofeministin wurde die Figur der Hysterikerin dennoch charakterisiert, da sie den Medizinern und der Gesellschaft einen Spiegel vorhielt, indem sie sich normativen Erwartungen an Weiblichkeit entzog oder diese übererfüllte. Die Hysterikerin weckte das Interesse der entstehenden interdisziplinären Frauenforschung, die sich in den 1990er Jahren zur Geschlechterforschung wandelte. Sie war eine Krankheit der Weiblichkeit, die mit ihren Symptomen „das Negativbild gegenüber der normal funktionierenden Frau schlechthin“ repräsentiert (Schaps 1982, 10–11).

Nicht zufällig konzentrierten sich Akteurinnen der Neuen Frauenbewegung und der Frauenforschung auf die aus dem Bürgertum stammende Hysterikerin, bot sie sich den ebenfalls bürgerlichen feministischen Aktivistinnen doch ein großes Maß an Identifikation und als eine Projektionsfläche an. Die zentrale Bedeutung der Figur der zumeist bildungsbürgerlichen Hysterikerin in der Patriarchatskritik der Neuen Frauenbewegung verweist auf die Konzeption eines „Frauseins“ und „weiblicher Subjektivität“ in dieser Bewegung, die primär die weiße heterosexuelle bildungsbürgerliche Frau imaginierte. Lebensrealitäten von Arbeiterinnen wurden zwar von feministischen Therapeutinnen mit Blick auf die Arbeitswelt mitdiskutiert. Mit dem „Hausfrauensyndrom“, das als analog zur historischen Hysterie gedeutet wurde, wird allerdings deutlich, dass die Reflektionen über Lebensrealität der verheirateten Mittelstandshausfrau dominierten. Für das Leiden an der Heteronormativität von Frauen, die jenseits von der heterosexuellen Ehe leben wollten, bot sich ein anderes medizinisches Konzept an: Das Konzept des „Mannweibs“ (Duden und Schatten 1978, 22). Die westdeutsche Lesbenbewegung hat sich später eher auf die Pathologisierung von unabhängigen Frauen und Frauenrechtlerinnen als „Mannweib“ bezogen als auf die Figur der „Hysterikerin“. Die Zuschreibung „Mannweib“ erhielten solche Frauen, die sich in die als „männlich“ konnotierte Sphäre der Öffentlichkeit vorwagten, um dort politisch für ihre Rechte zu kämpfen und auch solche, die durch ihr Äußeres Geschlechtergrenzen überschritten (Schmersahl 1998, 157–187; 302–345).

Die Literaturwissenschaftlerin Annette Schlichter (2000, 129) betont, dass im feministischen Diskurs, d. h. in der aus der Neuen Frauenbewegung hervorgegangenen Geschlechterforschung, die „Figur der Hysterikerin“ zentral war, da sie das sehr komplexe „Verhältnis zwischen dem Leiden an dominanten Geschlechterverhältnissen und dem Widerstand gegen eine geschlechtsspezifische Machtverteilung zu Ausdruck“ bringe.

Mit der Analyse des Stellenwerts der Hysterikerin und der Hysterie für die Neue Frauenbewegung und für die im Zuge dessen entstehende Feministische Therapie konnte gezeigt werden, dass Hysterie einerseits für die Pathologisierung des Weiblichen in der Gesellschaft stand und andererseits die Hysterikerin als „Rebellin“ gegen patriarchale gesellschaftliche Verhältnisse als ambivalente Identifikationsfigur diente. Feministische Therapeutinnen betonten stolz, dass Feministinnen des 20. Jahrhunderts das Muster der selbstdestruktiven Flucht in die Krankheit überwinden helfen konnten, indem sie mit der Feministischen Therapie eine Möglichkeit boten, die als individuell wahrgenommenen psychischen Krisen als gesellschaftlich bedingt zu erkennen. In einem Prozess des *Consciousness Raising* sollten sie sich in einer Gruppe von Frauen politisieren, um so die Strukturen zu bekämpfen, die sie krank gemacht hatten.

Literaturverzeichnis

Autorinnenkollektiv Psychoanalyse und Feminismus. *Frauenhandbuch* (1977): 181 – 182.

Bargan, Kamer, Schulz, Brigitte und Heike Schwoon. „Seit Jahren werde ich nicht mehr froh. Zur gesundheitlichen Situation ausländischer Frauen." *Wie Frauen „verrückt" gemacht werden.* Hg. Neval Gültekin, Brigitte Schulz und Roswitha Burgard. Berlin: Frauenselbstverlag, 1977.

Burgard, Roswitha. „Frauenseelen." *Emma* 2 (1979): 13 – 19.

Boehm, Susanne. *Die Frauengesundheitsbewegung. Kritik als Politikum.* Bielefeld: transcript, 2024.

Chesler, Phyllis. *Frauen – das verrückte Geschlecht.* Reinbek bei Hamburg: Rowohlt Taschenbuch, 1977 [1972].

Crenshaw, Kimberlé. „Demarginalizing the Intersection of Race and Sex. A Black Feminist Critique of Antidiscrimination Doctrine, Feminist Theory and Antiracist Politics." *The University of Chicago Legal Forum* 5 (1989): 139 – 167.

Doetz, Susanne. „‚Zum Verrücktwerden'. Die Generierung feministischer Psychiatriekritik am Beispiel der Zeitschrift Courage, 1978 – 1980." *N.T.M.* 32 (2024): 415 – 444.

Duda, Sibylle und Luise F. Pusch. Hg. *WahnsinnsFrauen.* Frankfurt am Main: Suhrkamp, 1992.

Duden, Barbara und Isabelle Schatten. „Die Gebärmutter – das hungrige Tier: zur Geschichte der Hysterie." *Courage: Berliner Frauenzeitung* 3.3 (1978): 19 – 23.

Ehrenreich, Barbara und Deirdre English. *Witches, Midwives and Nurses: History of Women Healers.* London: Writers and Readers Publ. Cooperative, 1976.

Fischer-Homberger, Esther. „Hysterie und Misogynie: ein Aspekt der Hysteriegeschichte." *Gesnerus* 26.1 – 2 (1969): 117 – 127.

Fischer-Homberger, Esther. *Krankheit Frau und andere Arbeiten zur Medizingeschichte der Frau.* Bern, Stuttgart, Wien: Verlag Hans Huber, 1979.

Foucault, Michel. *Wahnsinn und Gesellschaft. Eine Geschichte des Wahns im Zeitalter der Vernunft*, Frankfurt am Main: Suhrkamp, 1973 [Original: *Histoire de la Folie*, Paris: Librairie Plon 1961].

Honegger, Claudia und Bettina Heintz. Hg. *Listen der Ohnmacht. Zur Sozialgeschichte weiblicher Widerstandsformen.* Frankfurt am Main: Europäische Verlagsanstalt, 1984.

Kwaschik, Anne. „‚We Witches'. Knowledge Wars, Experience and Spirituality in the Women's Movement During the 1970s." *N.T.M.* 31 (2023): 171 – 199.

Kühn, Lena. „Die Sommeruniversitäten für Frauen (1976 – 1983)." *Digitales Deutsches Frauenarchiv.* 18. Juli 2024. http://www.digitales-deutsches-frauenarchiv.de/themen/die-sommeruniversitaeten-fuer-frauen-1976-1983. (18. Januar 2025).

Leven, Karl-Heinz. „Krankheiten – historische Deutung vs. retrospektive Diagnose." *Medizingeschichte: Aufgaben – Probleme – Perspektiven*. Hg. Nobert Paul und Thomas Schlich. Frankfurt am Main und New York: Campus, 1998. 153 – 185.

Luckgei, Vera und Karen Nolte: „‚Was uns verbindet, was uns unterscheidet…' Diskurse zur Mehrfachdiskriminierung und feministischer Therapie seit den 1970er Jahren." *Zeithistorische Forschungen* (2026) (eingereicht).

Luckgei, Vera. „Psychologische Frauenbefreiung: Feministische Therapie zwischen Psychologie und Frauenbewegung in der Bundesrepublik der 1970er Jahre.“ *N.T.M.* 32 (2024): 357–385.
Schaps, Regina. *Hysterie und Weiblichkeit. Wissenschaftsmythen über die Frau.* Frankfurt am Main und New York: Campus Verlag, 1982.
Schlichter, Annette. *Die Figur der verrückten Frau. Weiblicher Wahnsinn als Kategorie der feministischen Repräsentationskritik.* Tübingen: edition discord, 2000.
Schmersahl, Kathrin. *Medizin und Geschlecht. Zur Konstruktion der Kategorie Geschlecht im medizinischen Diskurs des 19. Jahrhunderts.* Opladen: Leske + Budrich, 1998.
Schmincke, Imke. „Sexualität als ‚Angelpunkt der Frauenfrage‘? Zum Verhältnis von sexueller Revolution und Frauenbewegung.“ *Sexuelle Revolution? Zur Geschichte der Sexualität im deutschsprachigen Raum seit den 1960er Jahren.* Hg. Peter-Paul Bänzinger, Magdalena Beljan et al. Bielefeld: transcript 2015, 199–222.
Sellach, Brigitte. Hg. *Sind wir uns denn so fremd? Ausländische und deutsche Frauen im Gespräch.* Berlin: subrosafrauenverlag, 1985. 54–74.
Smith-Rosenberg, Carrol. „Weibliche Hysterie. Geschlechtsrollen und Rollenkonflikt in der amerikanischen Familie des 19. Jahrhunderts.“ *Listen der Ohnmacht. Zur Sozialgeschichte weiblicher Widerstandsformen.* Hg. Claudia Honegger und Bettina Heintz. Frankfurt am Main: Europäische Verlagsanstalt, 1984. 191–215.
Strödel, Christine. „Thesen zur Hysterie.“ *Frauentherapiekongreß, Dokumentation* 1984: 10–11.
Szasz, Thomas. *The Myth of Mental Illness: Foundations of a Theory of Personal Conduct A Critical Assessment of the Freudian Approach.* New York: Harper & Row, 1961.
Szasz, Thomas. *Die Fabrikation des Wahnsinns.* Freiburg im Breisgau: Olten, 1974.
Veith, Ilza: Hysteria. *The History of a Disease.* Chigago: Phoenix, 1965.

Archivische Quellen

Frauentherapiekongreß 1977. KOE-AMF, Nr. 34, Stadtarchiv München (STAM).
Frauentherapiekongreß 1984. Bad Bevensen 30.5.3.6.1984. Dokumentation (Frauenfachbildungszentrum DENK(T)RÄUME in Hamburg).
Frauentherapiekongreß 1988. Essen März 1988.
Frauentherapiekongreß 1995. Berlin-Hohenschönhausen 14. Bis 18. Juli 1995 (Identitätsverlust, -wandel, -suche. Psychosoziale Auswirkungen gesellschaftspolitischer Veränderungen in Ost und West für Frauen in unterschiedlichen Herrschafts- und Unterdrückungsverhältnissen).
Feministischer Frauentherapiekongreß 1996. 12.–16. Juni 1996 in Münster (Begegnung kreieren krea(k)tiv begegnen).
Frauentherapiekongreß 1997 in Seeon am Chiemsee (20 Jahre Feministische Beratung, Therapie, Supervision. Entwicklung, Bilanz, Perspektiven), München 1997 (hg. Annemie Blessing, Polina Hilsenbeck et al.).

Sophie Emilia Seidler

Abgemagerte Körper, abgemagerte Sprache

Anorexie und Antikerezeption in zeitgenössischer Poesie, *Sick Lit* und psychiatrischer Fachliteratur

Abstract: Restrictive eating disorders feature prominently in literature. Memoirs, fiction, poetry, feminist theory, and psychoanalytic case studies abound with anorexia and bulimia. "Sick lit" about these illnesses is risky business: more often than not, the texts beautify, downplay, or glamorize symptoms or frame patients as headstrong heroines, anchoring their self-starvation within the Western canon – and within a cultural tradition that has started in Greco-Roman antiquity. The article discusses milestones in the literary discourse on restrictive eating and explores one ancient reference that reappears with striking frequency: the myth of Persephone who, after a period of food-refusal, eats a pomegranate and turns into the "goddess of anorexia" in the late 20th and early 21st centuries.

Essstörungen, besonders Anorexie und Bulimie, sind sagenumwobene Krankheiten. Der allgemeine Diskurs changiert zwischen abschätzigen Vorurteilen und misogynem Spott einerseits und faszinierter Verklärung andererseits. In den Gesundheitswissenschaften, allen voran in der Psychiatrie, sowie in den Sozialen Medien gibt es seit Jahren Bemühungen, mit den Mythen, die sich hartnäckig um Magersucht und Ess-Brech-Sucht ranken und die Genesung von Patient*innen mit Essstörungen torpedieren können, aufzuräumen und das öffentliche Bewusstsein für die weit verbreiteten, multifaktoriellen, psychosomatischen, lebensgefährlichen Krankheiten zu schärfen. Auch Literatur (*Sick Lit*, Poesie, Fiction) beteiligt sich an diesem Diskurs. Diese Bemühungen kommen jedoch auch nicht gänzlich ohne Sagen und Mythen aus. Der vorliegende Artikel untersucht die Wechselbeziehungen zwischen Essstörungen und Literatur (biografisch, mythologisch, fiktional, lyrisch-poetisch sowie wissenschaftlich) am Beispiel der Anorexie.

1 Es geht nicht um Supermodels. Klinische und feministische Perspektiven auf *Anorexia Nervosa*

Magersucht, *anorexia nervosa* oder kurz Anorexie, ist kein marginales Phänomen. Sie betrifft 4 % aller Cis-Frauen und 0,3 % aller Cis-Männer (Van Eeden et al. 2021,

https://doi.org/10.1515/9783111591933-003

516). Sie tritt meist im Zuge der Pubertät auf (Zipfel et al. 2015, 1099). Während wohlhabende westliche Länder lange Zeit die höchsten Zahlen verzeichneten bzw. die meisten Studien durchführten, ist heute bekannt, dass Anorexie, zusammen mit anderen Essstörungen, weltweit verbreitet ist (Van Eeden et al. 2021, 518). Unter queeren Jugendlichen und jungen Erwachsenen erhöht sich die Wahrscheinlichkeit, an Anorexie zu erkranken, um das Vierfache (Diemer et al. 2015, 146–147). Jugendliche und junge Erwachsene *of Color* sind zunehmend betroffen, werden aber im Vergleich zu *weißen* Patient*innen viel seltener korrekt diagnostiziert und behandelt (Becker et al. 2003, 205–212; Marques et al. 2011, 412–420; Sonneville und Lipson 2018, 522).[1] Mit einer Genesungsrate von unter 50 % und einer Sterberate von 5 % zählt die Magersucht zu den gefährlichsten psychischen Krankheiten (Steinhausen 2013, 424; Arcelus et al. 2011, 725).

Laut DSM-5 lassen drei Symptome auf die Diagnose *anorexia nervosa* schließen: die reduzierte Energieaufnahme, die zu einem unterdurchschnittlichen Körpergewicht führt, die Angst vor Gewichtszunahme sowie die gestörte Wahrnehmung in Bezug auf den eigenen Körper und den Schweregrad der Symptomatik (Falkai und Wittchen 2018, 463). Patient*innen des restriktiven Typs führen die Gewichtsabnahme durch Diäten, Fasten und Sport herbei, während Patient*innen des Binge-Purge-Typs die Energieaufnahme durch selbstinduziertes Erbrechen und/oder durch Abführmittel verhindern (Boothe et al. 2013 [1993], 87–88). Die ICD-10 unterscheidet mehrere Subtypen (F50.00; F50.01; F50.08; F.50.1), ist jedoch ansonsten auch nicht viel ausführlicher als das DSM-5 (BMSGPK 2024, 223–224). Detailliertere Informationen zum Krankheitsbild bieten auf Essstörungen spezialisierte Psychiater*innen und Psycholog*innen: Hilde Bruch beschreibt die physischen und psychischen Veränderungen, die die Abmagerung des Körpers mit sich bringt: Blässe, Haarausfall, eingefallene Wangen, Veränderungen von Knochenmaterial, Nagelsubstanz und Zahnschmelz, hohe Kälteempfindlichkeit, Lanugo-Behaarung, Schlafstörungen, Aussetzen körperlichen Wachstums, Ausbleiben geschlechtlicher Entwicklungen bis hin zu Amenorrhoe; dazu kommen Depressivität, sozialer Rückzug sowie ein Wechselspiel aus Allmachtsfantasien und Minderwertigkeitsgefühlen (Bruch 1997 [1971], 14–20, 117–119; Lintott 2003, 65–66). Die Betroffenen betrachten sich oft nicht als krank, sondern als diszipliniert, konsequent und willensstark (Lintott 2003, 73–77). Warnende Stimmen werden kaum beachtet, bis ein besorgtes Umfeld oder die gesundheitliche Gefährdung zur Inanspruchnahme ärztlicher Hilfe zwingt. Die Nahrungsverweigerung bleibt mit-

1 Dieser rassistisch voreingenommene Data Gap, restriktive Essstörungen wären ‚*weiße*' Krankheiten, wird auch in Tsitsi Dangarembas Roman *Nervous Conditions* (2021 [1988], 295) und in Mikki Kendalls Kulturanalyse *Hood Feminism. Notes from the Women that White Feminists Forgot* thematisiert (2020, 113–119).

unter lange verborgen; Täuschungsmanöver und Unehrlichkeit gehören zum Krankheitsbild (Schneider 2013 [1993], 236–238). Bei der Anamnese müssen Ärzt*innen die körperliche Erscheinung sowie die eventuell falschen Aussagen der Patient*innen daher wie hermetische Texte entschlüsseln (Charon 2006, 20–30, 107–109; Jurecic 2012, 116–119; Edtstadler 2021, 192–201) und regelrecht detektivisch das Zeichensystem des abgemagerten Körpers verstehen und durchbrechen (Ellman 1993, 17–22). Es wundert daher nicht, dass die *Medical Humanities* großes Interesse an Anorexie zeigen (Troscianko 2018a, 2018b; Edtstadler 2021, 178–179). Behandelt wird Anorexie in psychiatrischen und psychosomatischen Abteilungen in Krankenhäusern – akut oder ambulant – mit strikten Ernährungsplänen, bis ein Mindestgewicht erreicht ist, langfristig unter Zuhilfenahme verschiedener gesprächs- und körperorientierter Therapieansätze sowie psychopharmazeutischer Medikation (Vandereycken und Meermann 1984, 139–150).

Spätestens seit den 1990er-Jahren wird Anorexie nicht nur innerhalb der Psychiatrie und Psychologie untersucht, sondern auch in den Medien, im Boulevardjournalismus, in Prominentenbiografien oder Jugendbüchern. Die erhöhte mediale Aufmerksamkeit für das Thema hat Forschung und Behandlung vorangetrieben und allgemein das Bewusstsein über auslösende Faktoren gestärkt. Warum und wie es zur Ausbildung von Anorexie-Erkrankungen kommt, ist seither eine breit diskutierte Frage. Eine Antwort, die sich psychologischen Erkenntnissen zum Trotz erstaunlich hartnäckig hält, bietet das Klischee, Anorektiker*innen würden aus oberflächlichen Gründen Supermodels durch ihr übertriebenes Diätverhalten nachahmen wollen. Derartige Thesen, die männliche Anorektiker selten überhaupt erwähnen und vor allem Klischees über Mädchen bedienen, finden sich nicht nur in den Klatsch-Rubriken von Zeitschriften, sondern auch im Neobehaviorismus der ersten Hälfte des 20. Jahrhunderts (Habermas 1994, 19; Bordo 2003 [1993], 149) sowie in den Theorien des Philosophen René Girard, der jungen Frauen ein „mimetisches Begehren“ attestiert, das den Verstand ausschalte und zum Abnehmen motiviere (Girard et al. 2013 [2008], 39–42). Dieses Erklärungsmodell ignoriert genetische und hormonelle Prädispositionen (Almaghrbi und Bawadi 2024, 17–18), familiäre Konstellationen, die die Krankheitsentstehung begünstigen (Smalley et al. 2017, 31–33; Habermas 1994, 22), triebtheoretische Ansätze, nach denen die Nahrungsverweigerung als Ablehnung von Sexualität zu verstehen ist (Habermas 1994, 20), sowie *Object-Relations*-Theorien, die in der Krankheit ein Streben nach Selbstbehauptung und Kontrolle sehen (Habermas 1994, 21). Abgesehen davon, dass die mimetische ‚Erklärung‘ einschlägige Wissensfelder – die Forschung über und die Therapie von Essstörungen – ausblendet und sogar diskreditiert (Girard et al. 2013 [2008], 35), schreibt sie auch eine misogyne Tradition fort, die das Urteilsvermögen von Frauen in Frage stellt und Patientinnen verblendete Modefaszination und die Neigung zu Zickenkrieg und Konkurrenzdenken vorwirft.

Gegenwind bekommen derartige frauenfeindliche Erklärungsansätze von den feministischen Kulturwissenschaften, die ebenfalls mit der erhöhten Sichtbarkeit von Essstörungen in den letzten vierzig Jahren das Thema für sich entdeckt haben. Susan Bordo et al. (2003 [1993], 61) betonen, dass Anorexie und Bulimie Krankheiten und keine pubertären Trends sind, und weisen auf die Bedeutung verinnerlichter Misogynie für die Entstehung von Essstörungen hin. In einer Gesellschaft, in der Personen mit nicht-männlichen Körpern strukturell diskriminiert werden, stelle die körperverneinende Krankheit vermeintlich einen Weg dar, die als defizitär empfundene Weiblichkeit zu überwinden. Klagt eine anorektische Patientin etwa darüber, dass ihre Oberweite zu groß sei und sie deshalb niemals Erfolg haben könnte, würde ein klassisch-klinischer Blick von falscher Wahrnehmung und gestörter Körperwahrnehmung ausgehen (Bordo 2003 [1993], 54–55). Ein kulturkritisch-feministischer Blick hingegen gesteht der Patientin zu, dass „for most people in our culture, slenderness is indeed equated with competence, self-control, and intelligence, and feminine curvaceousness (in particular, large breasts) with wide-eyed, giggly vapidity„(Bordo 2003 [1993], 55). Weit entfernt von gestörter Wahrnehmung hat die Anorektikerin also die „dominant cultural standards of how to perceive“ (Bordo 2003 [1993], 57) geradezu mustergültig verinnerlicht. Maud Ellman (1993, 1–28) hebt in ihrem Essay *The Hunger Artists. Writing, Starving, and Imprisonment* die Verbindungen zwischen politischen Hungerstreiks und Anorexieerkrankungen hervor: ob kollektiv oder individuell, politisch oder pathologisch, die Hungernden sind im Widerstand gegen traditionelle Moralvorstellungen, patriarchale Normen, ungleiche Genderideale und Machtstrukturen in Familie und/oder Gesellschaft geeint. Dieser Widerstand gegen unterdrückende Normen stellt jedoch, wie Elizabeth Grosz herausarbeitet, eine groteske Internalisierung ebenjener unterdrückenden Normen dar, gegen die mittels Hungerstreiks protestiert wird: Anorexie ist gleichzeitig „out-of-control compliance with the current patriarchal ideas of slenderness“ sowie die „renunciation of those ‚ideals‘“ (1994, 40; vgl. auch Caskey 1985, 266–267). Kim Chernin zufolge impliziert eine erfolgreiche Genesung, die Logik zu durchschauen und zu durchbrechen, um genug Kraft zu haben, auf weniger selbstzerstörerische Art Widerstand an einem System zu üben, das Frauen keinen Platz zugesteht (1994 [1981], 102–103; vgl. auch Bordo 2003 [1993], 170).

Wird Patient*innen Dummheit, mangelnde kognitive Fähigkeiten, fehlgelagerte Prioritäten und falsche Vorbilder unterstellt, tritt eine doppelte Stigmatisierung ein: Zu den ohnehin schon gängigen Beleidigungen psychisch kranker Menschen gesellt sich paternalistischer und infantilisierender Sexismus. Die Genderaspekte hervorzuheben, die Essstörungen neben anderen Faktoren zugrunde liegen, ist eine Möglichkeit, Patient*innen von gegendertem Stigma zu befreien. Eine andere Strategie stellt die Betonung historischer Kontinuitäten dar. Wenn große Gestalten der Geschichte, denen aufgrund ihrer gesellschaftlich anerkannten unumstrittenen Qualitäten und Leistungen kaum ein mangelndes Urteilsvermögen vorgeworfen werden kann, magersüchtig waren, so die Überlegung, kann es sich nicht um ein reines Modephänomen der Jahrtausendwende handeln. Um die Patient*innenwürde zu verteidigen, werden Foucaults Erkenntnisse zur Wandelbarkeit der Konzepte Krankheit und Gesundheit bemüht und proto-anorektische Vorläufer*innen oder Anorektiker*innen *avant la lettre* gesucht und beforscht, deren Intellekt, Moral oder Kreativität außer Frage steht. So wird die freiwillige Selbstaushungerung mit der westlichen Geistesgeschichte (Heywood 1996), der ästhetischen Kategorie des Erhabenen (Lintott 2003) und dem „asketischen Imperativ" postmoderner Theorien (Harpham 2011 [1988]) in Verbindung gebracht. Ob mit oder ohne Absicht verankern diese ideengeschichtlichen Ansätze die Essstörung in einem hochkulturellen Bildungskontext. Ähnlich gehen Rudolf Bell (1985) und Caroline Walker Bynum (1987) vor, wenn sie hagiografische Zeugnisse aus Mittelalter und Renaissance auf Ähnlichkeiten zum modernen Krankheitsbild hin untersuchen: Zeitgenössische Patient*innen werden auf eine Stufe mit Mystikerinnen wie Katharina von Siena oder Margarethe von Cortona gestellt. Gillian Brown betont philosophische Ideale, an denen Anorexieerkrankungen Anteil haben: Humanismus, Individualismus, Willensfreiheit und Selbstbeherrschung, wie sie John Locke, Jean-Jacques Rousseau oder Mary Wollstonecraft vertreten haben, werden von Anorektiker*innen wörtlich verstanden und am eigenen Leib ausgeübt (Brown 1991, 192–202).

Freiwilliges Hungern, sei es religiös, philosophisch, psychologisch oder multifaktoriell motiviert, muss also interdisziplinär untersucht werden, wenn der Komplexität des Phänomens Genüge getan werden soll. Allerdings bergen auch interdisziplinäre, kulturwissenschaftliche und feministische Annäherungen an Essstörungen ein Risiko: Patient*innen werden durch philosophische und historische Leidensgenoss*innen in ihrer psychologischen Tiefe und ihrem überlegenen Verstand bestätigt und dadurch auch in gewisser Weise glorifiziert. Wird eine „debilitating affliction" als „philosophical attitude" dargestellt (Bordo 2003 [1993], 147), lädt dieser Euphemismus zur selbstschmeichlerischen Identifikation mit den großen Kranken ein. Symptome werden romantisiert, während die eigentlichen Krankheitsursachen und Konflikte im Leben der Patient*innen nicht weiter untersucht werden. Die Beschäftigung mit historischen Vorläufer*innen kann also einerseits zur Therapie beitragen, wenn es darum geht, Patient*innen zu vermitteln, dass sie sich für die Krankheit nicht schämen müssen; andererseits können die Parallelen die Heilung massiv erschweren, wenn die Bewunderung für Leidensgenoss*innen überhandnimmt (Goldenberg 1990, 91). Vielen Autor*innen, die sich mit der Kultur, Geschichte und Ästhetik von Magersucht beschäftigen, ist dieses

Risiko bewusst: Die meisten kulturwissenschaftlich inspirierten Analysen sind ausgewogen und verschweigen die drastischen, lebensbedrohlichen und hässlichen Aspekte der Krankheit nicht. Dennoch schildern selbst Ärzt*innen und Psycholog*innen Anorexiefälle oft mit so viel Verständnis, Einfühlungsvermögen und Respekt, dass die Grenzen zwischen wünschenswerter Empathie auf der einen und problematischer Mystifizierung, Identifikation und Bewunderung auf der anderen Seite zu zerfließen drohen. Habermas bezeichnet diese Tendenzen, die sich gleichermaßen in packend geschriebenen Fallbeschreibungen, in der Fachliteratur, in kanonischer Hochliteratur und in belächelten Krankheitsmemoiren finden, als pathogene oder iatrogene Effekte: Nahbar und normalisiert, von Tabu und Stigma befreit, nachvollziehbar in Wort und Tat erscheinen Anorektiker*innen als ideale, kooperative und geistig veredelte Patient*innen (Habermas 1994, 151–163). Solche beschönigenden Darstellungen behindern den Genesungswillen vieler Anorektiker*innen. Hinzukommt, dass viele anorektische Patient*innen alles, was über ihre Krankheit geschrieben wird, eifrig verschlingen. Alternativ oder zusätzlich zu den vielzitierten Supermodels orientieren sich Anorektiker*innen auch an psychoanalytischen Fallstudien und hehren Vorbildern aus Geschichte, Philosophie und Literatur. In diesem Sinne ist Anorexie eine ansteckende, kommunikable Krankheit: Die Recherche über das Thema kann auch zum Ausprobieren von Abnehmpraktiken oder zur Beibehaltung der Verhaltensweisen inspirieren (Favazza 2011, 155–156; 226–227). Eine Herausforderung für die wissenschaftliche und literarische Beschäftigung mit Magersucht besteht also darin, bei allem Respekt für die Kranken, Asket*innen und Hungerkünstler*innen die Nachteile und Risiken objektiv vor Augen zu führen. Sonst laufen Wissenschaftler*innen und Schriftsteller*innen Gefahr, bildungsnah „thinspirierende" Alternativen zu *Pro-Ana*-Foren zu bieten.[2]

Der Literatur nicht-fachlicher Art kommt hierbei eine Sonderstellung zu, die im Folgenden untersucht werden soll. Einem alters- und bildungsgradmäßig breit gestreuten Publikum zugänglich, packend geschrieben, authentisch-autobiografisch oder poetisch-ästhetisch überhöht sind Memoiren, Romane und Gedichte aus dem Anorexie-Diskurs nicht mehr wegzudenken. Allerdings ist auch die Literatur

2 Wooldridge (2018, 223) erklärt dieses irritierende Onlinephänomen wie folgt: „In the form of chat rooms, newsgroups, and websites, pro-anorexia has emerged in recent years as a cultural movement that takes an at least partially positive attitude toward anorexia nervosa and other eating disorders. Most pro-anorexia (commonly referred to as ‚pro-ana') forums offer guidelines for beginning and maintaining anorexia, tips for rapid weight loss, dieting competitions, ways to avoid detection by family and friends, and motivational images (‚thinspiration') to inspire further weight loss".

von anorektischen Vorstellungen geprägt, und zwar zu einem größeren Ausmaß, als vielen Literaturwissenschaftler*innen bewusst ist.

2 Magersucht und Literatur

Anorexie und Bulimie sind überaus literarische Krankheiten. Viele Biografien von Autor*innen weisen Symptome gestörten Essverhaltens auf: In der literarischen Moderne sind T. S. Eliot, Ezra Pound, William Carlos Williams, Charles Baudelaire, Franz Kafka, Stefan George, Hugo von Hofmannsthal, Robert Musil, Virginia Woolf, Djuna Barnes, Sylvia Plath und Emily Dickinson die berühmtesten Literat*innen, deren distanziertes Verhältnis zu Essen heute als pathologisch gelten würde (Heywood 1996, 56–110; Ellman 1993, 25–35, 48). Unter den achtzehn Literaturnobelpreisträgerinnen finden sich mit Nelly Sachs, Doris Lessing, Louise Glück und Annie Ernaux vier Autorinnen, die offen über eigene Anorexie- und Bulimieerkrankungen sprachen und schrieben, und mit Elfriede Jelinek, Sigrid Undset, Alice Munro, Olga Tokarczuk und Han Kang fünf weitere, die Anorexie und Bulimie in ihren Werken thematisieren und denen zumindest eine eingehende Beschäftigung mit den Krankheiten attestiert werden kann. Unter männlichen Literaturnobelpreisträgern finden sich ausführliche Hungerschilderungen bei Knut Hamsun, J. M. G Le Clezio, V. S. Naipaul und Wole Soyinka.

Die Verbindungen Essen/Sprache bzw. Nicht-Essen/Schreiben können psychoanalytisch erklärt werden: Die beiden oralen Funktionen, die das Individuum mit der Umwelt in Beziehung setzen, markieren die Abhängigkeit des Säuglings von den Eltern (Schneider 2013 [1993], 241). Nahrung und Worte werden aufgenommen und verarbeitet bzw. verdaut. Der Mund verbindet das Innen und Außen und ermöglicht den Austausch (Ellman 1993, 37–48). Auffälliges Essverhalten, in welche Richtung auch immer, geht daher oft mit einem auffälligen Kommunikationsverhalten einher. Der abgemagerte anorektische Körper reduziert die physische Präsenz, bis nur ein Strich und ein feines Stimmchen übrigbleiben – ein Reduktionsvorgang, der an den Schreibprozess erinnert, wenn Autor*innen hinter ihrem Werk verschwinden und nur die Worte ohne Körper zurückbleiben (Heywood 1996, 56–110; Ellman 1993, 25, 34–35). Kafka liefert ein besonders deutliches Beispiel für diese Auffassung vom Schreibprozess als einer Praxis der Entkörperlichung und Körperverneinung: Ähnlich dem Protagonisten im Hungerkünstler verwandle sich der Schriftsteller in sein Kunstwerk, das nach und nach den Künstler verschwinden lasse, wie Detlef Kremer (1989, 122–125) herausgearbeitet hat. Dass nicht nur kreatives oder literarisches Schreiben diesen entkörperlichenden Effekt hervorbringt, zeigt Harpham (2011 [1988], 239–269) in seiner

Analyse des „asketischen Imperativs“ etwa anhand von kritischer Theorie, Postmoderne und Dekonstruktion.

Freiwillige Essensverweigerung bis hin zur lebensgefährlichen Abmagerung ist insgesamt ein beliebtes Thema in der Literatur. Als Krankheit beschrieben wurde die „nervöse“ oder auch „hysterische“ Anorexie erstmals 1873 von den Ärzten William Gull und Ernest-Charles Lasègue (Schäfer 2016, 55 – 57). Kurz darauf folgten schon die kanonischsten literarischen Hungerkünstler-Werke: Joris-Karl Huysmans’ *Gegen den Strich* (1884), Knut Hamsuns *Hunger* (1890) und Kafkas *Ein Hungerkünstler* (1922), die leicht um pathologisch fastende Figuren in den Werken von Robert Walser, Gustave Flaubert oder Fjodor Dostojewski ergänzt werden können (Diezemann 2006; Steier 2014). Als hehre Asketen, Hungerheilige und Widerstandskämpfer, die mittels Hungerstreiks gegen die Banalität des Alltags rebellieren und bis zu ihrem Untergang um künstlerische und sprachliche Perfektion ringen, präsentieren die männlichen Protagonisten ein euphemistisches Bild vom Tod durch selbstzugeführten Hunger. Realistische Darstellungen von Anorexie, wie sie heute verstanden wird, bieten die Fin-de-Siècle-Hungerkünstler somit nicht, zumal auch Gull und Lasègue ausschließlich von weiblichen Patientinnen berichten. Nicht unrealistisch ist allerdings, dass die Hungerkünstler den metaphysischen Vorstellungen vom Nahrungsentzug erliegen, wie sie auch Patient*innen erleben: Ist der Körper massiv unterernährt, wird der Zustand des Hungers verklärt und mit transzendenten Qualitäten aufgeladen. Von diesen hungerinduzierten *Highs* berichten sowohl Anorektikerinnen wie Kelsey Osgood (2013, 94) oder Hilde Bruchs Patientinnen (Bruch 2001 [1978], 15, 71; vgl. auch Brown 1991, 189) als auch inhaftierte Hungerstreikende wie Wole Soyinka (1988 [1972], 249 – 254) oder Khader Adnan (Ajour 2023, 66 – 67). Im Vergleich zu den Hungerkünstlern sind literarische Hungerkünstlerinnen ein marginaleres Phänomen: Klassisch-kanonisch, allerdings weniger bekannt als Anorektikerinnen denn als Ehebrecherinnen, sind Samuel Richardsons Clarissa (Ellman 1993, 91 – 113), Flauberts Emma Bovary (McEachern 1997, 289 – 297; Vinken 2007, 768 – 775) und Goethes Ottilie aus den *Wahlverwandtschaften* (Prokop 2005, 400 – 428). Allen dreien wird jedoch die intellektuelle, ästhetische und regelrecht metaphysische Erhabenheit abgesprochen, die den männlichen Hungerkünstlern und Hungerstreikenden zukommt.

Als ‚Frauenthema‘ interessiert die Magersucht erst später, etwa mit Margaret Atwoods Debütroman *The Edible Woman* (1964), Maria Erlenbergers Psychiatriebericht *Der Hunger nach Wahnsinn* (1978) oder Anna Mitgutschs *Die Züchtigung* (1985). Das literarische Genre, das sich in jüngerer Zeit vor allem des Themas Anorexie angenommen hat, ist aber die *Sick Lit*, das ist Jugendliteratur, in der Themen wie psychische Krankheiten, Krebsdiagnosen oder Missbrauchserfahrungen mitreißend und manchmal mit dramatischen Schockeffekten geschildert werden (Schäfer 2016, 16 – 17; Elman 2012, 175 – 179; Testoni et al. 2016, 153 – 154, 158).

Die Gattungsbezeichnung erinnert an die *Chick Lit*, die häufig mit rosaroten lieblichen Buchcovern als ‚Frauenliteratur' vermarktet und von der ‚ernsthaften' Literaturkritik oft zu Unrecht belächelt wird (Folie 2022, 41–42, 67–69). Auch *Sick Lit* richtet sich vorrangig an ein weibliches Zielpublikum, vor allem an Teenager – dieser demografischen Gruppe entstammen auch die meisten Protagonist*innen –, und wird von der Literaturkritik, wenn überhaupt wahrgenommen (Seifert 2021), teils belächelt, teils verurteilt. Ein Vorwurf, der dem Genre oft gemacht wird, ist, sensationsgierig und voll schauriger Details das Leiden und Sterben von Patient*innen auszuschlachten, wohingegen gerade Jugendliteratur eine Verantwortung habe, nicht zu (re-)traumatisieren, schockieren oder traurige Umstände zu beschönigen (Carey 2013).[3] Im Falle von Essstörungserzählungen kommt ein weiterer Vorwurf hinzu, nämlich dass sich durch *Sick Lit* „false narratives of anorexia" und „thinspirations" mit weitreichenden negativen Folgen verbreiten würden (Waldman 2015; Osgood 2013, 67–70). Bekannte Beispiele sind Marya Hornbachers *Wasted* (1998), Jenefer Shutes *Life-Size* (1992), Steven Levenkrons *The Best Little Girl in the World* (1979), Stephanie Grants *The Passion of Alice* (1995), Maureen Stewarts *All of Me* (1996), Helene Flöss' *Dürre Jahre* (1998) oder Birgit Schliepers *Herzenssucht* (2008). Im Zentrum steht meist eine junge Frau, der von ihrem Umfeld nahegelegt wird, eine Diät zu beginnen; sie verpasst den Zeitpunkt, an dem aus der Diät eine Essstörung wird. Erscheinen die Anfänge der Krankheit oberflächlicher, als es in der Realität der Fall sein mag, so finden die Protagonist*innen oft im Laufe der Erzählung heraus, dass es ihnen eben nicht nur um gutes Aussehen[4] oder Beliebtheit geht, sondern die Ursachen ihrer Erkrankung in familiären Dynamiken, traumatischen Erfahrungen oder verfehlten kulturellen Einflüssen liegen. Der Leidensweg wird detailliert geschildert, ihre Gedanken zu Essen und Sport werden inklusive Kalorientabellen und Trainingsplänen wiedergegeben, bis sie nach heftigem Widerstand in eine Klinik eingeliefert werden; am Ende steht die Genesung oder zumindest der Wunsch danach. Nicht alle dieser Werke sind autobiografisch (bzw. autopathografisch), doch ist ein Bemühen um Einfühlung, Empathie und Verständnis für die leidende Protagonistin durchweg erkennbar. Die Bücher sollen die komplizierten Krankheiten verständlich machen, die Schattenseiten des Dünnseins darstellen, zur Abschreckung dienen und Wege aus der Magersucht

3 Für eine ausführliche und übersichtliche Darstellung von positiven und negativen Effekten von *Sick Lit*, siehe Testoni et al. 2016, 153–159.

4 Es gibt Ausnahmen: Lesley Fairfields Comic *Tyranny: I Keep You Thin* (2011) betont etwa, dass die mode- und shoppingbegeisterte Protagonistin nahezu zufällig in die Fänge der Krankheit gerät, und trägt somit zum Klischee bei, essgestörte Mädchen würden nur ihre Prioritäten falsch setzen. Positiv an *Tyranny* ist jedoch die ungeschönte, nicht zur Identifikation anregende Darstellung der abgemagerten Körper.

aufzeigen. Die Umsetzung dieser pädagogischen Ziele gelingt jedoch nicht immer. Viele Anorektiker*innen geben an, erst durch die Lektüre von Essstörungsromanen getriggert worden zu sein (Troscianko 2018a, 207–209; Habermas 1994, 151–163). Die genau nacherzählten Gedanken und Werturteile der Protagonistinnen würden zur Identifikation und Imitation anregen (Osgood 2013, 76; Gregory 2013) und die minutiösen Schilderungen von Diätpraktiken vielen Leser*innen als Anleitungen dienen. Buchpublicity wird dementsprechend auch auf *Pro-Ana*-Foren betrieben: Hornbachers *Wasted* gilt beispielsweise als „Bibel" der Anorexie, da die Autorin und Protagonistin einerseits überlebt, was als Beweis interpretiert wird, dass die mit der Krankheit einhergehenden Gefahren nicht so schlimm sein können (Olsen 2000: 273–284), und andererseits sogar durch ihre Krankheit zu literarischem Erfolg kommen konnte. „What are a few years of psychosis if you end up a famous author at the other end?," fasst Kelsey Osgood sarkastisch Hornbachers Wirkung auf die essgestörte Community zusammen (2013, 19).

Einen Vorwurf, der in Bezug auf Jugendliteratur oft vorgebracht wird (Schuchter 2009), kann man der Anorexie-*Sick Lit* allerdings nicht machen: den der mangelnden Intellektualität oder Literarizität. Auf den ersten Blick mag es so scheinen, als könnten die Protagonistinnen und die Leser*innen von Essstörungs-*Sick Lit* um die Jahrtausendwende nicht weiter von den disziplinierten, vergeistigen Hungerkünstlern der Jahrhundertwende entfernt sein – hier triviale Jugendliteratur, dort kanonische Weltliteratur. Und doch gibt es viele Parallelen: die Glorifizierung von Verweigerungshaltung und Widerstand; sozialer Rückzug gepaart mit einem Überlegenheitsgefühl, tiefsinniger als alle anderen und zum Leiden auserwählt zu sein; die empfundene Kontinuität von genialen Dulder*innen, Denker*innen, Schriftsteller*innen und Romanfiguren bis hin zur eigenen Person und Erkrankung; die intellektuelle, philosophische und religiöse Unterfütterung des zwanghaften und gesundheitsschädigenden Verhaltens. Ebenso wie Kafka, Huysmans und Hamsun knüpft auch *Sick Lit* durch Bezüge und Zitate an den etablierten westlichen Kanon an: Die Protagonistinnen – übrigens auch viele Patient*innen (Bell 1985, 18) – verbringen ihre Freizeit lieber mit Büchern als mit Gleichaltrigen (Osgood 2013, 17–18). Sie lesen und zitieren Homer und Vergil (Osgood 2013, 66), Emily Dickinson (Hornbacher 1998, 287), Sylvia Plath (Hornbacher 1998, 145, 244; Jamison 2014, 199–200; Waldman 2015) und *Alice im Wunderland* (Hornbacher 1998, 9 u. 36). Der Leidens- und/oder Genesungsweg wird mit den Martyrien von Heiligen und mit Dantes Purgatorium verglichen; Jesus Christus wird zum „first anorexic" (Grant 1995, 40). Die dargestellten Kranken solidarisieren sich mit viktorianischen Heldinnen wie der tugendhaften tuberkulösen Beth March aus Louisa May Alcotts *Little Women*, der bescheidenen Fanny Price aus Jane

Austens *Mansfield Park* oder Charlotte Brontes Jane Eyre[5] (Waldmann 2015; Schäfer 2017, 124–126). Mit dieser Verankerung der eigenen Krankheit innerhalb der traditionellen westlichen Kultur- und Geistesgeschichte wird einerseits der Anorexie als intellektueller Krankheit Respekt gezollt – wer würde nach der Lektüre so vieler kanonischer Motti und Referenzen noch behaupten, dass Anorektiker*innen naiv-verblendete oberflächliche Teenager seien? Andererseits ist auch diese Einbettung in hochkulturelle Kontexte eine Beschönigung, die im Bewusstsein von Betroffenen die lebensgefährliche Essstörung als literarisch-kulturelle Lebensweise mystifiziert (Gregory 2013). Respekt und Verherrlichung liegen hier also gefährlich nahe beieinander.

Ob Essstörungserzählungen möglich sind, die keine „false narratives" (Waldman 2015) perpetuieren, ist eine Frage, die sich viele aktuelle Autor*innen stellen. Seit den 2010er-Jahren gibt es vermehrt Romane und Memoiren, die Betroffene weder als oberflächliche ‚Dummerchen' noch als sensible gebildete Märtyrer*innen darstellen. In als autobiografisch und autopathografisch markierten Texten kommt der Situiertheit der Autor*innen größerer Stellenwert zu: Kelsey Osgood und Emily Troscianko legen offen, wie ihr eigener Blickwinkel sich durch Krankheit und Genesung verändert hat und welchen Einfluss die Lektüre von Fachliteratur und *Sick Lit* auf ihre geistige und körperliche Entwicklung hatte. Reflexionspassagen diskutieren auf einer Metaebene, ob beziehungsweise wie über Anorexie geschrieben werden kann, ohne dass die Bücher durch Verherrlichung, Verharmlosung und Abnehmanleitungen zur Nachahmung anregen oder die Scham der Leser*innen und Patient*innen über die eigene leidvolle Verfassung vergrößern (Troscianko 2024, xii–xiv; 446–448; Osgood 2013, 35–37). Das bedeutet nicht unbedingt, dass „thinspirierende" Nebenwirkungen der Lektüre gänzlich ausgeschlossen werden können – wie Literatur auf Leser*innen wirkt, hängt bekanntlich von vielen Faktoren ab, und wer aus Büchern, Blogs und Berichten den Einstieg in pathologisches Verhalten erlernen möchte, wird in Buchhandlungen und im Internet fündig werden. Aber Autor*innen neuerer Anorexie-Memoiren hoffen, ihre Leser*innen vor den Fehlern zu bewahren, die sie selbst begangen zu haben schildern. Ihr erklärtes Ziel ist es, Wege aus der Krankheit, nicht in die Krankheit aufzuzeigen. Daher beschreiben Troscianko, Osgood und andere gerade die unschönen, lebensbedrohlichen Seiten der Abmagerung und bieten Werkzeuge, um *Pro-Ana*-Jargon zu identifizieren, was einem verantwortungsvollen Umgang mit der Krankheit entspricht.

---

5 Die psychisch kranke rassialisierte Figur in *Jane Eyre*, Bertha Mason, deren notorische Rolle Gilbert und Gubar als „madwoman in the attic" umschreiben, dient den in *Sick Lit* dargestellten Anorektiker*innen dagegen nicht als Identifikationsfolie (Gilbert und Gubar 2000 [1979], 86).

Anorexie hat mittlerweile auch Eingang in die fiktionale Literatur jenseits von *Sick Lit* gefunden, wobei ein Unterschied deutlich ins Auge springt: Die Essstörung ist nicht mehr das Hauptthema, weder für den Roman noch für die Protagonist*innen, sondern ein Persönlichkeitsanteil von vielen, und keineswegs der wichtigste. Die Erzählerin in Melissa Broders Roman *Milk Fed* (2021) hat anfangs Anorexie und entwickelt im Laufe der Handlung Wege, mit der Krankheit umzugehen und Schritt für Schritt symptomatische Verhaltensweisen und anorektische Gedanken aufzugeben. Der Roman erzählt aber auch von einer lesbischen Beziehung, von toxischen Arbeitsumfeldern in der Unterhaltungsindustrie, von jüdischer Diaspora in den USA und von Identitätsfindung auf Ebenen, die nichts mit Krankheit und Gesundheit zu tun haben. Die Protagonistin wird nicht durch ihre Anorexie definiert. Ähnlich verhält es sich mit Leslie Jamisons *The Gin Closet* (2013). Die eine Protagonistin war in ihrer Vergangenheit Anorektikerin, die andere ist Alkoholikerin, aber beide beschäftigen sich mit Themen, die über ihre Krankheiten hinausgehen. Sie denken über Elitismus und Rassismus nach, über *Bullshitjobs* und Leistungsgesellschaft, teilen Familienerinnerungen und die Angst vor sozialem Abstieg, unternehmen Roadtrips und feiern Thanksgiving. In Jen Craigs *Panthers and the Museum of Fire* (2020) veranlasst der Tod einer Jugendfreundin die Protagonistin zur Reflexion über zwischenmenschliche Verbundenheit, literarisches Schreiben und gesellschaftliche Erwartungen wie Coolness, Erfolg und Authentizität; sie erinnert sich an ihre Magersucht ebenso wie an freikirchliche Jugendgruppen und ihre ersten Jahre im Studium. Diese drei Romanbeispiele zeigen vielleicht eindrücklicher als autobiografische Krankheits- und Genesungsschilderungen, dass den Protagonistinnen eine nicht-anorektische Identität möglich und erzählenswert ist.

Hat das Schreiben über Anorexie damit schon eine neue Stufe erreicht? Sind metareflexive selbstkritische Memoiren und Romane, in denen Anorexie gleichrangig neben anderen, nicht pathologischen Themen vorkommt, Zeichen einer ‚Zweiten Welle' von Anorexie-*Sick Lit* oder gar einer Zeit, in der Magersucht allgemein nicht mehr als interessant gilt? Letzteres wäre aus medizinischer Sicht wünschenswert; die Zahlen sprechen jedoch dagegen. Vielleicht fungiert Literatur in Zeiten Sozialer Medien nicht mehr als Haupt-„Thinfluencer" (Griffith et al. 2024). Vielleicht hat das Thema seine große Blüte, so wie die geheilten Protagonist*innen neuerer Bücher mit Anorexiebezug ihre Essstörungen, heutzutage hinter sich. Vielleicht aber haben das gesteigerte Bewusstsein und die Bemühungen einer Entstigmatisierung der letzten vierzig Jahre die freiwillige Abmagerung so sehr normalisiert, dass Anorektisches in der Literatur so allgegenwärtig ist, dass es kaum mehr auffällt. Maud Ellman beobachtet etwa eine ‚Gewichtsreduktion' von Literatur und Lesepräferenzen, die der gegenwärtigen „slim culture" entspricht – und auf alle bisher genannten Romane zutrifft:

> Like the twentieth-century body, the twentieth-century novel has been forced to slim in response to the exigencies of late capitalism. Gone are the three-deckers of the nineteenth century; the modern reader has no patience for such dilation. Popular fiction has foregone weight and heft for portability, shrinking into svelte paperbacks and featherweight short stories (Ellman 2015, 65).

Anders als Romane im Taschenbuchformat ist Lyrik oder Poesie in der Regel kein Genre, das von spätkapitalistisch gestressten Leser*innen schnell unterwegs konsumiert wird. Dennoch gilt, was Ellman für die immer kürzere Romanprosa konstatiert, für Poesie in noch größerem Ausmaß, und zwar schon bedeutend länger: ein Bekenntnis zur Beschränkung, zur Verknappung, Verdichtung, Kürzung, Auslassung, zur strengen Form oder zur Okkupation von möglichst wenig Raum auf einer Buchseite. Leslie Heywood (1996) spricht hierbei von einer „anorexic aesthetic", Lisa Sewell (2006) von einer „poetics of anorexia". Das Ideal des körper- und geschlechtslosen Sprechens bestimmt Lyrik noch stärker als andere Textformen (Heywood 1996, 56–59). An Dichter*innen wird mehr als an andere Autor*innen und Künstler*innen die Erwartung gestellt, sublim, ätherisch und entkörpert („disembodied") zu sein; ihre Aussagen sollten von allgemeiner, höherer Gültigkeit und nicht nur Äußerungen einer konkreten Person sein. Dieser durchaus auch misogyne Dualismus, der den Körper mit all seinen Bedürfnissen und Verwundbarkeiten ablehnt, durchzieht die poetische Sprache spätestens seit der Moderne (Heywood 1996, 16, 61–66). Charakteristika dieser anorektischen Poetik sind etwa die Vermeidung ausufernder metaphorischer Sprache und ornamentaler Beschreibungen, komprimierte Sätze, disziplinierte Härte im Schreibprozess, Formstrenge sowie auf inhaltlicher Ebene scharfe Urteile über Schwäche, Emotionen, Körperlichkeit, Liebe und Essen. „The language is spare, the lines are short [...] unadorned language of abstract statement and absolute declaration" (Sewell 2006, 55). Sentimentales, Irrationales, Blumiges und alles, was stereotyp als mädchenhaft bezeichnet werden könnte, werden in dieser poetisch-patriarchalen Logik strikt abgelehnt (Heywood 1996, 55–56; Sewell 2006, 61–63). Wie die Abmagerung von Frauenkörpern zur Reduktion geschlechtsspezifischer Merkmale führt, resultiert die metaphorische Abmagerung von Romanen und Gedichten in einer Anpassung an traditionell „maskuline" Literatur, mit dem paradoxen Ergebnis, dass Frauen im patriarchalen Literaturbetrieb von jeher die Lyrik als einziges Genre zugestanden wurde (Seifert 2021, 82–83) und der anorektische Widerstand gegen beschränkte Möglichkeiten für Frauen innerhalb und außerhalb der Literatur mit dem Gehorsam gegenüber ebendieser Misogynie zusammenfällt.

Die Beispiele, die Ellman, Sewell und Heywood behandeln, sind einerseits Klassiker der Zeit um 1900, andererseits zeitgenössische Texte von Patient*innen und Autor*innen, die Magersucht thematisieren und dies auf Arten tun, die der anorektischen Ästhetik entsprechen. Was auffällig viele der zeitgenössischen Textbeispiele zusätzlich zu abgemagerter Sprache und abgemagerten Körpern eint, ist der Bezug auf eine bestimmte Figur der antiken Mythologie. Nicht nur viktorianische oder modernistische Hungertexte beeinflussen Gegenwartsautor*innen, die sich mit Magersucht beschäftigen, sondern auch die Literatur und Geisteswelt der griechisch-römischen Antike. Der letzte Abschnitt dieses Beitrags nimmt dieses für die heutige Zeit – hundertzwanzig Jahre nach Freuds Interpretationen von Ödipus und Narziss und gute fünfzig Jahre nach poststrukturalistischen und feministischen Freudkritiken – kuriose Rezeptionsphänomen innerhalb des Anorexiediskurses in den Blick.

3 Abstieg in die anorektische Unterwelt: Persephone als Essstörungsgöttin

Zu den Mythen, die sich um Anorexie ranken, zählt auch ein Mythos im wörtlichen Sinn. Sowohl in Fachliteratur aus dem Gesundheitsbereich als auch in literarischen Texten über Magersucht taucht die Göttin Persephone (lat. *Proserpina*), die junge Tochter der Getreidegöttin Demeter (lat. *Ceres*), vermehrt als frühes Fallbeispiel auf, als Leidensgenossin von Patient*innen und als Paradigma einer erfolgreichen Genesung. Persephone wird beim Blumenpflücken mit ihren Freundinnen vom Unterweltsgott Hades (lat. *Pluto*) entführt, der sie heiraten und zur Königin über das Totenreich machen will. Die antiken Quellen (der anonym überlieferte sogenannte „Homerische“ *Hymnus an Demeter* aus dem 6. Jahrhundert vor Christus, Ovids *Metamorphosen* und *Fasti*, die beide um das Jahr 0 entstanden sein dürften, sowie Claudians spätantikes Epos *Über den Raub* [beziehungsweise *die Vergewaltigung*] *Proserpinas*) markieren deutlich, dass die Entführung und Heirat keine konsensuellen Aktionen sind: Persephone, Demeter und andere weibliche Figuren sehen darin eine Vergewaltigung. Persephone verweigert in der Unterwelt den symbolischen Vollzug der Ehe, das gemeinsame Essen mit Hades; die Verweigerung des tatsächlichen Vollzugs der Ehe ist ihr dagegen nicht möglich. Aus Trauer und Protest hört auch Demeter auf, zu essen, sich zu waschen und sich um ihren Zuständigkeitsbereich, das Wachstum der Felder, zu kümmern, woraufhin auf der Erde Dürre und Hungersnot ausbrechen. Damit setzt sie die anderen Gottheiten unter Druck, denn auch diese leiden unter dem Ausfall von Getreide- und Fleischopfern durch die Menschen (Ekroth 2008, 89, 93). Als Lösung des über Nahrungsverweigerung ausgetragenen Konflikts wird festgelegt, dass Persephone zu ihrer Mutter zurückkehren darf, wenn sie in der Unterwelt noch nichts gegessen hat, sonst aber bei Hades bleiben muss. Kurz bevor Persephone von dieser Bedingung erfährt, isst sie allerdings einen oder mehrere Granatapfelkerne – die genaue Anzahl unterscheidet sich von Version zu Version. Es kommt zu einem Kompromiss: Persephone muss einen Teil des Jahres in der Unterwelt verbringen, den anderen Teil bei ihrer Mutter. So wird erstens die Entstehung der Jahreszeiten erklärt: es wird Winter, wenn Persephone bei Hades in der Unterwelt ist, und Frühling, wenn sie wieder zu ihrer Mutter kommt; zweitens die Entstehung von Landwirtschaft, da die kalten Jahreszeiten den Einsatz von Kulturtechniken wie Pflügen, Ernten und Speichern erfordern (Richardson 1974, 13; Clay 1989, 255). Der Mythos ist eng mit religiösen Kultfesten verbunden, vor allem mit den agrarischen Feierlichkeiten der Thesmophorien und dem Mysterienkult von Eleusis. Bei diesen Anlässen wurden mit Fastenritualen, ekstatischen Zeremonien und der Darbringung von Opfern agrarische und weibliche Fruchtbarkeit gefeiert (Goff 2004, 126–134; Schipporeit 2013, 279–311; Bremmer 2014, 1–20). Das älteste Zeugnis, der „Homerische" *Hymnus*, dürfte im Kultkontext verwendet worden sein (Foley 1994, 71; Schipporeit 2013, 302). Allerdings wurden die griechisch-römischen Mythen über Demeter und Persephone auch jenseits religiöser Kulte rezitiert und rezipiert; sie zählen bis heute zum Grundstock griechischer Sagen.

In den antiken Versionen des Mythos kommt Fragen der Ernährung tragende Bedeutung zu: Nahrungsversorgung und Hungersnot, Zwangsernährung und Appetit, Abstinenz und symbolisch markierte Essensszenen bestimmen die Handlung, was zweifellos zur ‚Eignung' des Mythos als Magersuchtsparabel beiträgt. Speziell ist, dass betont wird, dass Demeter und Persephone phasenweise keine Nahrung zu sich nehmen: Als Gottheiten müssten sie nicht essen, sondern leben von Nektar, Ambrosia und dem Rauch verbrannter Opfer. Wenn Gottheiten essen, so nur, um Schlüsselszenen zu markieren (Warren 2017, 108). Nach Aristoteles (2011, 433a1–30) ist es gerade die Notwendigkeit, körperliche Bedürfnisse zu befriedigen, die Menschen von Gottheiten scheidet. In der Folge haftet dem Nichtessen bei gleichzeitiger Verfügbarkeit von Nahrung kontinuierlich eine göttliche Aura an – im vorliegenden Mythos gelingt es Demeter über ihren Hungerstreik, den Tod zumindest teilweise auszuhebeln; Persephone besiegelt ihr Schicksal, indem sie dann doch etwas isst. Anorektiker*innen messen diesen Szenen besonders viel Bedeutung bei, wenn sie eigene pathologische Ansprüche wie spirituelle Reinheit, übermenschliche Genügsamkeit und nonnengleiche Disziplin nicht nur mit religiösen Metaphern versehen, sondern sich sogar antike Göttinnen zum Vorbild nehmen. Dazu kommt die Figurenkonstellation, die modern und proto-anorektisch aufgefasst werden kann: Louise Glück beschreibt beispielsweise in *Averno* (2006) den Grundkonflikt als „an argument between the mother and the lover – the daughter is just meat" (2013, 504).

Dass ein Mythos zur Erklärung eines psychologischen Phänomens herangezogen wird, ist mehr als hundert Jahre nach Freuds Theorien zu Ödipus und

Narziss aber alles andere als selbstverständlich. Standardeinwände aus literaturwissenschaftlicher Sicht sind, dass die retrospektive Identifikation von Persephones Nahrungsabstinenz in der Unterwelt mit Anorexie den historischen Kontext missachte, die religiösen Aspekte des Mythos und das rituelle Fasten bei Kultfesten falsch interpretiere und dass ein nur einige Jahrzehnte altes Krankheitsbild nicht einfach auf eine weit zurück zurückliegende Vergangenheit mit ganz anderen Wertvorstellungen projiziert werden könne (DuBois 1991, 18–36). Neben diesem Anachronismusvorwurf erregt die Reduktion eines vieldeutigen, offenen Mythos auf eine einzige Lesart, die nur von einem bestimmten Kreis – Psycholog*innen und Analytiker*innen – verstanden und entziffert werden könne, Unmut (Doherty 2001, 49).

Trotzdem begegnet Persephone immer wieder im Zusammenhang mit der modernen Essstörung, und zwar gleichermaßen in der Psychologie, Psychiatrie und Psychoanalyse, *Sick Lit* und Poesie. Bücher wie *Starving Women* (Spignesi 1983) und *The Owl was a Baker's Daughter* (Woodman 1980) und Aufsätze wie „Demeter and Persephone. Fears of Cannibalistic Engulfment in Bulimia" (Marsden 1997), „Persephone, the loss of virginity and the female oedipal complex" (Kulish und Holtzman 1998), „The Kore Complex – The Myths and some Unconscious Fantasies" (Fairfield 1998), *„Die ‚ewige Tochter': Ein neuer Ansatz zur Konfliktpathologie der magersüchtigen Frau"* (Boothe et al. 2013 [1993]), „The Power of Mythology in Mental Health: Overcoming the Dark Goddess of Eating Disorders" (Lynn 2016) oder „Through the Eyes of Persephone: A Journey into Anorexia Nervosa" (Winter 2018) sehen im Mythos die Konflikte vorangelegt, die modernen restriktiven Essstörungen zugrunde liegen: Demeters überbesorgte Mutterliebe, das versagte sexuelle Erwachen der Tochter, Essensverweigerung als Methode, den widersprüchlichen Anforderungen von Mutter, Vater, sozialer Rolle und eigenen Bedürfnissen zu entkommen, schließlich die Akzeptanz der eigenen Sexualität, die durch einen symbolisch aufgeladene Essensakt besiegelt wird. Neuere feministische Strömungen, vor allem seit #MeToo, sehen viele dieser anorektischen Persephone-Interpretationen als problematisch an, weil sie die von Hades verübte sexuelle Gewalt verharmlosen oder romantisieren und Demeter als unterdrückende Helikoptermutter verteufeln würden (Spitz 1990, 418; Hinds Scott 2019). Allerdings darf die Intention dieser Texte nicht völlig außer Acht gelassen werden: Sie versuchen, eine komplizierte psychosomatische Krankheit nicht nur begreiflich zu machen, sondern auch das die Diagnose umgebende Stigma aufzuheben (Seidler 2023, 116–120). Als Fachkräfte im Gesundheitsbereich arbeiten die Autor*innen zumeist mit essgestörten Patient*innen; die meisten davon junge Mädchen, wodurch die Solidarität mit der Tochter Persephone und die Animosität gegenüber der Mutter Demeter vielleicht nicht entschuldigt, aber erklärt werden kann. Die Verwendung des Mythos im Anorexie-Kontext insgesamt auf eine einzige Weise zu deuten, wird den in sich verschiedenen Publikationen nicht gerecht. Sie bedienen sich beispielsweise unterschiedlicher psychologischer und psychoanalytischer Konzepte: Woodman, Spignesi, Lynn und Winter stehen in der Tradition Carl Gustav Jungs und argumentieren für den Einsatz von Mythen in der Essstörungstherapie; Boothe et al., Marsden und Fairfield dagegen sehen die Identifikation mit mythischen Figuren als Symptome, die zum Krankheitsbild passen und die es in der Therapie zu überwinden gilt. Manche Aufsätze setzen Persephone mit einer anorektischen Patientin gleich, andere warnen vor einer Gleichsetzung und verwenden den Mythos nur als Beispiel und unter Vorbehalten (Seidler 2023, 107–115). Zudem sind es nicht nur Psychiater*innen, Psycholog*innen, Psychotherapeut*innen und -analytiker*innen, die den Mythos so umdeuten, sondern auch mehr oder minder genesene Patient*innen, deren Umgang mit Persephone sich nicht weniger als jener von Überlebenden sexueller Gewalt aus Erfahrungen speist und allein schon als kreative Verarbeitung der eigenen Biografie eine Daseinsberechtigung hat.

In Hornbachers *Wasted* ist ein Kapitel mit einem Zitat von D. H. Lawrence überschrieben: „Persephone herself is but a voice" (Hornbacher 1998, 160). Laurie Halse Andersons Anorexieroman *Wintergirls* ist als Motto ein Auszug aus dem „Homerischen" *Hymnus an Demeter* vorangestellt (Anderson 2009). In der Lyrik tritt die Persephone-Anorexie-Verbindung noch stärker zutage: Ein Doppelinteresse für Magersucht und den Mythos findet sich in den Gedichten von Louise Glück, Lotta Olsson, Lisa Russ Spaar, Rita Dove, Nan Fry, Nikita Gill, Eavan Boland, Margaret Atwood, Frank Bidart, Shara McCallum, Alison Townsend, Sarah McKinstry-Brown, A. E. Stallings, Rupi Kaur, Amanda Lovelace, Tara Mae Mulroy, Michèle Roberts, Anne Carson, Trista Mateer, Safia Elhillo und Lyn Lifshin. Sie greifen auf die junge Göttin zurück, um Anorexie, Körperbilder, Mutter-Tochter-Beziehungen, Angst vor Sexualität, Scham, Ekel, Einsamkeit, aber auch Heilung, Genesung und Überwindung körperfeindlicher Ideale zu thematisieren. Der Umgang mit dem Mythos und mit der Krankheit ist dabei nicht einheitlich und kann kaum kursorisch zusammengefasst werden, weshalb hier nur auf die Heterogenität hingewiesen werden soll: Manche dieser Dichter*innen erwähnen Essstörungen explizit in Interviews und Essays (Glück 1994, 10–11; Olsson 2019), in Gedichten (Boland 2014; Olsson 1994 und 2012; Russ Spaar 2017; Lifshin 1993) oder in Paratexten und Triggerwarnungen in Gedichtbänden (Gill 2019; Lovelace 2021). Einige Gedichte betonen Parallelen zwischen Persephone und Anorektikerinnen (Olsson 1994; Mateer 2023; Lovelace 2021; McKinstry-Brown 2019); andere Dichterinnen beziehen sich wiederholt auf den Mythos und auf Anorexie, aber nicht in denselben Werken (Russ Spaar 2012 und 2017; Boland 1994 und 2014). Viele ergreifen Partei für Persephone (Gill 2019; Olsson 1994; Glück 2006; McCallum 1996; Fry 1991), andere zeigen Verständnis für Demeter (Boland 1994)[6] oder bemühen sich um Empathie mit beiden (Elhillo 2024; McKinstry-Brown 2019). Manche deuten die Vergewaltigung konsensuell um (Gill 2019; Olsson 1994; Glück 2006; Mulroy 2015; Townsend 2009), andere sprechen deutlich aus, dass die Entführung und die Zwangsheirat sexuelle Gewalttaten waren (McCallum 1996; Elhillo 2024). In einigen Fällen findet die poetische Sprechinstanz entweder zusammen mit Persephone oder in Abgrenzung von ihr zu einer körperpositiveren, gesünderen Haltung (Olsson 2012; Fry 1994; Townsend 2009). Die ewig zwischen Mutter und Ehemann changierende Göttin wird manchmal zur Verführerin, die zur Magersucht verleitet (Olsson 2012), manchmal zur *dea ex machina*, die aus der verzwickten essgestörten Dynamik einen Ausweg bieten kann (Mateer 2023). Die Heterogenität ist gerade in Bezug auf Anorexie wichtig: Lange hat ein einziges Narrativ – das der abstinenten Göttin, die durch Hungern gewinnt und durch Essen verliert – dominiert und zu *Pro-Ana*-verdächtiger Literatur geführt. Um mit destruktiven Vorstellungen von (weiblichen) Körpern, Essstörungen, Ernährung und Sexualität zu brechen, sind vielseitige Blickwinkel nötig. In der anorektisch inspirierten Persephone-Poesie haben Demeter und Persephone viele Facetten: die Göttinnen haben menschliche Seiten *und* taktieren gegen andere Gottheiten, sie hungern *und* essen, sie trauern *und* lieben, werden geraubt/vergewaltigt *und* entwickeln Resilienzen. Die Gesamtheit der vielen Persephone-und-Anorexie-Darstellungen ist somit mehr als die Summe der einzelnen Gedichte. Wenn Essstörungen nicht ohne literarische Vorbilder auskommen, ohne Mythen, Klischees und historisch-mythologische Seelenverwandte, so ist die Polyphonie ein Weg, dem engen Korsett eines einzigen, allzu oft „thinspirierenden", Modells zu entkommen und so vielleicht zu einem eigenen, weniger destruktiven, Körper- und Mythenbewusstsein zu finden.

Bei all der Diversität fällt jedoch eine Gemeinsamkeit ins Auge: die Form. In wenigen Genres kann der anorektisch-asketische Imperativ besser ausgedrückt werden als in der Lyrik. Statt ausufernder Schilderungen wird jedes Wort auf die Waagschale gelegt; der Minimalismus zeigt sich schwarz auf weiß. Manche Autorinnen, beispielsweise Louise Glück, schreiben ausdrücklich, dass derselbe Perfektionismus, der früher für Diäten und Sport aufgebracht wurde, jetzt zu rigoroser Poetik wird; Lotta Olsson wendet notorisch strenge Versmaße (Sonett, elegische Distichen, *terza rima*) an, was einem Regime entspricht, das mit der exakt berechneten Nahrungsbeschränkung vieler Anorektiker*innen verglichen werden kann; viele Autor*innen spielen mit der visuellen Erscheinung ihrer Gedichte auf

6 So etwa auch Ann Batchelders *Craving Spring* (2023), allerdings in Prosa und mit Bulimie- statt mit Anorexie-Bezug: Die Autorin identifiziert sich hier in ihrer Sorge um die Tochter, die mit Bulimie, Depressionen und Drogensucht kämpft, mit Demeter.

der Buchseite. Als Essstörungs- *und* Genesungsgöttin thront Persephone offenbar über dieser post-anorektischen Poetik: Die Gedichtproduktion sublimiert pathologisches Verhalten – statt um geringes Körpergewicht wird um Worte und Sätze gerungen, autoaggressive körperfeindliche Energien werden abgeleitet und zu Poesie. So wird die antike Göttin vom mageren Vorbild zur Genesungsinspiration. Die Literatur schadet also nicht zwangsläufig dem Heilungsprozess, sondern kann den Blick erweitern, Alternativen präsentieren und Wege aus der Anorexie aufzeigen.

4 Conclusio

Anorexie spielt spätestens seit der Moderne in der Literatur eine große Rolle. Eine vielleicht noch größere Rolle spielt jedoch die Literatur in Bezug auf Genese und Prävalenz von Anorexie. Sie kann die Krankheit verherrlichen und zur Nachahmung anregen, sei es durch konkrete Abnehmtipps oder durch Körper- und Frauendarstellungen, die anorektische Ideale als moralisch überlegen präsentieren. Andererseits schreiben sehr viele genesene Anorektiker*innen über ihre Krankheit und wollen damit abschrecken und aufklären. Auffällig an der Literatur über Anorexie ist der häufige Bezug auf die griechische Unterweltsgöttin Persephone, die eine temporäre Nahrungsverweigerung mit dem Genuss von Granatapfelkernen beendet. Dieser Bestandteil des antiken Mythos inspiriert viele Gegenwartsautor*innen mit Magersuchtserfahrung oder -interesse, aber auch viele Anorexieexpert*innen dazu, die junge Göttin als Anorektikerin und ihren Weg als erfolgreiche Therapie zu verstehen. Dahinter steckt mehr als ein bloßes literarisches Rezeptionsphänomen: Der Mythos wird produktiv und strukturell umgearbeitet, um moderne Anorexie begreiflich zu machen – ein Prozess, der Fallstricke birgt, aber auch zur Entmystifizierung und vielleicht zur Genesung beitragen kann.

Literaturverzeichnis

Ajour, Ashjan. „In Honor of Khader Adnan: The Hungry Revolutionary." *Journal of Palestine Studies* 52.1 (2023): 65–69.

Almaghrbi, Heba und Hiba Bawadi. „Genetic Polymorphisms and Their Association with Neurobiological and Psychological Factors in Anorexia Nervosa: A Systematic Review." *Frontiers in Psychology* 15:1386233 (2024).

Anderson, Laurie Halse. *Wintergirls.* New York: Viking, 2009.

Aristoteles. *Über die Seele. Griechisch/Deutsch.* Hg. Gernot Krapinger. Stuttgart: Reclam, 2011.

Arcelus, Jon, Alex J. Mitchell, Jackie Wales und Søren Nielsen. „Mortality Rates in Patients with Anorexia Nervosa and Other Eating Disorders: A Meta-Analysis of 36 Studies.“ *Archives of General Psychiatry* 68.7 (2011): 724 – 731.

Batchelder, Ann. *Craving Spring. A Mother's Quest, a Daughter's Depression, and the Greek Myth That Brought Them Together.* Camanche, IA: Legacy Book.

Becker, Anne E., Debra L. Franko, Alexandra Speck und David B. Herzog. „Ethnicity and Differential Access to Care for Eating Disorder Symptoms.“ *International Journal of Eating Disorders* 33, no. 2 (2003): 205 – 212.

Bell, Rudolph M. *Holy Anorexia.* Chicago, IL; London: University of Chicago Press, 1985.

Boland, Eavan. *In a Time of Violence.* New York und London: W. W. Norton & Company, 1994.

Boland, Eavan. „Anorexic.“ *Ontario Review* 12.6 (2014): 19 – 20.

Boothe, Brigitte, Monika Becker-Fischer und Gottfried Fischer. „Die ‚ewige Tochter‘: Ein neuer Ansatz zur Konfliktpathologie der magersüchtigen Frau.“ *Magersucht. Öffentliches Geheimnis* [1993]. Hg. Günter H. Seidler. Gießen: Psychosozial, 2013. 87 – 133.

Bordo, Susan. *Unbearable Weight. Feminism, Western Culture, and the Body* [1993]. Berkeley: UCP, 2013.

Bremmer, Jan. *Initiation into the Mysteries of the Ancient World.* Berlin und Boston: de Gruyter, 2014.

Broder, Melissa. *Milk Fed.* London: Bloomsbury, 2021.

Brown, Gillian. „Anorexia, Humanism, and Feminism.“ *Yale Journal of Criticism* 5.1 (1991): 198 – 215.

Bruch, Hilde. *Eßstörungen. Zur Psychologie und Therapie von Übergewicht und Magersucht* [1971]. Frankfurt a. M.: Fischer, 1997.

Bruch, Hilde. *The Golden Cage. The Enigma of Anorexia Nervosa* [1978]. Cambridge und London: HUP, 2001.

Bundesministerium für Soziales, Gesundheit, Pflege und Konsumentenschutz (BMSGPK). *ICD-10 2025. Internationale statistische Klassifikation der Krankheiten und verwandter Gesundheitsprobleme, 10. Revision.* Wien: BMSGPK, 2024.

Bynum, Caroline Walker. *Holy Feast and Holy Fast: The Religious Significance of Food to Medieval Women.* Berkeley: UCP, 1987.

Carey, Tanith. „The 'Sick-Lit' Books Aimed at Children: It's a Disturbing Phenomenon. Tales of Teenage Cancer, Self-harm and Suicide…“ *Daily Mail Online*, 03. Januar 2013. http://www.dailymail.co.uk/femail/article-2256356/The-sick-lit-books-aimed-children-Its-disturbing-phenomenon-Tales-teenage-cancer-self-harm-suicide-.html?ito=feeds-newsxml. (10. Dezember 2024).

Caskey, Noelle. „Interpreting *Anorexia Nervosa.*“ *Poetics Today* 6.1 (1985): 259 – 273.

Charon, Rita. *Narrative Medicine. Honoring the Stories of Illness.* Oxford: OUP, 2006.

Chernin, Kim. *The Obsession. Reflections on the Tyranny of Slenderness* [1982]. New York, NY: HarperCollins, 1994.

Clay, Jenny Strauss. *The Politics of Olympos. Form and Meaning in the Major Homeric Hymns.* Princeton: PUP, 1989.

Craig, Jen. *Panthers and the Museum of Fire.* Los Angeles: Zerogram, 2020.

Dangaremba, Tsitsi. *Nervous Conditions* [1988]. London: Faber, 2021.

Diemer, Elizabeth W., Julia D. Grant, Melissa A. Munn-Chernoff, David A. Patterson und Alexis E. Duncan. „Gender Identity, Sexual Orientation, and Eating-Related Pathology in a National Sample of College Students.“ *Journal of Adolescent Health* 57.2 (2015): 144 – 149.

Diezemann, Nina. *Die Kunst des Hungerns: Essstörungen in Literatur und Medizin um 1900.* Berlin: Kadmos, 2006.

Doherty, Lilian Eileen. *Gender and the Interpretation of Classical Myth.* London: Duckworth, 2001.

DuBois, Page. *Sowing the Body: Psychoanalysis and Ancient Representations of Women.* Chicago, IL; London: University of Chicago Press, 1991.
Edtstadler, Katharina. *Medizinprofessionelle Leser*innen (MPL): Eine metakritische Analyse der Medical Humanities.* Berlin und Heidelberg: Metzler, 2021.
Ekroth, Gunnel. „Burnt, Cooked or Raw? Divine and Human Culinary Desires at Greek Animal Sacrifice." *Transformations in Sacrificial Practices. From Antiquity to Modern Times.* Hg. Eftychia Stavrianopoulou, Axel Michaels und Claus Ambos. Berlin: Lit, 2008. 87–111.
Elhillo, Safia. *Bright Red Fruit.* New York, NY: Penguin Randomhouse, 2024.
Ellman, Maud. *The Hunger Artists. Writing, Starving, and Imprisonment.* Cambridge: HUP, 1993.
Ellman, Maud. „Eating, Obesity, and Literature." *The Cambridge Companion to the Body in Literature.* Hg. David Hillmann und Ulrika Maude. New York: CUP, 2015. 58–72.
Elman, Julie Passanante. „'Nothing Feels as Real': Teen Sick-Lit, Sadness, and the Condition of Adolescence." *Journal of Literary & Cultural Disability Studies* 6.2 (2012): 175–191.
Fairfield, Lesley. *Tyranny – I Keep You Thin.* London: Walker, 2011.
Fairfield, Susan. „The Kore Complex – The Myths and Some Unconscious Fantasies." *International Journal of Psycho-Analysis* 79 (1998): 243–263.
Falkai, Peter und Hans-Ulrich Wittchen. Hg. *Diagnostische Kriterien DSM-5.* 2. korrigierte Auflage in deutscher Übersetzung. Göttingen: Hogrefe, 2018.
Favazza, Armando. *Bodies Under Siege: Self-Mutilation, Nonsuicidal Self-Injury, and Body Modification in Culture and Psychiatry.* Baltimore: JHUP, 2011.
Foley, Helene P. Hg. *The* Homeric Hymn to Demeter. *Translation, Commentary, and Interpretive Essays.* Princeton: PUP, 1994.
Folie, Sandra. *Beyond „Ethnic Chick Lit" – Labelingpraktiken neuer Welt-Frauen*-Literaturen im transkontinentalen Vergleich.* Bielefeld: transcript, 2022.
Fry, Nan. *Relearning the Dark.* Washington, DC: Washington Writers Publishing House, 1991.
Gilbert, Sandra M. und Susan Gubar. *The Madwoman in the Attic. The Woman Writer and the Nineteenth-Century Literary Imagination* [1979]. New Haven und London: YUP, 2000.
Gill, Nikita. *Great Goddesses: Life Lessons from Myths and Monsters.* London: Ebury, 2019.
Girard, René, Mark R. Anspach und Jean-Michel Oughourlian. *Anorexia and Mimetic Desire* [2008]. East Lansing, MI: Michigan State UP, 2013.
Glück, Louise. *Proofs & Theories. Essays on Poetry.* Hopewell, NJ: Eco Press, 1994.
Glück, Louise. *Averno.* New York: Farrar, Straus and Giraux, 2006.
Glück, Louise. *Poems 1962–2012.* New York: Farrar, Straus and Giraux, 2013.
Goff, Barbara. *Citizen Bacchae. Women's Ritual Practice in Ancient Greece.* Berkeley und London: UCP, 2004.
Goldenberg, Naomi. *Returning Words to Flesh. Feminism, Psychoanalysis, and the Resurrection of the Body.* Boston: Beacon, 1990.
Gregory, Alice. „Anorexia. The Impossible Subject." *The New Yorker,* 11. Dezember 2013. http://www.newyorker.com/books/page-turner/anorexia-the-impossible-subject. (10. Dezember 2024).
Griffiths, Scott, Emily A. Harris, Grace Whitehead, Felicity Angelopoulos, Ben Stone, Wesley Grey und Simon Dennis. „Does TikTok Contribute to Eating Disorders? A Comparison of the TikTok Algorithms Belonging to Individuals with Eating Disorders versus Healthy Controls." *Body Image* 51 (2024).
Grosz, Elizabeth. *Volatile Bodies. Toward a Corporeal Feminism.* Bloomington: Indiana UP, 1994.
Habermas, Tilmann. *Zur Geschichte der Magersucht. Eine medizinpsychologische Rekonstruktion.* Frankfurt am Main: Fischer, 1994.

Harpham, Geoffrey G. *The Ascetic Imperative in Culture and Criticism* [1988]. Chicago: University of Chicago Press, 2011.
Heywood, Leslie. *Dedication to Hunger. The Anorexic Aesthetic in Modern Culture.* Berkeley: UCP, 1996.
Hinds Scott, Aimee. „Rape or Romance? Bad Feminism in Mythical Retellings." *Eidolon*, 3. September 2019. http://eidolon.pub/rape-or-romance-1b3d584585b8. (10. Dezember 2024).
Hornbacher, Marya. *Wasted. A Memory of Anorexia and Bulimia.* London: Flamingo, 1998.
Jamison, Leslie. *The Gin Closet.* New York et al.: Free Press, 2013.
Jamison, Leslie. „Grand Unified Theory of Female Pain." *The Empathy Exams. Essays.* London: Granta, 2014. 185–222.
Jurecic, Ann. *Illness as Narrative.* Pittsburgh, PA: U of Pittsburgh P, 2012.
Kendall, Mikki. *Hood Feminism. Notes from the Women that White Feminists Forgot.* London: Bloomsbury, 2020.
Kulish, Nancy und Deanna Holtzman. „Persephone, the Loss of Virginity and the Female Oedipal Complex." *International Journal of Psycho-Analysis* 1.79 (1998): 57–71.
Kremer, Detlef. *Kafka. Die Erotik des Schreibens.* Frankfurt am Main: Philo, 1998.
Levenkron, Steven. *The Best Little Girl in the World.* New York: Warner Books, 1978.
Lovelace, Amanda. *Flower Crowns and Fearful Things.* Kansas City: Andrews McMeel, 2021.
Lintott, Sheila. „Sublime Hunger. A Consideration of Eating Disorders Beyond Beauty." *Hypatia* 18.4 (2003): 65–86.
Lynn, Erica. „The Power of Mythology in Mental Health: Overcoming the Dark Goddess of Eating Disorders." *HuffPost*, 22. Oktober 2016. http://www.huffpost.com/entry/the-power-of-mythology-in_b_8364782. (10. Dezember 2024).
Marques, Luana et al. „Comparative Prevalence, Correlates of Impairment, and Service Utilization for Eating Disorders Across US Ethnic Groups: Implications for Reducing Ethnic Disparities in Health Care Access for Eating Disorders." *International Journal of Eating Disorders* 44.5 (2011): 412–420.
Marsden, Patricia. „Demeter and Persephone. Fears of Cannibalistic Engulfment in Bulimia." *British Journal of Psychotherapy* 13.3 (1997): 318–326.
Mateer, Trista. *Persephone Made Me Do It.* Chicago: Central Avenue, 2023.
McCallum, Shara. „Persephone Sets the Record Straight." *The Iowa Review* 26.3 (1996): 104–105.
McEachern, Patricia A. „True Lies: Fasting for Force or Fashion in 'Madame Bovary?'" *Romance Notes* 37.3 (1997): 289–298.
McKinstry-Brown, Sarah. *This Bright Darkness.* Pittsburgh, PA: Black Lawrence, 2019.
Mulroy, Tara Mae. „Persephone Writes to her Mother." *All Your Pretty Words*, 17. Juni 2015. http://allyourprettywords.tumblr.com/post/121778830283/persephone-writes-to-her-mother-tara-mae-mulroy. (10. Dezember 2024).
Olsen, Greta. *Reading Eating Disorders. Writings on Bulimia and Anorexia as Confessions of American Culture.* Frankfurt am Main: Peter Lang, 2000.
Olsson, Lotta. *Skuggor och speglingar. En sonettsvit.* Stockholm: Bonniers, 1994.
Olsson, Lotta. *Himmel i hav. Dikt.* Stockholm: Bonniers, 2012.
Osgood, Kelsey. *How to Disappear Completely. On Modern Anorexia.* London und New York: Duckworth, 2013.
Prokop, Ulrike. „‚Eßstörungen'. Goethes *Wahlverwandtschaften* als Krankengeschichte gelesen." *Psyche* 59.5 (2005): 395–430.
Richardson, Nicholas J. *The Homeric Hymn to Demeter.* Oxford: OUP, 1974.
Russ Spaar, Lisa. *Vanitas, Rough: Poems.* New York: Persea, 2012.

Russ Spaar, Lisa. *Orexia: Poems.* New York: Persea, 2017.

Schäfer, Iris. *Von der Hysterie zur Magersucht. Adoleszenz und Krankheit in Romanen und Erzählungen der Jahrhundert- und der Jahrtausendwende.* Frankfurt am Main: Peter Lang, 2016.

Schäfer, Iris. „Formvollendetes Leiden an ästhetisierten Krankheiten im aktuellen Jugend- bzw. All-Age-Roman." *Diegesis* 6.2 (2017): 123 – 137.

Schipporeit, Sven Thorsten. *Kulte und Heiligtümer der Demeter und Kore in Ionien.* Istanbul: Ege Yayınları, 2013.

Schneider, Gerhard. „Sich öffnen – sich verschließen: Zur Dialektik von Grundregel und anorektischem Widerstand im psychoanalytischen Prozeß." [1993] *Magersucht. Öffentliches Geheimnis.* Hrsg. von Günther H. Seidler. Gießen: Psychosozial, 2013. 234 – 256.

Schuchter, Veronika. „Das Kinderbuch in der Literaturkritik. Eine Stiefkindgeschichte." *literaturkritik.at,* 31. Dezember 2009. http://www.uibk.ac.at/literaturkritik/zeitschrift/752141.html. (10. Dezember 2024).

Seidler, Sophie Emilia. „Perséphone sur le divan. L'anorexie et la quête d'une agentivité féminine dans le mythe et la psychanalyse." *Cahiers du Genre* 47.1 (2023): 93 – 126.

Seifert, Nicole. „Misogynie in der Literaturkritik. Wie Autorinnen besprochen wurden und werden." *Das Geschlecht der Kritik: Studien zur Gegenwartsliteratur.* Hg Peter C. Pohl und Veronika Schuchter. München: edition text + kritik, 2021. 80 – 93.

Sewell, Lisa. „'In the End, the One Who has Nothing Wins': Louise Glück and the Poetics of Anorexia." *Literature Interpretation Theory* 17.1 (2006): 49 – 76.

Smalley, Victoria, Rudi Dallos und Rebecca McKenzie. „Young Women's Experience of Anorexia, Family Dynamics and Triangulation." *Contemporary Family Therapy* 39 (2017): 31 – 42.

Sonneville, Kendrin R. und Sarah K. Lipson. „Disparities in Eating Disorder Diagnosis and Treatment according to Weight Status, Race/Ethnicity, Socioeconomic Background, and Sex among College Students." *International Journal of Eating Disorders* 51.6 (2018): 518 – 526.

Soyinka, Wole. *the man died. prison notes of wole soyinka* [1972]. New York: Noonday, 1988.

Spignesi, Angelyn. *Starving Women. A Psychology of Anorexia Nervosa.* Dallas: Spring, 1983.

Spitz, Ellen Handler. „Mothers and Daughters: Ancient and Modern Myths." *Journal of Aesthetics and Art Criticism* 48.4 (1990): 411 – 420.

Steier, Christoph. *Hunger / Schrift: Poetologien des Hungerns von der Goethezeit bis zur Gegenwart.* Würzburg: Königshausen & Neumann, 2014.

Steinhausen, Hans-Christoph. „Was wird aus Kindern und Jugendlichen mit psychischen Störungen? Ergebnisse der Langzeitforschung." *Zeitschrift für Kinder- und Jugendpsychiatrie und Psychotherapie* 41.6 (2013): 419 – 431.

Testoni, Ines et al. „The ‚Sick-Lit' Question and the Death Education Answer. Papageno versus Werther Effects in Adolescent Suicide Prevention." *Human Affairs* 26.2 (2016): 153 – 166.

Townsend, Alison. *Persephone in America.* Carbondale, IL: Southern Illinois UP, 2009.

Troscianko, Emily T. „Fiction-Reading for Good or Ill: Eating Disorders, Interpretation and the Case for Creative Bibliotherapy Research." *Medical Humanities* 44 (2018a): 201 – 2011.

Troscianko, Emily T. „Literary Reading and Eating Disorders: Survey Evidence of Therapeutic Help and Harm." *Journal of Eating Disorders* 6.8 (2018b): 1 – 17.

Troscianko, Emily T. *The Very Hungry Anorexic.* London: Tamarisk, 2024.

Vandereycken, Walter und Rolf Meermann. *Anorexia Nervosa: A Clinician's Guide to Treatment.* Berlin und New York: de Gruyter, 1984.

Van Eeden, Annelies E., Daphne van Hoeken und Hans W. Hoek. „Incidence, Prevalence and Mortality of Anorexia Nervosa and Bulimia Nervosa.“ *Current Opinion in Psychiatry* 34.6 (2021): 515–524.

Vinken, Barbara. „Loving, Reading, Eating: The Passion of Madame Bovary.“ *MLN* 122.4 (2007): 759–778.

Waldman, Katy. „There Once Was a Girl. Against the False Narratives of Anorexia.“ *The Slate*, 7. Dezember 2015. http://www.slate.com/articles/double_x/cover_story/2015/12/we_need_to_reject_the_false_narratives_around_anorexia.html. (10. Dezember 2024).

Warren, Meredith C. „Tastes from Beyond: Persephone's Pomegranate and Otherworldly Consumption in Antiquity.“ *Taste and the Ancient Senses.* Hg. Kelli C. Rudolph. London: Routledge, 2017. 104–119.

Winter, Casey J. „Through the Eyes of Persephone: A Journey into Anorexia Nervosa.“ *Immanence Journal* 3.1 (2018): 42–54.

Wooldridge, Tom. „The Enigma of Ana: A Psychoanalytic Exploration of Pro-Anorexia Internet Forums.“ *Psychoanalytic Treatment of Eating Disorders. When Words Fail and Bodies Speak.* Hg. Tom Wooldridge. London: Routledge, 2018. 223–240.

Woodman, Marion. *The Owl Was a Baker's Daughter: Obesity, Anorexia Nervosa, and the Repressed Feminine.* Toronto: Inner City, 1980.

Zipfel, Stephan, Katrin E. Giel, Cynthia M. Bulik, Phillipa Hay und Ulrike Schmidt. „Anorexia Nervosa: Aetiology, Assessment, and Treatment.“ *Lancet Psychiatry* 2.12 (2015): 1099–1111.

Marius Reisener

Die Angst der Verformung m/w

Dysmorphophobie und Geschlechtertransgression in Sibylle Bergs *Amerika*

Abstract: Based on the finding that the modern pathology of body perception disorder is conjunctively processed in so-called pop literature, this paper pursues the central thesis that 'bodies of pop' are precisely those that make body perception (disorders) perceptible. The paper focusses on an episode from Sibylle Berg's novel *Amerika*, in which the dysmorphophobic protagonist Bert transitions to womanhood due to a medical error. By analyzing Enrico Morselli's 1891 article on dysmorphophobia and embedding it in its history of knowledge, the subsequent excursus that traces the origins of the pathology argues in favor of considering the textual conglomerate within the scope of the medical humanities. The article concludes with the observation that aesthetic negotiations of dysmorphophobic bodies don't simply work within a dispositif of (bodily) normalization. Rather, these—in the literal sense—obscene bodies radically deconstruct such a dispositif.

Im Register der *humanities* von einer Konjunktur oder umgekehrt von einer Rezession des Sprechens über Körper zu reden, ist müßig. „Nicht nur scheint," so Sophie Witt, ein Interesse am Körper erst einmal „verdächtig" zu sein,

> sondern es dabei auch keinem Recht machen zu können. „Zu viel oder zu wenig Körper", „zu viel oder zu wenig Berücksichtigung genuiner Sprachlichkeit", „zu viel oder zu wenig Konstruiertheit", „zu viel oder zu wenig Leib" – „BLOSS NICHT SO!", das ist der paranoide bis aggressive Unterton, den jede erneute Hinwendung zu Körper immer wieder neu wiederholen zu müssen scheint. Vielleicht eignet deswegen dem Thema eine notorische Aktualität, weil es schnell um das große Ganze unseres geistes- oder kulturwissenschaftlichen Selbstverständnisses geht und „Durcharbeiten" ein wesentlicher Teil dieser Verständigung zu sein scheint. (Witt 2018, 11)

Ein solches „Durcharbeiten" wiederum birgt – historisch betrachtet – selbst keine geringen Gefahren, Anteil an dem Projekt einer Zurichtung, ja an der Entmaterialisierung des Körpers zu haben (Kamper und Wulf 1982, 12–13), die ihn „in einen ‚zweiten' Körper transzendiert" (Bauer und Wittstock 2014, 8). Aus diskursanalytischer Perspektive ließe sich nun davon sprechen, dass es sich bei einer solchen Transzendierung von Real-Körper zu Text-Körper um eine scheinhafte handelt: Körper jedweden Gepräges sind vordiskursiv nicht erfassbar. Und doch kommt dem Körper innerhalb dieser Erfassungsvorgänge eine doppelte Rolle zu: „The body

https://doi.org/10.1515/9783111591933-004

serves both as point of departure and as destination." (Lefebvre 1991, 194) Worauf der Soziologe Henri Lefebvre hier und d.i. im Rahmen seiner Raumtheorie *The Production of Space* abzielt, ist nicht nur, dass der Körper Ausgangs- und Zielort ‚seiner' Beobachtungen ist, sondern auch, dass diese Orte wiederum materiellen Einflüssen und epistemologischen Schwankungen unterstehen. Wer wann von wo (über) welchen Körper schreibt und welcher Körper dieses Geschrieben-worden-Sein wiederum rezipiert – es geht um ein instabiles Verhältnis dieser mehrfachen Körper, auch zu sich selbst. Und dieses Verhältnis wird nicht weniger instabil, wenn es eines der Wechselseitigkeit ist.

Auch individuelle Körper können von einer solchen Wechselseitigkeit betroffen sein, einer Wechselseitigkeit jedoch besonderen Zuschnitts. Gemeint ist der Umstand einer gestörten Wahrnehmung des Körperselbst, die insbesondere solche mentalen Pathologien bezeugen sollen, die sich als körperdysmorphe Störungen klassifizieren lassen. Diese werden vom Bundesministerium für Arzneimittel und Medizinprodukte in der aktuellen elften und revisionierten Auflage des ICD, der *International Classification of Diseases*, unter „Zwangsstörungen oder verwandte Störungen" verbucht (Code 6B21) und wie folgt beschrieben:

> Die körperdysmorphe Störung ist gekennzeichnet durch die anhaltende Beschäftigung mit einem oder mehreren wahrgenommenen Makeln oder Fehlern im Aussehen, die für andere entweder nicht oder nur geringfügig wahrnehmbar sind. Die Betroffenen haben eine übermäßige Selbstaufmerksamkeit, oft mit Beziehungsideen (d. h. der Überzeugung, dass andere Menschen den wahrgenommenen Fehler oder Makel bemerken, beurteilen oder darüber sprechen). Als Reaktion auf ihre Besorgnis zeigen die Betroffenen repetitive und exzessive Verhaltensweisen, wie z. B. die wiederholte Untersuchung des Aussehens oder der Schwere des wahrgenommenen Fehlers oder Makels, übermäßige Versuche, den wahrgenommenen Fehler zu tarnen oder zu verändern, oder eine ausgeprägte Vermeidung sozialer Situationen oder von Auslösern, die die Verzweiflung über den wahrgenommenen Fehler oder Makel erhöhen. Die Symptome sind so schwerwiegend, dass sie zu bedeutsamem Leidensdruck oder signifikanten Beeinträchtigungen im persönlichen, familiären, sozialen, ausbildungsbezogenen, beruflichen oder anderen wichtigen Funktionsbereichen führen (Bundesinstitut für Arzneimittel und Medizinprodukte o. J.).[1]

Dass es sich – davon mag zumindest der historische Index dieser Pathologisierungen zeugen – bei derartigen Körperwahrnehmungsstörungen vorderhand um moderne Phänomene handelt, ist ebenso wenig überraschend wie deren Verarbeitung in den Künsten. Sofern sie zwar Schnittmengen oder aber Komorbiditäten mit ihr artverwandten (Hypochondrie, Depression, Anorexie etc.) Pathologien aufweist, dabei jedoch in elementarer Weise auf ein aisthetisches Profil abonniert

1 In der vorherigen zehnten Auflage rangierten sie noch unter den somatoformen Störungen.

ist, verbindet sich mit der Dysmorphophobie aus Sicht der *Medical Humanities* Gewichtiges. Und gefunden werden können ‚ihre' Figurationen an einem spezifischen Ort der deutschsprachigen Literaturgeschichte.

In verdichteter Form lassen sich Konfigurationen dieser Art vor allem in der so kategorisierten Popliteratur finden. Denn wo es um eine erhöhte Aufmerksamkeit für das Verhältnis von Sinn (Hermeneutik) und Sinnhaftigkeit (Sensorik) geht, das wiederum von den medialen Konstellationen und solchen der radikalen Gegenwärtigkeit nicht zu trennen ist (Schumacher 2003), in denen sich das Subjekt seit den 1960 Jahren wiederfindet, ist mit einem anderen Durcharbeiten des Verhältnisses von Selbst, Wahrnehmung und Selbstwahrnehmung zu rechnen. Gesprochen werden kann hier von einer „Poetik des Selbst"[2], die schon nicht mehr das Finden eben jenes Selbst zu seinem Ziel- und Endpunkt hat, sofern sie sich Zuordnungen solcher Art permanent durch das Spiel mit Authentizitäts- und Inszenierungsstrategien entzieht (Baßler und Schuhmacher 2019; Kreknin 2019; Butler 2019). Lässt sich Pop vielmehr verstehen als „jeweils synchron vorliegendes Archiv, das infolge des selbstreferentiellen Suchbefehls ‚Was ist Pop?' generiert wird" (Kreknin 2014, 65), dann wird die Suchbewegung zum Substrat eben jenes suspendierten Selbst. Eines Selbst, das entsprechend ohne Zentrum auskommt, zu ‚sich selbst' ein Störverhältnis einnimmt und das lediglich zu seinem medialen Milieu in Beziehung treten kann. Dieses Selbst erweist sich als regelrecht ex-zentrisch, und so lässt es sich ontologisch kaum mehr von ‚seinen' Medien unterscheiden. Das Verhältnis von Medien und Selbst ist das zweier zueinander gekehrter Spiegel, und elementare Schaltstelle dieses Ensembles ist der Körper und dessen (Selbst-)Wahrnehmung.

Den dysmorphophoben Medien-Körpern des Pop ist allerdings – so möchte ich argumentieren – das Potenzial zur Analyse des Korpo-Realen deshalb eingeschrieben, weil sie ganz besonderen Gepräges sind. (1) Sie sind untrennbar verklammert mit ihren medialen Umwelten; (2) diese sind der Konstitution jener recht eigentlich vorgelagert; (3) dadurch sind diese Körper immer schon Effekte von Störgeräuschen und medialem Rauschen; (4) diese Körper registrieren zudem eben jenes Rauschen im Modus der Selbstwahrnehmung, sodass es sich (5) bei deren ästhetischer Verarbeitung um eine doppelte *aisthesis* handelt: Popliterarische Medien-Körper machen Wahrnehmung(sstörungen) wahrnehmbar. Und (6) in dieser doppelten Wahrnehmungsleistung sind diese Text-Körper wesentlich auf (ihr) ‚Geschlecht' angewiesen – um diese Kategorie in den aisthetischen Akten letztlich zu unterlaufen.

2 So der Titel von Kreknin (2014): *Poetiken des Selbst. Identität, Autorschaft und Autofiktion am Beispiel von Rainald Goetz, Joachim Lottmann und Alban Nikolai Herbst.*

Bisher nur wenig Beachtung haben in diesem Kontext die Texte Sibylle Bergs gefunden. Mit diesem Kontext ist derjenige der verformten Körper gemeint – und das, obwohl sich dort, so Iris Meinen (2021), regelrecht von einer „Körperliteratur", ja einer „KörperSCHAU" sprechen lässt. Mit den Texten Bergs sind Orte gefunden, an denen sich Körper aus ihrer Materialität schälen und an „die Stelle des Körpers [...] medial transportierte und inszenierte Wahrnehmungen von Körperlichkeit [treten], vor denen der ‚reale' Körper kapituliert" (Meinen 2021, 202). Wenn sich das Ganze im medial grundierten Register des „normalistischen Selbstabgleichs" moderner Subjektivitäten abspielt (Parr 2020, 43), lässt sich diese Konstellation womöglich besser – so paradox das zunächst klingen mag – aus Perspektive der *Medical Humanities* systematisieren.

1 Körperwahrnehmungsstörung 2000 – Ab/Normalität (S. Berg)

In hochgradig verdichteter Form findet sich nämlich dieses Ensemble aus Körper, Medien und deren Störverhältnis in Bergs zweiten Roman, der literarisch-experimentellen Studie *Amerika* von 1999. Dass die Autorin hier „den medialen Effekt des Bildes von den Vereinigten Staaten" fiktiv erprobt (Westphal 2012, 183), das macht bereits der Peritext deutlich: Wo der Buchtitel im Modus der Synekdoche angelegt und über das diskursiv verbreitete *totum-pro-parte* die zirkulative Medienkraft der den gesamten Kontinent überblendenden USA einspielt, bildet das Buchcover ein Foto der Autorin ab, für das sie mit Bulldogge im Abendkleid posiert – eine mehrfach inszenatorischer Rahmung, die die Handlung bereits ‚von außen' motiviert. So weit, so paratextuell.

Inhaltlich verhandelt der Episodenroman die sich überkreuzenden Geschichten von vier Protagonist*innen, sie alle sind Teil eines abgeschlagenen Milieus des Deutschlands der 1990er Jahre, sie alle sehen sich mit den Überforderungen eines spätkapitalistischen Systems konfrontiert und sie alle werden getrieben von den Verheißungen eines gemeinsamen Sehnsuchtsorts – Amerika. Einer panoramatischen Bestandsaufnahme gleich verfährt der erste Teil des Textes, der in seinem zweiten Teil – der mottoartige Einschub „Paßt auf, was ihr träumt, es könnte in Erfüllung gehen" (Berg 2000 [1999], 151)[3] nimmt die Volte einigermaßen plakativ vorweg – in ein Setting einkippt, das die Wunschträume seiner Protagonist*innen ernst nimmt und sie in eine alternative Biografie verpflanzt, die ihren Ort in den Vereinigten Staaten von Amerika hat. Dass auch diese Leben nur dem schönen

3 Zitate aus dieser Ausgabe werden im Folgenden unter Sigle BA im Fließtext angegeben.

Schein aufsitzen und letztlich scheitern sollen, mag angesichts der Berg'schen Poetik kaum verwunderlich sein (Krause und Beise 2017). Und doch sind mit diesem Textverfahren des Transgressiven und dem darin verarbeiteten Fehlgehen ‚richtiger' Leben im falschen vor allem Einsätze für eine Erkundung des Verhältnisses von Körpern, Wahrnehmungen und dessen Störung verbunden.

Vor diesem Hintergrund muss insbesondere die Episode um den alleinstehenden und sich massiven Selbstzweifeln ausgesetzt sehenden Bert von Interesse sein, darauf stellt allein die Kapitelüberschrift „Wenn ich doch nur schön wäre" ab. Dieser Episode eingeschrieben ist eine eigentümliche Poetik, die kaum anders als im Modell des (doppelten) Hysteron-Proteron beschrieben werden kann: Auf makrostruktureller Ebene ist es das Schema der Schöpfungsgeschichte, das die Unterkapitel organisiert und vom Erzähleinsatz beginnend mit dem ersten Abschnitt „Sieben Tage vor dem Ereignis" auf eine radikale Umordnung der Umstände vorausgreift; auf mikrologischer Ebene gerät die textuelle Verfertigung des Protagonistenkörpers in den Fokus, der immer schon vor dem Akt der Wahrnehmung wahrgenommen worden ist bzw. sich in angenommenen Wahrnehmungen ergeht, mithin sich in diesen Akten bereits konstituiert hat. Geleitet ist dieser Text also *grosso modo* von einer Textur des Immer-schon-Angenommenen, und auf die Bedingungen des Angenommenen wie des Annehmens wird weiterhin einzugehen sein.

Im Zentrum also dieser Episode, die fortlaufend und vom siebten bis zum Tag des Ereignisses herunter(er)zählt, steht die versehentliche Geschlechtertransgression ihres Protagonisten. Versehentlich ist diese, weil der in Alltagsroutinen gefangene Bert sich als hässlich, ja abstoßend wahrnimmt. Oder besser: Weil er in der Annahme existiert, als hässlich wahrgenommen zu werden, will Bert sich einer kosmetischen Gesichtsoperation unterziehen. Um diesen Umstand ‚wissen' Text und Protagonist gleichermaßen, etwa wenn Bert in seine Stammkneipe einkehrt in dem Bewusstsein, dass

> ihn alle wieder anschauen werden, über ihn lächeln werden, sich belästigt fühlen durch seine Häßlichkeit.
> [...]. Er geht zum Tresen, kaum die Füße ordentlich bewegen könnend. Die Füße, alle sehen drauf, sehen wie sie Angst haben und tatterig tapsen, die armen Tatzen. Bert weiß, wie seine Füße aussehen.
> Es sind die häßlichsten Füße der Welt. (BA 120)

Das Soma hat die Wahrnehmung zumeist überholt, das bezeugt allein formal die hier nachgelagerte Aussage über die Beschaffenheit seiner vermeintlich unattraktiven Füße, und so ist Bert immer schon gewesen, was er sein wird, wenn das textgenetische Verfahren die Effekte des Körperekels permanent vor dessen sensorische Erfassung setzt.

Diese Figur ist eine groteske. Sie überschreitet stets die eigenen körperlichen wie aisthetischen Grenzen, wenn etwa Bert erstmalig und extern fokalisiert in Erscheinung tritt – mit Augen, die „ein wenig aus dem Kopf hervor[treten], als wollten sie Bert fliehen, die Konturen verlaufen" (BA 119), oder er, sich auf der Bettkante betrachtend, seinen eigenen Blicken ebenso nicht ausweichen kann, wie die transponierte Erzählstimme nicht an ihm vorbei zu erzählen vermag: „Bert ist überall, der Raum zu klein, wohin mit dem Blick" (BA 123). Dies konturlose Wesen, dieser „Fremdkörper[]" (BA 119) ist an sich zu halten kaum in der Lage, weder in formaler noch motorischer Hinsicht, „[k]ein ruhiger Ort in ihm, heimatlos in sich, das Leben zubringen in ständigem Zittern, die Muskeln in Bewegung, im Schwingen, Beben aus großer Furcht," (BA 119) und so droht Berts Körper regelrecht zu zerfasern, wenn der Anblick dieses Körpers im Badezimmerspiegel nach ganz ähnlichen konvulvistischen Mustern verfährt und ihn in hektischen Einzelbeobachtungen in seine Einzelteile auflöst:

> Bert entkleidet sich, legt die Trikotagen auf einen Stuhl und kommt bei der Reinigung seines Körpers nicht umhin, sich zu betrachten, die überwältigende Häßlichkeit anzusehen. Das weiße Fleisch, so verbaut in den Leib, breite Hüften wie ein Weib, die Beine zu dünn und unbehaart, kaum einen Hals hat es zur Verbindung, die kleinen Hände, die breiten Füße mit schwarzem Haar darauf, schnell Seife ins Gesicht, das brennt in den Augen, die er auswaschen möchte, der Waschhandschuh, der nur dürftig verhindert, daß Bert beim Einseifvorgang das berühren muß. Und wieder lauschen, Ruhe, raus. (BA 122)

Was diese Passage leistet, ist in mehrfacher Hinsicht interessant – die Zergliederung des Körpers vor den Augen der Leser*innen, die Vorwegnahme auf die zentrale Geschlechtertransgression, die entlang grammatikalischen Oszillierens betriebene Versachlichung des Körpers usf. –, sodass auch die kompensatorische Suchbewegung des Leseakts außer Kraft gesetzt wird, der in der Schrift den Ersatz für die fehlgehende Subjektivierung qua Spiegelbild sucht (Hart Nibbrig 1985, 197). Neben diesem doppelt medial in Szene gesetzten Vorgang der „V/Erkennung" (Angerer 2007 [1999], 294) ist diese Passage jedoch vor allem in ästhetischer Hinsicht entscheidend. Denn nicht der pure Ekel ist es, der diese Figur umgibt, vielmehr ließe sich vom ästhetisch Zwielichtigen sprechen angesichts der entschiedenen Unentschiedenheit, mit der etwa Berts Gesicht beschrieben wird – ein Gesicht, „das nicht schön ist, aber nicht häßlich genug, als daß es sich durch das auszeichnen könnte" (BA 119) –, wie sich ihm seine Wohnung darstellt – „[E]in düsteres Haus, nicht richtig ekelerregend, nur fahl" (BA 121) – und angesichts der grundlegenden Gegenstrebigkeit verstellter wie zugleich übersteigerter Selbstwahrnehmung bei ausbleibender Wahrnehmung seiner Person durch andere. Vielmehr zentriert diese Erzählung eine Figur, die ‚aus der Form' gerät, ihre Grenzen überschreitet, mithin grotesk ist (Bakhtin 1990) und auf diese Weise etwas in Szene setzt, das sich nicht in Szene setzen lassen will. Es geht um einen wesentlich affektiven Einsatz der Literatur, und so bringt dieser Text – kulturhistorisch gesprochen – die „fehlende Beziehung zum Territorium“ (Perniola 2003, 24) in eine Beziehung, und zwar zum Textgefüge wie auch zur Leserin. Mit dem Konvulvistischen, Dislozierten, Liquiden oder dem Dissolvierenden steht indes nicht nur die Affektlage aller Akteur*innen auf dem Spiel. Interessieren an diesen Figuren muss gerade das Nicht-Figurale, das gleichsam Osmotische, die Grenzen von Figuren durchdringende und auflösende, ja sie negierende. Bergs körperwahrnehmungsgestörter Protagonist macht aufmerksam vor allem auf jene Umstände des Obszönen, oder eher: der Ob-Szenität. Bezeichnet ist auf diese Weise eine Qualität des ästhetisierten Körpers, der „seine Szene und seine Spielregel, sein Prinzip und seine Substanz verloren hat“ (Baudrillard 1982, 351) und der so die Einsätze des Sozialen offenlegt, die Körper zurichten: „alle Strukturen umgestülpt, ausgepackt, alle Verfahren sichtbar gemacht.“ (Baudrillard 1982, 353) Und mit diesem Formlosen verbindet sich zugleich das Normlose.

In den alltäglichen Situationen findet Bert Zuflucht im Schlaf oder seinem Bett, Zustände und Orte, die der kurze Text breit streut und damit auch an zentralen Passagen das Dispositiv des unagentiven Übergangs aufbieten, das er mit der ungewollten Transition des Protagonisten auch zum erzählerischen Höhepunkt erklärt. Das eskapistische Schlafstrategem muss gerade angesichts der offensichtlich traumatischen Konfiguration Berts Träume interessieren, zumindest, sobald sie ungewollt über ihn kommen. Das ist auch kurz vor der OP der Fall, wenn Bert zur MTV-Begleitmusik im Hotelbett einnickt:

> Bert schläft ein, die Bierflasche fällt um, läuft aus, naß um sein Beinkleid. Er steht in einem Tümpel, links und rechts von ihm schlagen Schrotkugeln ein, machen das Wasser auffahren, die Schrotkugeln aus der Flinte seines Vaters am Ufer halten ihn in dem Tümpel. Vor dem er immer solche Angst hatte, weil dort Blutegel drin waren. Sein Vater, der ihm die Angst nehmen wollte, keine böse Absicht, trieb Bert in das, vor dem er sich fürchtete. In den Tümpel, rausgehen nicht drin, ohne von den Schrotkugeln getroffen zu werden. Eine Stunde oder zwei, eine Ewigkeit, dann durfte er endlich aus dem schwarzen ungut riechenden Wasser, an seinen Armen und Beinen Blutegel, wanden sich, saugten, und Bert stand weinend neben dem Tümpel, sein Vater ging ins Haus, und hektisch, von Ekel getrieben die fahrige Hand, versuchte Bert die fetten Würmer von sich zu streifen, aus dem Fenster sah seine Mutter zu. Bert weinte, bis es weh tat in der Lunge, bis ihm klar wurde, daß er noch Tage weinen könnte und daß nur er es hören würde, nur er war da, um sich zu trösten. (BA 139–140)

Von der Vater-Flinte und den saugenden Blutegeln über den olfaktorisch abstoßenden Tümpel bis zur beobachtenden Mutter – diese Passage verhehlt keineswegs ihre psychoanalytische Imprimatur. Oder eher noch: Als übermäßig symbolisch strukturierte macht diese Szene Lektüren psychoanalytischen Gepräges fast überflüssig. Lesbar wird sie ebenso wie Bert selbst aufgrund ihrer „umfassende[n]

Durchschnittlichkeit“ (BA 119) vielmehr als zynische Karikatur einer solchen allzu offensichtlichen Grundierung.

Ohnehin ist dem Text eine erhöhte Selbstaufmerksamkeit für mögliche Lektüreprotokolle eingeschrieben, die Isotopie der Blickregimes, Fußfetische und Episoden des Ekels eingedenk. Das mag Signum der sogenannten Popliteratur sein (Meinen 2018). Entscheidend ist daran indes, dass *Amerika* all dies lediglich einspielt, um es durchzustreichen. Dergestalt lenkt der Episodenroman die Aufmerksamkeit auf andere Umstände ‚seiner‘ Körperobsessionen, die immer schon angstvoll antizipiert werden – Bert fühlt die „Blicke [seiner Kollegen] im Rücken, ihre Verachtung und ahnt, wie sie über ihn, über seine Häßlichkeit sprechen“ (BA 126) –, aus denen es kein Entrinnen gibt und auf die noch zurückzukommen sein wird.

2 Exkurs – Körperwahrnehmungsstörungen 1900 – Dysmorphophobie (E. Morselli)

Wollte man aus dieser exemplarischen Bestandsaufnahme ästhetischer Verarbeitungen von Körperwahrnehmungsstörungen einen ersten Befund ableiten, dann ließe sich von dem Körper als „Problem der Imagination“ sprechen, genauer: „Körperwahrnehmung und objektive Krankheitsbegriffe“ bzw. -materialitäten sind „inkongruent“ (Flucher 2022, 101, 104). Damit teilt sich die körperdysmorphe Störung einen wesentlichen Aspekt mit der Hypochondrie, wie sie Elisabeth Flucher interessiert. Ähnliches haben auch die Rubrizierungsunternehmungen moderner Psychologie registriert. Dort werden Pathologien dieser Art nicht selten in ein kategoriales Verhältnis gesetzt und auf eine tieferliegende Identitätsangst zurückgeführt:

> Das Gemeinsame all dieser Formen der Angst, die dem hypochondrischen Prinzip folgen (Hypochondrie und Dysmorphophobie, Essstörungen […]), ist die Angst vor einer katastrophalen, zum Teil todbringenden Beeinträchtigung durch eine äußere Einwirkung (die Krankheit und der Körper sind in diesem Sinne „außen“). Das bewusste Bestreben ist, die Katastrophe möge nicht eintreten, unbewusst wird sie jedoch gebraucht, um die Angst zu begründen, daher das Festhalten an der Angstquelle (beim Hypochonder die Krankheit), zum Teil wider besseres Wissen. […]. Es liegt nahe, dass es sich bei der Hypochondrie um eine Identitätskrankheit handelt, die eigentliche Angst eine Identitätsangst ist, und die Angst vor dem Aufgeben einer alten und der Übernahme einer neuen Identität bedeutet die Verweigerung der Anerkennung einer fortschreitenden Identitätsentwicklung im gesamten Lebenslauf, letztlich der Anerkennung von Endlichkeit und Tod. (Hirsch 2022, 205–206)

Dass der Psychologe Matthias Hirsch hier unter dem „hypochondrischen Prinzip" eine scheinbare Klasse an psychischen Pathologien zu versammeln vermag, ist Ursache und Effekte moderner Klassifikationsverfahren.[4] Ihnen ist eigen, Pathologien aufzunehmen, zuzuordnen, umzuarrangieren und zu tilgen – katalogisch wie diskursiv, sofern sich mit der Erfindung solcher Befunde auch diejenige der ihnen entsprechenden Menschentypen (eingedenk deren Habitus, Biografien, Alltagsroutinen etc.) verbindet.[5] Dabei erweisen sich diese Ordnungen der Pathologien als äußerst beweglich.

War sie bis zu ihrer Erstaufnahme in die prominenten psychologischen Manuale in den 1980er Jahren noch nicht verzeichnet, wird der Dysmophophobie dann der Platz unter den somatoformen Störungen zugewiesen, hier allerdings eher randständig unter „Atypical Somatoform Disorders" behandelt, und das ganz materiell-formal, wenn es lediglich auf der letzten Seite und einigermaßen lakonisch zu dieser Kategorie lautet: „An example of cases that can be classified here include those of individuals who are preoccupied with some imagined defect in physical appearance that is out of proportion to any actual physical abnormality that may exist. This syndrome has sometimes been termed ‚Dysmorphophobia'." (American Psychiatric Association 1980, 252)[6] Gegenwärtig und d.i. in der fünften, überarbeiteten Version des DSM – das *Diagnostic and Statistical Manual of Mental Disorders* – rangiert sie unter „Obsessive-Compulsive and Related Disorders" (American Psychiatric Association 2013, XIX, ausführlich 243–247). Die kurze Pathogenese stellt auf vier zentrale Aspekte scharf, die im Anschluss auch (eingedenk leichter Abwandlungen) in einer Vielzahl der Fachliteratur zu finden sind und die sich beinahe wortgleich in der deutschsprachigen Entwurfsfassung zur Revision der aktuellen elften Auflage des ICD (s. o.) finden (Loh et al. 2017; Summers et al. 2016; Phillips 2014; Phillips et al. 2005):

> Body dysmorphic disorder. Individuals with body dysmorphic disorder are preoccupied with one or more perceived defects or flaws in their physical appearance that are not observable or appear slight to others; this preoccupation often causes social anxiety and avoidance. If their social fears and avoidance are caused only by their beliefs about their appearance, a separate diagnosis of social anxiety disorder is not warranted.

---

4 Aber auch Morselli (s.u.) zieht in seiner Studie Parallelen zwischen dem Hypochonder und dem Dysmorphophobiker, nämlich in dem „Zwang, die physischen Konditionen seines Körpers zu untersuchen" (1891, 119, übers. MR).

5 Michel Foucault spricht mit Blick auf die Wende vom 19. zum 20. Jahrhundert bekanntlich von der Erfindung des Homosexuellen, des masturbierenden Kindes, der hysterischen Frau und des Päderasten als Menschentypen, weil sie qua Diskursmacht mit einer Biografie ausgestattet werden.

6 Ein Nachweis zur Begriffsherkunft wird nicht erbracht.

Der ICD-11 weist eine grundlegend andere Struktur als dessen Vorgänger auf,[7] entsprechend verschieben sich auch die Exklusiva. Wurde die körperdysmorphe Störung bis zum Inkrafttreten dieser neuen Version am 1. Januar 2022 noch gegenüber „auf körperliche[] Funktionen oder die Körperform fixierte Wahnphänomene (F22.-)“ bzw. „Wahnhafte Dysmorphophobie“ abgegrenzt, sind es nun „Anorexia nervosa (6B80)“, „Körperliche Belastungsstörung (6C20)“ und „Sorge über körperliches Erscheinungsbild (QD30-QD3Z)“, von denen es die Dysmorphophobie zu unterscheiden gelte. Exklusivität ist indes nicht mit der Möglichkeit der Komorbidität gleichzusetzen und so können körperdysmorphe Störungen eine Reihe an Paarungen mit benachbarten und artfremden Pathologien eingehen, etwa der Depression, Angststörungen oder Essstörungen.

Klar ist, dass es sich um klassifikatorische, funktionale und semantisch dynamische Bestimmungsversuche handelt: Je nach Zugriff verschiebt sich der kategoriale Ort, die symptomatologische Schwerpunktsetzung sowie die Bedingungen und Effekte der Pathologie. In wissenschaftsgeschichtlicher Perspektive legt diese Wanderschaft der BDD dann vor allem aber Zeugnis ab über die nosologische Flexibilität ihrer Disziplin.[8]

Allerdings lassen sich auch eine Reihe von Aspekten der Hypochondrie ausmachen, die nicht oder nur geringfügig auf die Dysmorphophobiker*innen zutreffen. So sehen sich diese wie jene – je nach Ausprägung der Symptome – mehr oder wenige stark in ihrem sozialen Verhalten eingeschränkt, sofern die Zwänge zur körperlichen Überprüfung und Selbstkontrolle eine übermäßige Reglementierung der Alltagspraktiken zur Folge haben kann. Und obwohl Studien eine beinahe gleichmäßige Verteilung von BDD auf Frauen wie auf Männer feststellen konnten,[9] handelt es sich bei diesen Pathologien doch um Aushandlungsorte von *gender*, sofern Hypochonder*innen[10] und Dysmorphophobiker*innen kulturhistorisch betrachtet nicht selten in eine Linie mit ‚Verweiblichungserscheinungen‘ gebracht werden (Hirsch 2022, 202). Nicht zuletzt werden beide „zu Subjekten und Adressaten verschiedener Praktiken der affektiven, sozialen und kulturellen

---

7 Die neue Systematisierung geht vor allem von der Symptomlage aus, die aus der Patient*innenanamnese hervorgeht.

8 Eine fachinterne, vergleichend verfahrende Lektüre hinsichtlich der Kategorisierung der Dysmorphophobie sowohl im DSM als auch im ICD und in den jeweils unterschiedlichen Auflagen unternehmen Ulrike Wegner et al. (1999, 233–239).

9 Vgl. Phillips (2009, bes. 115–126) im Kapitel *Gender and Body Dysmorphic Disorder across the Like Span.* Phillips Monographie gilt als einschlägige Fachstudie zur BDD, auf die immer wieder Bezug genommen wird. Auf die Diskursstelle *gender* wird verblüffender Weise an keiner Stelle näher eingegangen.

10 Vgl. (mit Bezug auf Esther Fischer-Homberger) Flucher (2022, 106).

(Selbst-)Formung." (Flucher 2022, 101)[11] Mit Blick auf die BDD jedoch fehlt – und das ist entscheidend – der diskursgeschichtlich verbürgte Schulterschluss mit der „Imaginationsdiätik" (Koschorke ^{2}2003, 418). Zwar bleibt das Modell der Diätik bestehen, die Ersatzfunktion für die Imagination nimmt in diesem Modell allerdings das Mediale ein. Ein Blick in die Geschichte der Dysmorphophobie kann Aufschluss geben.

Im April 1891 veröffentlichte der Turiner Psychologe Enrico Morselli im *Bollettino della Regia Accademia Medica di Genova* einen Artikel mit dem Titel „Sulla Dismorfofobia e sulla Tafefobia due forme non per anco descritte di Pazzia con idee fisse„, darin prägte er die beiden titelgebenden Neologismen, die noch immer verwendet werden. Morselli verstand den Begriff der Phobie in seinem weiten, vorfreudianischen Sinn, der nicht zwischen Phobien und Zwangsvorstellungen unterschied. Er betrachtete die Dysmorphophobie – gr. *δυςμορφή* [verformt] und *φοβία* [Angst, Furcht] – als eine Geisteskrankheit mit fixen Ideen einer Gruppe von psychischen Störungen, die Phobien, Zwangsvorstellungen, zwanghafte Verhaltensweisen und wahnhafte Gedanken umfasste. Was die Ätiologie und die Prognose betrifft, so lehnt Morselli das Konzept der Dysmorphophobie als degenerative (vererbte) Krankheit ab und vertrat die Auffassung, dass es zumindest in einigen Fällen ein erworbener und vorübergehender Zustand der Neurasthenie sein kann. In seinem Artikel von 1891 schreibt er:

> Der Dysmorphophobiker ist in der Tat ein wirklich unglücklicher Mensch; inmitten seiner täglichen Angelegenheiten, beim Reden, beim Lesen, beim Essen, kurzum überall und jederzeit, wird er plötzlich von dem Zweifel an einer Missbildung ergriffen, die sich an seinem Körper entwickelt haben könnte, ohne dass er es weiß: Er befürchtet, dass er eine gequetschte und abgeflachte Stirn, eine lächerliche Nase, schlaksige Beine usw. hat oder entwickeln könnte, also betrachtet er sich wiederholt im Spiegel, tastet seine Stirn ab, misst die Länge seiner Nase, untersucht die kleinsten Flecken in seiner Haut, die Proportionen seines Rumpfes und die Geradheit seiner Gliedmaßen, und erst nach einiger Zeit kann er sich beruhigen und sich von dem schmerzhaften Zustand befreien, in den ihn der Angriff versetzt hat. Ist aber kein Spiegel zur Hand oder wird er durch irgendeinen Mechanismus oder durch Bewegungen der absonderlichsten Art daran gehindert, seine Zweifel auf irgendeine Weise zu beruhigen, [...], endet der Anfall nicht sehr schnell, sondern kann eine sehr schmerzhafte Intensität erreichen, bis hin zu Weinen und Verzweiflung (Morselli 1891, 111–112 [übers. v. MR]).

Einige Jahrzehnte lang war, das zeichnen Massimo Cuzzolaro und Umberto Nizzoli nach (^{2}2018, 93), die medizinische Literatur über Dysmorphophobie dürftig und verstreut, und der neue Begriff tauchte nur in ein paar wenigen europäischen

11 So Flucher mit Bezug auf Michel Foucault.

Veröffentlichungen auf, meist anekdotischer Natur. So beschrieb etwa im Jahr 1905 der italienische Psychiater Eugenio Tanzi in seiner Abhandlung über psychische Störungen drei junge Frauen, die unter Dysmorphophobie litten. 1909 übersetzten Robertson und MacKenzie das Lehrbuch von Tanzi, womit der Begriff in die englische Sprache importiert wurde. Und 1915 erwähnte Emil Kraepelin in aller Kürze einige Patienten, die von der Vorstellung besessen waren, sie hätten eine seltsame Nase, krumme Beine, würden schlecht riechen oder beim Masturbieren erwischt werden, und so zum Objekt des Spottes werden. Erst ein Jahrhundert später besorgte Laurence Jerome die erste leicht verfügbare englische Übersetzung von Morsellis Aufsatz. Sie erschien in der Zeitschrift *History of Psychiatry*. Gegenwärtig ist sie ubiquitär, nun aber besser bekannt als Body Dysmorphic Disorder (BDD) und findet Verwendung für solche Menschen, die unter einer gestörten Wahrnehmung des Körper-Selbst und den damit einhergehenden Zwängen zur Selbstkontrolle und -prüfung leiden. Diese terminologische Modifizierung trifft letztlich auch den Gegenstandsbereich besser: Im Gegensatz zu Phobikern, die die Angst *vor* der Krankheit umtreibt, sind die Körperformgestörten davon überzeugt, bereits deformiert zu sein.[12]

Lesen lässt sich Morsellis Essay zwar als Pathologisierung im Register einer Psychologie, die sich zu konstituieren beginnt. Aber es sind auch eben diese Texte nicht-literarischer Provenienz, die nie unschuldig sind und deren Gemachtheit ‚ihre' Gegenstände mitproduziert. Stehen die Gemachtheiten medizinischer Schriften und deren historisch-kulturellen Möglichkeitsbedingungen im Zentrum, lässt sich aus dem Blickwinkel der *Medical Humanities* mit der „Reziprozität von Medizin und Kultur" rechnen, deren Verfahren in ein Verhältnis der Wechselseitigkeit eintreten:

> Einerseits beleuchten [die *Medical Humanitites*, MR] die kulturellen Aspekte der Medizin und ihres Gegenstandes, z. B. die historischen und sozialen Voraussetzungen und institutionellen Rahmenbedingungen sowie die Medien der Produktion, Reproduktion und Speicherung medizinischen Wissens, die Regelungen der Versprachlichung und Verschriftlichung, die zu Definition, Diagnose und Therapie autorisierten Akteur:innen sowie die sozialen und kulturellen Implikationen von Krankheiten. Andererseits erforschen die Medical Humanities die medizinische Dimension der Kultur, etwa die Rolle von Gesundheits- und Krankheitsmetaphern in gesellschaftlichen Diskursen, den Einfluss der Medizin auf politische Strukturen, auf gesellschaftliche Normativierungsprozesse und die Produktion sozialer Ein- und Ausschlüsse. (Emmrich 2022, VII)

Das Verständnis von dieser Pathologie, wie es innerhalb der sich dafür zuständig sehenden Disziplinen hervorgebracht wird, sowie deren Therapieformen ist für die

12 Diese Hinweise zur Unterscheidung entnehme ich Hirsch 2022, 193.

Medical Humanities von besonderem Interesse. Erstens, weil auch die moderne Psychologie den Aspekt des „Ästhetischen" für sich und im Rahmen ihrer Auseinandersetzungen mit körperdysmorphen Störungen entdeckt (Baldock und Veale 2017) – und dabei nicht zuletzt die Konstitution des Selbst wesentlich in Abhängigkeit von Produktion und Rezeption ästhetischer Artefakte durchmisst (Larrain und Haye 2019). Und zweitens, weil sie mit den Begriffen der Wahrnehmung, der Form(ung) und der Vermittlung zentrale Begriffe und Konzepte in sich verarbeitet, die auch für die Künste seit 1900 zentral sind bzw. die dort einen wesentlichen Wandel vollziehen (Witt 2025). Durchgespielt wird diese Konfiguration im Schnittbereich von Psyche und Körper. Daher auch ihr Potenzial für solch einen Forschungsschwerpunkt: Die Risse, die ein nicht abzuschließendes Körper-Mapping mitproduziert (Sarasin 1999, bes. 455; Karreman und Roder 2008, 135), hinterlassen ihre Spuren vor allem in der Selbst-Wahrnehmung ihrer Subjekte.

3 Amerika 2.0

Zu den wenigen Momenten des Entrinnens von der obsessiven Beschäftigung mit dem eigenen Körperselbst gehört Berts versehentlicher Kirchenbesuch, der sich im gleichnamigen Unterkapitel und d.i. *fünf Tage vor dem Ereignis*, an einem Sonnabend ergibt. Der Ungläubige – „Wie er dort hingelangt, er wüßte es nicht zu sagen, auf einmal befindet Bert sich in einer Kirche" – erwartet dort nichts, keine Wärme und schon gar keinen Gott, „ein Gott hätte ihm doch ein besseres Leben geschenkt, hätte ihn schöner gemacht, aber es ist dunkel in Kirchen, und in dem Raum verlaufen sich Menschen, sind sich nicht zu dicht." (BA 127) An diesem für den Protagonisten funktionslosen Ort, der den navigatorischen und metaphysischen Sinn eingebüßt hat, erheischt ihn nun unverhofft „ein heilige[r] Moment", er wird „ganz eins mit der Schönheit des Ortes, beginnt zu schweben über dem Gestühl, fliegt zu dem Fenster, zur Kanzel, für einen leichten Augenblick ist ein Frieden in ihm. Und mit Inbrunst flüstert er, wieder auf seiner Bank gelandet: Gott, bitte, mach mich bitte schön, Gott, auf daß ich zu leben beginnen kann." (BA 127–128) Was diese Szene neben der auf die situative soziale Isolation zurückzuführende außerkörperliche Erfahrung interessant macht, ist das zweifach hermeneutische Problem, das sich Bert gleich im Anschluss stellt: „Das klingt", so geht es weiter, „ein wenig geschraubt, scheint es Bert, aber Gott gegenüber angemessen, auf daß er ihn verstünde, denn Gott spricht ja eigentlich Latein, und da kann Bert nur Culpus padres aquis submersus, das hat er aus einer Edgar-Allan-Poe-Geschichte, aber ob Gott mit Poe was anfangen kann, scheint ihm fraglich." (BA 128) Ob der Kanal zwischen Sender und Empfänger nun aus Gründen mangelnder Lateinkenntnisse gestört ist, muss ungeklärt bleiben. Von Belang ist indes die literaturhistorisch schiefe Herleitung der lateinischen Phrase, die ihre Herkunft in der 1876 erschienenen und mit verkürzter Titelphrase versehenen Novelle von Theodor Storm *Aquis Submersus* hat. Der Autor der Chroniknovelle aus dem Jahr 1876 wurde von einem Bild eines toten Kindes in einer nordfriesischen Dorfkirche inspiriert. „Incuria servi aquis submersus“ [durch die Unachtsamkeit eines Knechts im Wasser ertrunken] – insbesondere diese Bildinschrift motivierte Storm zur Verarbeitung des Stoffes. Als Kind wird der Rahmenerzähler in der Novelle von einem vergleichbaren Bild beeindruckt. Er versucht, die Aufschrift „C. P. A. S.“ mit „Culpa Patris Aquis Submersus“ [im Wasser ertrunken durch die Schuld des Vaters] zu übersetzen. Dieser Auslegungsvorschlag wird durch die Binnenerzählung, die auf das 17. Jahrhundert zurückgreift, bestätigt. Der Maler des Bildes, dessen handschriftliche Notizen viele Jahre später vom Rahmenerzähler gefunden und mitgeteilt werden, ist jedoch der Pastor auf dem daneben hängenden Porträt, der als Vater des Kindes angesehen wird.

Storm nutzt diese tragische Geschichte zweier Liebender zur luziden Kritik an der kirchlichen Sexualmoral sowie am feudalen Standesdenken. In dieser Sichtweise wird das Konzept der individuellen Schuld abgemildert; stattdessen werden die Unzulänglichkeit und die kollektive Schuld der Menschheit in den Blick genommen – gerade aber die Umwegigkeit dieses intertextuellen Verweises lässt aufhorchen. Der im Berg-Text allein erzählperspektivisch auf das Individuum scharfgestellte Fokus und die so suggerierte individualpsychologische Schlagseite (inklusive der dort bespielten psychoanalytischen Trauma- und Symptomklaviatur) werden von *Amerika* kassiert: Eine Lektüre unter diesen Gesichtspunkten kann in den 1990er Jahren wohl bereits niemanden mehr ernsthaft hinter dem Ofen hervorlocken, und so müssen die Spuren, die zu einer solchen Lesart anregen, als klug gelegte gelesen werden. Es ergibt sich eine dichtgewebte Textur, die etwa von Mutter-Tümpel (Traum) über die Immersion (Intertext) bis zu den Körperflüssigkeiten Berts reichen. Doch ergeben sich auch Abzweigungen, wenn sich etwa, so will es die iterative Erzählzeit, Bert nach den morgendlichen Momenten der Klarheit und Unbefangenheit wieder „in den Fluß der Leiber“ einreiht und „Teil der kollektiven Angst“ wird, „die sie mit schneller schlagenden Herzen in Büros spült, in Läden, in Versicherungen, Banken, sie entläßt in Eingänge, in gelbe Räume, in denen die Angst vergeht über den Tag, über der Sicherheit geregelter Abläufe. Aber morgens, morgens ist es schlimm.“ (BA 124) Damit nicht genug, wird der Geschäftsschluss in der von Bert bewohnten Kleinstadt damit beschrieben, dass „die Bürgersteige geschwemmt [werden], letzte Passanten und Kuscheltiere in Abflüsse [fluten], und dann eine ungute Ruhe ein[kehrt].“ (BA 128) Zu rechnen ist an dieser Stelle mit einer Transposition der Wassermotivik weg vom psychoanalytischen Register in das des Warenflusses und damit zu einer Kritik der kapitalistisch organisierten Konsum- und Mediengesellschaft.

Auch mit der Abwesenheit nicht nur paternaler, sondern routinisierter Sozialstrukturen im Gesamt der Erzähltextur zerstreut der Text die monokausale Lektüre nach psychoanalytischen Gesichtspunkten, die in der Kastration(sangst) folglich die Ursache des Elends suchen und finden würden. Vielmehr gibt sich der Text als Aggregat der Aufhebung, des Entzugs, ja der Gegenstrebigkeit solcher Ordnungen – und bietet sich unter Gesichtspunkten eines Textes der Unlust an. Denn mit dem Ekel figuriert sich nicht nur das Defigurierte, Ob-Szöne und Deterritorialisierte. Der Träger dieser Unlust, Bert, vollzieht aufgrund des kastrationsbedingten Selbstekels die Einkehr ins Abgeschottete, Isolierte und Eingehegte. Damit werden Text und Protagonist zum Anti-Atopos; er lässt das Ortlose – gemeint ist dasjenige Moment von Literatur, das Roland Barthes eigentlich als elementar für dessen (Wol-)Lustpotenzial (*jouissance/plaisire*) ausweist – in die Bedeutungslosigkeit kippen, wenn diese *Amerika*-Episode zum Flickenteppich wird, an dem sich eine Unlust des Textes entzündet. Dabei geht es nicht etwa um Effekte des Realen, desjenigen also, das sich der symbolischen Repräsentation entzieht und sich etwa im Obszönen und Traumatischen ablagert, wie es Jacques Lacan versteht (Gradinari 2013, 39). Hingegen produziert die apsychologische Vorgehensweise, wie sie bei Berg vorzufinden ist, „weder eine Fallhöhe der Figuren noch Mitleid mit ihnen. Denn aufgrund der prinzipiell ausbleibenden Identifikations- und Einfühlungsstrukturen hält die Körperästhetik die Leser/innen auf Distanz." (Gradinari 2013, 42) Und doch mag sich die Fährte von der (Un-)Lust, die dieser Text entzündet, als produktiv erweisen.

In seiner 46 Aphorismen umfassenden Sammlung *Le plaisir du texte* (1976) war Barthes noch angetreten, hermeneutische Bestrebungen zugunsten eines sinnhaften Zugangs zur Literatur zurückzustellen. Abgezielt ist damit auf die Korpo-Realität des Textes, auf ein Verständnis nämlich vom Text als Körper einerseits und andererseits auf die Lust-Effekte des Textes auf (realweltliche) Körper. Ein solcher Lektüremodus, wie ihn der französische (Post-)Strukturalist hier umreißt und performiert, „führt das Subjekt an seine Grenzen und lässt diese fluid werden." (Birus 2018, 338) Und obschon diese Lust „asozial" und „skandalös sei, ist sie dabei nicht etwa unmoralisch – sie kann all das sein, weil sie „atopisch" ist, von keinem Ort also spricht und sich von dieser generische Ortlosigkeit rigoros auf den Körper wendet. Im Zentrum steht die Materialität der Sprache und damit deren affektives Potenzial, deren Anlage Barthes in der Sinnhaftigkeit der Sprache findet: „Was ist die Signifikanz? Der Sinn, insofern er sinnlich hervorgebracht wird." (Barthes 1974, 90) Verbunden ist mit dieser Ver-Körperung des Textes die Suche nach der Sinnlichkeit hinter dem Firniss der Sinnhaftigkeit, sofern die Suche nach jener diese stets verdecke. „[D]ie mit Haut bedeckte Sprache, einen Text, bei dem man die Rauheit der Kehle, die Patina der Konsonanten, die Wonne der Vokale, eine ganze

Stereophonie der Sinnlichkeit hören kann: die Verknüpfung von Körper und Sprache, nicht von Sinn und Sprache“ (Barthes 1974, 97–98).

Anhand Bergs *Amerika* lässt sich von einer radikalen Verkehrung dieser Form von Sinnhaftigkeit sprechen. Damit verbindet sich nicht nur ein Taschenspielertrick. In der Distanz, die der Text zwischen Rezipient*innen und Figuren einschiebt – das meint die „ausbleibenden Identifikations- und Einfühlungsstrukturen“ – und in deren Abstand gemeinhin das Reale zu verorten wäre, lagert sich die Astrukturalität im Verhältnis von kapitalistischem Medienmilieu und dessen Subjekten ab. Die Verabschiedung jedweder Zugehörigkeiten, Relationen und Verantwortungen findet sich also textlich umgesetzt im Atopischen, in der Unlust und der Körperentfremdung wieder. Es geht um moderne Subjekte, die ohne Hypotheken und Versicherungen der reinen Obszönität ‚ihrer‘ Umwelt ausgeliefert sind. Und deren Körper sind die Aufzeichnungs- und Übertragungsmaschinen dieser Sinn-Losigkeit.

Denn dieser Text wäre wohl kaum Sibylle Berg zuzurechnen, würde er nicht auch den Moment potenzieller Erlösung seines gebeutelten Protagonisten in die Bedeutungslosigkeit kippen lassen. Mit dieser Bedeutungslosigkeit (gelesen: Insignifikanz) ist das Moment des Spannungsabbaus der Episode gemeint, das sich deshalb so lesen lässt, weil es Protagonist*innen wie auch Leser*innen in einem Zustand hinterlässt, der symbolisch überstrukturiert scheint, sich bei genauer Beschau aber dem Be-Deuten entzieht. Doch der Reihe nach.

So konkretisiert sich das zielführende „Ereignis“ mit dem Fortschreiten der Erzählzeit und der erzählten Zeit in Richtung Schönheitsoperation. Parallel konstituiert sich auch die diffuse Angst zu einer, die Bert benennen kann, die zum Greifen scheint und die sich im Gesamt des Spiegelbilds manifestiert: „Er stellt sich vor den Spiegel im Bad, akkurat ausgeleuchtet in der ganzen Erbärmlichkeit, die ihm nichts mehr anzuhaben vermag“ (BA 141). Was dann während der Behandlung geschieht, ist so wenig überraschend, wie es die Objektifizierung des Patienten unter dem ärztlichen Blick und im Rahmen korrigierender Chirurgie gekonnt inszeniert: „Die Narkose gesetzt. Blut pumpt. Maschinen tun ihren Job, Schnitte im Fleisch, wegschneiden, Knochen sägen, feilen, nähen, Fettgewebe, ein blutiger Job, der Arzt wischt sich den Schweiß, der Blutdruck fällt, fällt zu schnell, Abfall, Schwester, eine Spritze, Scheiße, wir verlieren ihn.“ (BA 143) Die Ärzte sollen schließlich doch ihren Job machen, und so übersteht Bert den Eingriff; wie geplant, ist schließlich doch nicht alles gelaufen, wenn sich nach der OP herausstellt, dass Bert einer Verwechslung zum Opfer gefallen und nun eine Transfrau ist. Zwar reagiert das Pflegepersonal auf Bert mit „Bewunderung“ (BA 147), er selbst aber nimmt sein Gesicht wahr „wie eine Parodie auf eine alte Hure“ (BA 147). Der Traum vom erfüllten und virilen Leben in LA ist geplatzt, nunmehr „[v]erunstaltet, verunglückt, kein Mann mehr, und am siebten Tag beginnt Bert zu überlegen, was das bedeuten mag. Nicht mehr stark sein zu müssen, nicht mehr vor anderen Männern Angst haben zu müssen, nicht mehr hart sein zu müssen." (BA 148) Nicht mehr Teil der männlichen Spiele und damit Teilhabe an der Struktur hegemonialer Männlichkeit haben zu müssen (Bourdieu 1997; Meuser 2006), entbindet Bert vom Druck der Selbstoptimierung. Zumindest von demjenigen, der in Selbsthass umschlägt. Denn von einer Befreiung aus der Geschlechtermatrix, wie sie diese Transition zunächst evoziert, ist damit keinesfalls verbunden. Nach kurzer Gewöhnungsphase gefällt es Bert „fast", „sich vor dem Spiegel zu drehen", auch als Objekt von *catcalling* gefällt er sich, und so fällt Bert widerstandslos in die routinisierten Praktiken des Frau-Seins – ein Umstand, den auch die Erzählinstanz nicht unkommentiert lässt:

> Bert agiert, kauft ein, er beschäftigt sich in jeder Minute mit seinem Äußeren, bleibt keine Zeit zum Denken, das ist gut, denn denken ist eine dumme Angewohnheit derer, die nichts zu tun haben, es führt zu nichts [...].
>
> Bert denkt also nicht viel, er handelt, ohne zu überlegen, und nur im Bett, abends, wenn er seine Brust berührt, seine Scheide abtastet, wird ihm schwer, denn was das heißt, ist klar. Heißt [...] weiterzuleben als häßliche Frau, die genießt, wenn sie ab und an einen Mann anschaut, die eben weiterlebt, mehr ist nicht drin. (BA 148)

Aufgrund der sechsstelligen Entschädigungssumme, die Bert – eine Änderung des Namens nimmt er ebenso wenig vor wie der Text eine der Pronomina – vom Krankenhaus ausgezahlt bekommen hat, ist er von Lohnarbeit befreit und bezieht mit seiner Vermieterin ein Haus, kann ein sorgloses Leben also leben, und doch lautet es zum Abschluss lakonisch: „So sehr er sich auch schminken mag, mehr als eine häßliche Frau wird er nicht sein." (BA 150)

Operative Geschlechtsumwandlungen, so lässt sich sagen, stellen den „paradoxe[n] Extremfall einer auf Normalisierung zielenden Denormalisierung" dar (Link 2003, 29). Wo Jürgen Link angesichts dieser versehentlichen Version des Extremfalls von einem „normalistische[n] GAU" spricht (Link 2003, 29), lässt sich dieser den Körper auflösenden, doppelte Denormalisierungsvorgang unter Berücksichtig der Kategorie *gender* weiter ausdifferenzieren. So vollzieht sich entlang Berts Körpertransformation eine Art epistemisches Tauschgeschäft: Indem er ungewollt dem Druck des Männlich-Seins entzogen wird, wird er umgekehrt dem Zwang des Weiblich-Seins ausgesetzt. Eine gleichsam kathartische Wendung spart der Text hier wohl bewusst aus. Für Bert bedeutet diese Transformation keine Transzendierung des gesellschaftlichen Erwartungshorizonts, wie er ‚die Geschlechter' überspannt. Einzig auf Rezipient*innenseite mag sich diese Form der Reflexion einstellen, die Transposition vom männlichen zur weiblichen Position innerhalb der Geschlechtermatrix fokussiert darauf, dass der Körper vor allem Aushandlungsort diskursiver Zurichtungsregimes ist, *gender* wird zum Brennglas dafür, dass „[w]e use ‚body' to give material form to an idea that has no form, an assemblage that is abstract." (Russel 2020, 8) Sofern der Kategorie ‚Geschlecht' nichts vorgängig ist, werden Körper zum Austragungsort dieser ‚*gender wars*'. Denn es sind gerade medizinische Eingriffe dieser Art, die den Körper regelrecht verschwinden machen:

> Das Bild, das die Medizin von unserem Körper hat, ist seit der Renaissance bekanntlich ein extrem verdinglichtes. In diesem potentiell sadistischen Umgang mit dem Körper wird etwas ausgedrückt: der Wunsch, den Patienten umzubringen, steckt ja irgendwie in der Individual- und Kulturgeschichte des Arztberufes drin. Der Arzt kommt von einem bösen Zauberer her, und als Reaktionsbildung wird der Heiler daraus. In der Medizin kommt diese Ambivalenz immer wieder zum Ausdruck. Zuerst wird aufgeschnitten, erst dann wird repariert, ein neues Organ eingesetzt und zugenäht. Mit dieser fast beliebigen Manipulierbarkeit des Körpers – Genetic Engineering, Transplantationschirurgie usw. – wird die Verdinglichung auf die Spitze getrieben, und die subjektiven Stimmen des Körpers haben überhaupt keinen Platz mehr [...]. (Danziger 1998, 112)[13]

Wenn der „Risikoeinsatz im Enhancement um körperliche Hypernormalität", so Rolf Parr (2020, 45) mit Blick auf diese *Amerika*-Episode, die „Sub-Normalität des Monströsen" zu sein scheint, wobei die äußerlich sichtbaren Zeichen dieser Zurichtungsprozesse „häufig als Monstrosität rezipiert werden", dann ist damit allerdings nur die halbe Wahrheit gesagt. Zwar verhandelt der Roman durchaus „die vergeblichen Versuche, ein nicht-normales Leben zu erreichen" (Link 2003, 34). Allerdings wird das Konzept des Normalen als Fetisch lesbar und die Hypothek dieser Prozesse und Versuche mag dann der Körper sein; ihre Praktiken indes sind auf das Hyper- bzw. Hypotrophe gerichtet, dessen Zentrum des Normalen ein suspendiertes ist.

Formlose Ideen, wie sie ver-körpert werden (müssen), produzieren dann vor allem Dissonanzen, die nicht selten in Körperwahrnehmungsstörungen einmünden. Sie können, das macht Hirsch klar, als Verlängerung einer identitätsbildenden Phase der Adoleszenz gelesen werden – und so werden ästhetisierte Szenen von Dysmorphophobien nicht uninteressant für eine kulturwissenschaftliche Analyse:

> Die Ängste werden dann wie bei der Hypochondrie als Körperängste erlebt, unter denen man zum Teil furchtbar leidet, die jedoch im Vergleich zu der überwältigenden Bedrohung der eigentlichen Identitätsängste das kleinere Übel darstellen. Weil es um die geschlechtliche Identität geht, haben dysmorphophobische Fantasien (Befürchtungen also, Teile des Körpers seien unterentwickelt oder missgebildet) in aller Regel primäre oder sekundäre Geschlechtsmerkmale zum Ziel: Körperformen, Schambehaarung, Stimmbruch, Bartwuchs,

13 In kulturwissenschaftlicher Perspektive argumentiert Meinen (2021, 211) ganz ähnlich.

> Menstruation und Sexualfunktionen werden ängstlich beobachtet und wahnhaft gestört gefunden. Die Brüste sind zu groß oder zu klein, der Penis – immer – zu klein. (Hirsch 2022, 202)

So kann es im Rahmen ästhetischer Verarbeitungen dysmorphophober Pathologien um solche Körper gehen, die sich gerade nicht – wie wohl noch von Barthes insinuiert – mit dem Text ko-konstitutiv sind, sich also im Gleichschritt mit ihm vor den Augen der Leser*innen heraus-bilden. Diese Körper wurden immer schon vom sensorisch-affektiven Apriori eingeholt, sie wurden von diesem geradezu zurechtgelegt und bieten sich dar lediglich im Modus der Beschau. Mit ihnen verbindet sich dann auch nicht mehr das Potenzial, sich dem unerbittlichen Streben nach ‚Normalisierung' oder einem ‚Körper, der passt', zu widersetzen.[14]

Bergs Texte im Allgemeinen und diejenigen mit körperwahrnehmungsgestörtem Personal im Besonderen können darauf aufmerksam machen, dass sich gerade die Postmoderne von Vorstellungen der Normalität verabschiedet hat. Denn mit ihr verhält es sich seither wie mit der Schrift, beide sind Effekte nur ihrer différance: „Wenn es stimmt, daß der Körper nur bewußt wird als Spur eines Abwesenden, präsent nur wird in Repräsentationen, die ihn ersetzen und zugleich sein Fehlen markieren, dann ist er [...] vom gleichen Wesen wie die Schrift. Text ist der Körper des Körpers." (Hart-Nibbrig 1985, 18) Gegenüber einem an ‚der Norm' ausgerichteten (Körper-)Modell hat nun dasjenige der Hyper- bzw. Hypotrophie übernommen, es geht nur um ‚zu viel' oder ‚zu wenig', ohne Zentrum und ohne Peripherie.

4 Körperwahrnehmungsstörungen heute – Coda

Mediale Dispositive erzeugen gestörte Subjekte, und jene sind diesen immer schon vorgelagert. Literarische Figuren, die an Körperwahrnehmungsstörungen leiden, machen dies genauso anschaulich, wie sie auf die ganz korpo-realen Konsequenzen dieser Zurichtungen verweisen und dabei die widerständigen Auswege der Betroffenen skizzieren. Sie vor dem Hintergrund körperdysmorpher Störungen zu untersuchen, ist Teil der Aufgabe von dem, was Amelie Bendheim, Thomas Emmrich und Dieter Heimböckel unter dem Stichwort einer Ästhetik der Medizin vorgeschlagen haben. Ihr kann es darum gehen,

> was ästhetische Krankheitsdarstellungen leisten, welche Bedeutungsebenen, Ideen, Erkenntnisse, Vorstellungen von Ursachen, Verläufen und Strukturen von Kranken bzw. krankhaften Körpern, Körperschaften, Denk- und Lebensweisen generiert werden; wie diese „möglicherweise aber auch dazu beitragen, intendierte oder nichtintendierte misreadings zu

14 (Mit Bezug auf Susan Bordo) vgl. Rodgers (2012, 29).

produzieren und/oder gewohnte Denkweisen infrage zu stellen." (zit. n. Bendheim/Pavlik 2019, Bendheim et al. 2023, 156).

Solche *Misreadings* können Effekte eines spezifischen „Eigensinns" literarischer Krankheitsfigurationen sein, wie sie insbesondere hinsichtlich verformter Körper auftreten oder solcher, die sich als verformt wahrnehmen (Karremann und Roder 2008, 134–135). Ästhetisierungen von Körperwahrnehmungsstörungen sind dann – *sui generis* – ganz besonders konfiguriert. Sofern sie also im Modus der *aisthesis* Probleme von Wahrnehmung verhandeln, sind sie einerseits hinsichtlich dieser Verarbeitungskompetenzen zu befragen; andererseits wohnt ihnen aufgrund des Metaästhetischen auch ein elementares Potenzial zur Veranschaulichung von Körperwahrnehmungsstörungen inne. Bei ‚ihren' *Misreadings* handelt es sich also mindestens um zweifach gestaffelte. Damit fordern sie stets die sinngebende Verarbeitungsagenturen, genauer: deren Materialität und Systematik heraus, und zwar sowohl diejenigen medizinischer Kategorisierung als auch die Modi ästhetischer Weltverarbeitung.[15] Sobald es um Figurationen dieser Art geht, reflektiert die Literatur daher nicht selten ihre eigenen und die in ihnen verarbeiteten materiellen und medialen Möglichkeitsbedingungen.

In einem zweiten Schritt muss sich in diesem Kontext auch die *gender studies* informierte Kulturwissenschaft herausgefordert sehen. Denn was an den Rissen, wie sie die ästhetischen Verarbeitungen anschaulich machen, weiterhin ablesbar wird, ist die Interferenz der Kategorie (Mental) Health mit *gender*, wie es mit Blick auf die Psychologie weitestgehend Desiderat ist (Phillips 2015). Zu beachten ist zunächst, dass den Dysmorphophobiker*innen erstens nun gerade die Vorstellung des ‚Normalen' abgeht, sie also vor allem im Register des Vergleichs operieren und sich auf diese im Modus der Hyper- oder Hypotrophie beziehen (Anson et al. 2015). Auf diese Weise machen sie vor allem aufmerksam auf die Abwesenheit des ‚Normalen', wie George Canguilhem im frühen 20. Jahrhundert bereits wusste (2009, bes. 281–309 [Kap. „Das Normale und das Pathologische"]). Dabei muss dann zweitens interessieren, dass rezente Studien eine geschlechtlich ungefähr gleichmäßige Verteilung der Pathologie auf Männer und Frauen nachweisen konnten; in der Beschau werden Vergleichsaspekte dann aber primär über die Achse *gender* geleitet und diese im Umkehrschuss wieder reproduzieren, sodass sich also von pathologischen Brenngläsern dichotomer Geschlechtlichkeit sprechen lässt (Felmann 1992). Mit ihnen geht es also um besondere Körper, die zunächst Ordnungen

---

15 In dieser Perspektive geht es auch nicht um eine rein poststrukturalistisch-psychoanalytische Lektüre, im Zuge derer das Reale der Körper in deren Nicht-Intelligibilität und d.i. im Rahmen einer Antiästhetik gesucht würde und die es in literarischen Szenen etwa Lacanianischer *Jouissance* finden würde. Eine solche Lektüre unternimmt Gradinari (2013, zur Methodik bes. 39).

des Normativen und Normalen außer Kraft setzen, diese in einem intrikaten Spiel im zweiten Schritt wieder stabilisieren.

Lesen lassen sich dysmorphophobe Körper dann als solche, die den Normalisierungsdiskurs infrage stellen; gemeint ist wohlgemerkt nicht, dass sie sich gegen Normalisierungstendenzen auflehnen, sondern ein solches Dispositiv grundlegend aussetzen (Lehnert und Meinen 2021, 21). Bei ihnen ist mit einer eigentümlichen Form der Performanz zu rechnen. Denn weder sind sie einfache Zeichenträger residualer „Selbsttätigkeiten", wie sie etwa Erving Goffmann als letzte Körpereigensinnigkeiten zugesteht (Gähnen, Stöhnen, Flatulieren etc.); auch üben sie nicht restlos diejenige Form von Widerständigkeit aus, wie Judith Butler sie in den subversiven Performanzen etwa von Drag sieht (Reuter 2011, 97–98). Solche gleichsam grotesken Körper öffnen sich ihrer Umwelt, wodurch sie eben jede Machtstrukturen regelrecht in sich aufnehmen. Genau deshalb sind sie auch obszön. Als ab-szene stellen sie immer auch die Orte, die sie konstituieren, zur Disposition.

Hier kann der Einsatzpunkt einer Geschichte der Körperwahrnehmungsstörung liegen. Denn wo sich eine einerseits Kulturgeschichte der Medizin vor allem entlang den Dichotomien ‚gesund – krank', ‚Leben – Tod' oder ‚normal – anormal' organisiert hat und die Literaturwissenschaften die Auseinandersetzung mit Form, Schrift und Materialität suchten, können Beiträge im Schnittbereich und d.i. im Territorium der *Medical Humanities* beide Seiten ernstnehmen und zur Kommunikation anregen. Und sie können solchen Körpern aus der Latenz helfen, deren Stimmen bisher nur das Gemurmel im medialen Rauschen war.

Literaturverzeichnis

American Psychology Association. *Diagnostic and Statistical Manual of Mental Disorders. DSM-3.* Washington/London: American Psychology Association, 1980.

American Psychology Association. *Diagnostic and Statistical Manual of Mental Disorders. DSM-5.* Washington/London: American Psychology Association, 2013.

Angerer, Marie-Luise. „Medienkörper/Körper-Medien. Erinnerungsspuren im Zeitalter der ‚digitalen Evolution'." *Reader Neue Medien.* Hg. Karin Bruns und Ramón Reichert. Bielefeld: transcript, 2007 [1999]. 293–308.

Anson, Martin, David Veale und Sarah Miles. „Appearance comparison in individuals with body dysmorphic disorder and controls." *Body Image* 15 (2015): 132–140.

Bakhtin, Mikail. „Die groteske Gestalt des Leibes". *Literatur und Karneval. Zur Romantheorie und Lachkultur.* Aus dem Russischen übersetzt und mit einem Nachwort versehen von Alexander Kaempfe. München: Fischer, 1990: 15–23.

Baldock, Emma und David Veale. „The Self as an Aesthetic Object. Body Image, Beliefs About the Self, and Shame in a Cognitive-Behavioral Model of Body Dysmorphic Disorder." *Body*

Dysmorphic Disorder: Advances in Research and Clinical Practice. Hg. Katharine Phillips. Oxford: Oxford University Press, 2017. 299 – 310.

Barthes, Roland. *Die Lust am Text.* Frankfurt am Main: Suhrkamp, 1974.

Baßler, Moritz und Eckard Schumacher. „Einleitung." *Handbuch Literatur & Pop.* Hg. Moritz Baßler und Eckard Schumacher. Berlin und Boston: de Gruyter, 2019. 1 – 30.

Baudrillard, Jean. „Vom zeremoniellen zum geklonten Körper. Der Einbruch des Obszönen." *Die Wiederkehr des Körpers.* Hg. Dietmar Kamper und Christoph Wulf. Frankfurt am Main: Suhrkamp, 1982. 350 – 362.

Bauer, Lydia und Antje Wittstock. „Einleitung." *Text-Körper. Anfänge – Spuren – Überschreitungen.* Hg. Lydia Bauer und Antje Wittstock. Berlin: Frank & Timme, 2014. 7 – 13.

Bendheim, Amelie, Thomas Emmrich und Dieter Heimböckel. „Interkulturelle Literaturwissenschaft und Medizin." *ZiG* 14.1 (2023): 154 – 173.

Berg, Sibylle. *Amerika. Roman.* Reinbek: Goldmann, 2000 [1999].

Birus, Hendrik. „Poetizität und Philologie: Roman Jakobson." *Grundthemen der Literaturwissenschaft. Poetik und Poetizität.* Hg. Ralf Simon. Berlin und Boston: de Gruyter, 2018. 314 – 341.

Bourdieu, Pierre. „Die männliche Herrschaft." *Ein alltägliches Spiel. Geschlechterkonstruktion in der sozialen Praxis.* Hg. Irene Dölling und Beate Krais. Frankfurt am Main: Suhrkamp, 1997. 153 – 216.

Bundesinstitut der Arzneimittel und Medizinversorgung. *ICD-11 in Deutsch – Entwurfsfassung.* https://www.bfarm.de/DE/Kodiersysteme/Klassifikationen/ICD/ICD-11/uebersetzung/_node.html. O.A. (18. Dezember 2024).

Butler, Martin. „Authentizität." *Handbuch Literatur & Pop.* Hg. Moritz Baßler und Eckard Schumacher. Berlin und Boston: de Gruyter, 2019. 267 – 282.

Canguilhem, Georges. *Die Erkenntnisse des Lebens.* Berlin: August, 2009.

Cuzzolaro, Massimo und Umberto Nizzoli. „Enrico Morselli and the Invention of Dysmorphophobia." *Body Image, Eating, and Weight. A Guide to Assessment, Treatment, and Prevention.* Hg. Massimo Cuzzolaro. Cham: Springer, ²2018. 85 – 95.

Danziger, Rainer. „Störungen des Körperbildes bei schizophrenen Patienten." *Psychosozial* 21.4 (1998): 112.

Emmrich, Thomas. „Medical Philologies / Medizinische Philologien. Profil – Programm – Perspektiven." *Interdisziplinäre Epidemiologie. Zur Diskursproduktivität von Seuchen.* Hg. Thomas Emmrich. Stuttgart: Franz Steiner, 2022. V–XL.

Felmann, Shoshana. „Weiblichkeit wiederlesen." Aus dem Amerikanischen von Hans-Dieter Gondek. *Dekonstruktiver Feminismus – Literaturwissenschaft in Amerika.* Hg. Barbara Vinken. Frankfurt am Main: Suhrkamp, 1992. 33 – 61.

Flucher, Elisabeth. „Eingebildete Krankheit – Krankheit der Einbildungskraft. Zur Diskursgeschichte der Hypochondrie im 17. und 18. Jahrhundert." *Zeitsprünge. Forschungen zur Frühen Neuzeit* 26.3 – 4 (2022): 101 – 127.

Gradinari, Irina. „Vom Körper zum Textcorpus. Körperimaginationen und -transformationen in der deutschsprachigen Gegenwartsliteratur." *Entwicklungen in der deutschsprachigen Gegenwartsliteratur nach 1989.* Hg. Carsten Gansel und Elisabeth Herrmann. Göttingen: V&R Unipress, 2013. 37 – 54.

Hart Nibbrig, Christian L. *Die Auferstehung des Körpers im Text.* Frankfurt am Main: Suhrkamp, 1985.

Hirsch, Mathias. *Traumatische Realität und psychische Struktur. Zur Psychodynamik schwerer Persönlichkeitsstörungen.* Gießen: Psychosozial, 2022.

Kamper, Dieter und Christoph Wulf. „Die Parabel der Wiederkehr. Zur Einführung.“ *Die Wiederkehr des Körpers.* Hg. Dieter Kamper und Christoph Wulf. Frankfurt am Main: Suhrkamp, 1982. 9–21.

Karremann, Isabel und Carolin Roder. „Macht – Körper – Sinn? Körper als Schnittstelle zwischen kultureller Einschreibung und verstörendem Eigensinn.“ *Disturbing Bodies.* Hg. Sylvia Mieszkowski und Christine Vogt-William. Berlin: trafo, 2008. 121–164.

Koschorke, Albrecht. *Körperströme und Schriftverkehr. Mediologie des 18. Jahrhunderts.* München: Fink, ²2003.

Krause, Anett und Arnd Beise. „Am Rand des Populären. Eine Positionsbestimmung.“ *Sibylle Berg. Romane, Dramen, Kolumnen und Reportagen.* Hg. Anett Krause und Arnd Beise. Frankfurt am Main et al.: Peter Lang, 2017. 7–16.

Kreknin, Innokentij. „Autofiktion.“ *Handbuch Literatur & Pop.* Hg. Moritz Baßler und Eckard Schumacher. Berlin und Boston: de Gruyter, 2019. 199–213.

Kreknin, Innokentij. *Poetiken des Selbst. Identität, Autorschaft und Autofiktion am Beispiel von Rainald Goetz, Joachim Lottmann und Alban Nikolai Herbst.* Berlin und Boston: de Gruyter, 2014.

Larrain, Antonia und Andrés Haye. „Self as an Aesthetic Effect.“ *Frontiers of Psychology* 10 (2019): 1–10.

Lefebvre, Henri. *The Production of Space.* Oxford: Blackwell, 1991.

Lehnert, Nils und Iris Meinen. „Einleitung: Öffnung – Schließung – Übertritte. Körperbilder in der deutschsprachigen Gegenwartsliteratur.“ *Öffnung – Schließung – Übertritte. Körperbilder in der deutschsprachigen Gegenwartsliteratur.* Hg. Nils Lehnert und Iris Meinen. Bielefeld: transcript, 2021. 9–29.

Link, Jürgen. „(Nicht) normale Lebensläufe, (nicht) normale Fahrten. Das Beispiel des experimentellen Romans von Sibylle Berg.“ *(Nicht) normale Fahrten. Faszinationen eines modernen Narrationstyps.* Hg. Ute Gerhard, Walter Grünzweig, Jürgen Link und Rolf Parr. Heidelberg: Synchron, 2003. 21–36.

Meinen, Iris. „Entgrenzte Körper. Zur Darstellung von Körperausscheidungen in der Neuen Deutschen Popliteratur.“ *ZGB* 27.1 (2018): 187–203.

Meinen, Iris. „KörperSCHAU. Das sichtbare Verschwinden der Körper in ausgewählten Dramen und Erzählungen Sibylle Bergs (1997–2019).“ *Öffnung – Schließung – Übertritte. Körperbilder in der deutschsprachigen Gegenwartsliteratur.* Hg. Iris Meinen und Nils Lehnert. Bielefeld: transcript, 2021. 205–223.

Meuser, Michael. „Riskante Praktiken. Zur Aneignung von Männlichkeit in den ernsten Spielen des Wettbewerbs.“ *Sozialisation und Geschlecht. Theoretische und methodische Aspekte.* Hg. Helga Bilden und Bettina Dausien. Opladen: Barbara Budrich, 2006. 163–178.

Morselli, Enrico. „Sulla Dismorfofobia e sulla Tafefobia due forme non per anco descritte di Pazzia con idee fisse.“ *Bollettino della Regia Accademia Medica di Genova* 6 (1891): 110–119.

Parr, Rolf. „Macht, Körper, Gewalt. Sibylle Bergs Roman-Figuren zwischen Normalität, Hypernomalität und Monstrosität.“ *Sibylle Berg.* Hg. Stephanie Catani und Julia Schöll. München: edition text + kritik, 2020. 42–50.

Perniola, Mario. *Ekel. Die neuen ästhetischen Tendenzen.* Wien: Turia und Kant, 2003.

Philipps, Katharine A./Grant, John E./Siniscalchi, Jason M./Stout, Robert/Price, Lawrence H. „A retrospective follow-up study of body dysmorphic disorder.“ *Comprehensive Psychiatry* 46 (2005): 315–321.

Phillips, Katherine A. *Understanding Body Dysmorphic Disorder. An Essential Guide.* Oxford: Oxford University Press, 2009.

Phillips, Katharine A. „Body Dysmorphic Disorder: Common, Severe and in Need of Treatment Research.“ *Psychother Psychosom* 83 (2014): 325–329.
Reuter, Julia. *Geschlecht und Körper. Studien zur Materialität und Inszenierung gesellschaftlicher Wirklichkeit.* Bielefeld: transcript, 2011.
Rodgers, Julie. „Body Politics in *Truismes:* 'The Tyranny of Slenderness'.“ *Dalhousie French Studies* 98 (2012): 29–38.
Russel, Legacy. *Glitch Feminism. A Manifesto.* London und New York: Verso, 2020.
Sarasin, Philipp. „Mapping the Body, Körpergeschichte zwischen Konstruktivismus, Politik und ‚Erfahrung'.“ *Forum Historische Anthropologie* 7 (1999): 437–451.
Schumacher, Eckhard. *Gerade Eben Jetzt. Schreibweisen der Gegenwart.* Frankfurt am Main: Suhrkamp.
Summers, Berta J., Natalie L. Wilver, Shivali Sarawgi und Jesse R. Cougle. „Intolerance of uncertainty in body dysmorphic disorder.“ *Body Image* 16 (2016): 45–53.
Toh, Wei Lin et al. „Insight in body dysmorphic disorder (BDD) relative to obsessive-compulsive disorder (OCD) and psychotic disorders: Revisiting this issue in light of DSM-5.“ *Comprehensive Psychiatry* 77 (2017): 100–108.
Wegner, Ulrike, Eva M. Meisen, H.-J. Möller, und H.-P. Kapfhammer. „Dysmorphophobie – Symptom oder Diagnose?“ *Nervenarzt* 70 (1999): 233–239.
Westphal, Bärbel. „Wie gemauerte Armut, geistige. Darstellungen von Armut und Reichtum in Sibylle Bergs Roman *Amerika* (1999) und Joachim Lottmanns Roman *Der Geldkomplex* (2009).“ *Armut. Zur Darstellung von Zeitgeschichte in deutschsprachiger Gegenwartsliteratur (VII).* Hg. Martin Hellström und Edgar Platen. München: Iudicium, 2012. 177–196.
Witt, Sophie. „Einleitung. Von Körpern und Zeichen.“ *figurationen* 19.2 (2018): 11.
Witt, Sophie. *Sprechende Körper, pathogene Umwelten. Psychosomatik und Theater.* Zürich: diaphanes, 2025 [im Erscheinen].

Marcella Fassio

Rassismus, sexualisierte Gewalt und Mental Health in Olivia Wenzels *1000 Serpentinen Angst* und Jasmina Kuhnkes *Schwarzes Herz*

Abstract: Using Jasminas Kuhnke's *Schwarzes Herz* and Olivia Wenzel's *1000 Serpentinen Angst* as examples, this article focuses on literary representations of experiences of racist and sexualised violence and psychological crises. By combining an intersectional perspective with a narratological approach, I analyse the discursive negotiation of mental health, racism and sexualised violence and the specific narrative practices and aesthetics of representation. How do specific narrative techniques make the unspeakable traumatic experience expressible? And to what extent do the ascriptions of health and illness presented in the two texts also reflect structural violence?

1 Einführung

„BIST DU SICHER? Ich bin nie sicher" (Wenzel 2022 [2020], 85), meint die autodiegetische Erzählerin in Olivia Wenzels Roman *1000 Serpentinen Angst* und beschreibt damit ihre Situation als Schwarze[1] queere Frau, in der sie ständig der Angst ausgesetzt ist, Opfer von Diskriminierungen und körperlicher Gewalt zu werden. Diese Unsicherheit schreibt sich in die psychische Gesundheit der Erzählerin ein: So entwickelt sie im Laufe des Romans Panikattacken und Symptome einer depressiven Episode.

Ausgehend von dieser Beobachtung steht in diesem Beitrag im Fokus, inwieweit in der deutschsprachigen Gegenwartsliteratur eine Verbindung von Erfahrungen rassistischer und sexualisierter Gewalt mit psychischen Krisen konstruiert wird. Anhand von Olivia Wenzels Roman *1000 Serpentinen Angst* (2020) und Jasmina Kuhnkes Roman *Schwarzes Herz* (2021) untersuche ich im Folgenden zum einen die inhaltliche diskursive Verhandlung von Mental Health, Rassismus und Misogynie, zum anderen arbeite ich die spezifischen Erzählverfahren und Ästhetiken der Darstellung heraus. Zentrale Frage ist, welche Diskurse von struktureller

1 Schwarz ist hier und im Folgenden großgeschrieben, um auf die Verwendung als politische Selbstbezeichnung hinzuweisen. Ich schreibe *weiß* hingegen im Folgenden klein und kursiv, um auf die in der Regel unmarkiert bleibende Positionierung dieser Kategorie im sozialen Raum hinzuweisen; siehe hierzu auch Colvin (2022, 139).

https://doi.org/10.1515/9783111591933-005

Gewalt und Mental Health die Texte jeweils aufgreifen und inwieweit sie auf Textebene Gewalterfahrungen und daraus resultierende psychische Krisen ästhetisieren. Wie wird dabei auch Traumatisches (schwer Sagbares) sagbar? Und inwieweit sind die in den beiden Texten vollzogenen Gesund- und Krankschreibungen ebenfalls von struktureller Gewalt geprägt? Die Untersuchung der Texte erfolgt mithilfe der Verknüpfung einer intersektionalen mit einer narratologischen Herangehensweise, die auch in den Blick nehmen möchte, welche spezifischen Bewältigungspraktiken der psychischen Krisen in den Texten verhandelt werden. Beide Romane können als exemplarische Darstellungen von Intersektionalität gelten: In ihnen stehen Perspektiven von Schwarzen Frauen im Blick. Ergänzt werden die sozial konstruierten Kategorien von *gender* und *race* von der queeren sexuellen Orientierung und der DDR-Sozialisation der Erzählerin in *1000 Serpentinen Angst* sowie von der zentralen Verhandlung von Klassismus in *Schwarzes Herz.*

2 Mental Health und intersektionale Diskriminierung

Mental Health ist nach Definition der *World Health Organization* (WHO, 2022) „a state of mental well-being that enables people to cope with the stresses of life, realize their abilities, learn well and work well, and contribute to their community. [...] Mental health is more than the absence of mental disorders.“ Neben individuellen psychologischen und biologischen Faktoren weist die WHO gerade auch auf die Vulnerabilität durch soziale, ökonomische und geopolitische Umstände für psychische Krisen hin und nennt insbesondere Armut, Gewalt und Ungleichheit als Risikofaktoren.

Während es bisher nur wenige literaturwissenschaftliche Publikationen explizit zur Verbindung von intersektionaler Diskriminierung bzw. Gewalt und psychischen Krisen in der Literatur gibt (vgl. exemplarisch Donaldson 2018; Lee 2022; Fassio 2023), ist der Zusammenhang zwischen Rassismuserfahrung und psychischen Auswirkungen in der Migrationsforschung und Psychologie mittlerweile ausführlich diskutiert worden (vgl. Trevisan 2020; Dech 2005; Keith/Brown 2018). So verweist der Migrationspädagoge Paul Mecheril (1995, 105) bereits in den 1990ern darauf, dass Rassismuserfahrungen[2] zu Depressionen, sozialer Ängstlichkeit und

2 Erfahrungen von Alltagsrassismus umfassen nach Mecheril (1994, 59) groben Rassismus, z. B. körperliche Angriffe, subtilen Rassismus, wie Geringschätzung der eigenen Person oder nahestehender Personen durch andere, und antizipierten Rassismus, d. h. die Befürchtung von Ge-

Selbstwertproblematik bei den Betroffenen führen können. Ähnlich stellen auch Meryam Schouler-Ocak et al. (2015) und Robert Carter (2007) in ihren psychologischen Studien heraus, dass die Erfahrung rassistischer Abwertung und Benachteiligung unter anderem Depressionen und traumatischen Stress auslösen kann.

Die Untersuchung der Verhandlung von Mental Health ist sowohl in *1000 Serpentinen Angst* als auch in *Schwarzes Herz* eng mit intersektionalen Kategorien verbunden. Unter Intersektionalität wird die „Wechselwirkung (und nicht […] Addition von) Ungleichheitskategorien" (Winker und Degele 2009, 14) verstanden. Hierzu gehören unter anderem Kategorien wie *gender*, Ethnizität, Klasse, Nationalität, sexuelle Ausrichtung oder Religion. Das Konzept der Intersektionalität wurde insbesondere von Schwarzen Feministinnen in den Fokus gerückt und weist auf die Überschneidung und Wechselwirkung verschiedener Diskriminierungsformen hin (Crenshaw 1983). Geprägt wurde der Begriff der Intersektionalität maßgeblich durch die Juristin Kimberlé Crenshaw in ihrem Aufsatz „Demarginalizing the Intersection of Race and Sex: A Black Feminist Critique of Antidiscrimination Doctrine„. Hier schreibt Crenshaw:

> The point is that Black women can experience discrimination in any number of ways and that the contradiction arises from our assumptions that their claims of exclusion must be unidirectional. Consider an analogy to traffic in an intersection, coming and going in all four directions. Discrimination, like traffic through an intersection may flow in one direction, and it may flow in another. If an accident happens in an intersection, it can be caused by cars traveling from any number of directions and, sometimes, from all of them. Similarly, if a Black woman is harmed because she is in the intersection, her injury could result from sex discrimination or race discrimination. (Crenshaw 1983, 149)

An der Metapher der Straßenkreuzung zeigt Crenshaw also auf, wie Ungleichheits- und Unterdrückungsverhältnissen wechselseitig verbunden sind und sich auf das Leben und Erfahrungen Schwarzer Frauen auswirken. Erlebte Verletzungen sind damit einhergehend als intersektionale Verletzungen zu verstehen.

Die Metapher der Straßenkreuzung ist auch für die Analyse von Erzähltexten gewinnbringend, um soziale Ungleichheiten, Privilegierungen und Diskriminierungen in literarischen Texten untersuchen zu können (Lammer 2020, 48). So stellt Christina Lammer (2020, 48) heraus, dass eine intersektional ausgerichtete Narratologie, „in den Blick nehmen kann, wie Identitätskategorien verschränkt werden". Hier schließt sie an Vera Nünning und Ansgar Nünning an (2014, 34), die als Ziel einer geschlechtertheoretischen Narratologie die Analyse von „Fragen nach

---

ringschätzung und Angriff. In diesem Zusammenhang betont Mecheril (1994, 108), dass gerade das Anerkennen von Rassismuserfahrungen sehr wichtig ist, um die Erfahrungen der Betroffenen nicht zu diskreditieren oder zu verharmlosen.

narrativen Konstruktionen von Differenz und nach dem Zusammenhang zwischen Narration und unterschiedlichen Differenzkategorien" herausstellen. In der Untersuchung von Erzähltexten können hierbei unterschiedliche narratologische Kategorien in den Blick genommen werden. Lammer fokussiert in ihrer Analyse so „die Figurenkonstellationen und Selbst- und Fremdzuschreibungen, die erstens anhand intersektionaler Kategorien zu erfassen sind und woraus sich zweitens strukturelle Diskriminierungen und Privilegierungen in literarischen Texten ableiten." (Lammer 2020, 49) Sie interessiert sich damit primär für die literarischen Figuren und die Erzählinstanz sowie dafür, wie diese in Identitätskategorien eingeordnet werden können bzw. sich selbst einordnen. Auf eine intersektional ausgerichtete Narratologie lassen sich zudem Natascha Würzbachs Überlegungen zu einer geschlechtertheoretisch ausgerichteten Raumanalyse übertragen. Für diese sind „die verschiedenen Arten der Wahrnehmung, Beschreibung und Beurteilung von Räumen im Erzähltext [...], die geschlechterrelevante Orientierungen und Konnotationen zeigen" (Würzbach 2004, 49) zentral.[3] Diese Überlegungen lassen sich nicht nur für die textuelle *gender*-Konstruktion, sondern ebenso für andere sozial konstruierte Kategorien, wie *class* und *race*, produktiv machen.

Die folgenden Untersuchungen fokussieren vor allem die Figuren- und Raumkonstruktionen in den beiden ausgewählten Romanen. In einem zweiten Schritt erfolgt zudem die Analyse zentraler Motive und Erzählverfahren, die in einem Kontext mit der Repräsentation von Diskriminierungs- und Gewalterfahrung und Mental Health stehen.

3 Olivia Wenzel *1000 Serpentinen Angst*

Olivia Wenzels im Jahr 2020 erschienener Debütroman *1000 Serpentinen Angst* thematisiert Alltagsrassismus, Verlust und traumatische Erfahrungen aus der Perspektive einer namenlosen, queeren, Schwarzen, in Berlin lebenden Protagonistin Mitte 30. In Rückblenden und Erinnerungen beschreibt die autodiegetische Erzählerin, wie sie gemeinsam mit ihrem Zwillingsbruder bei ihrer *weißen* Mutter und ihrer *weißen* Großmutter in einem Dorf in der DDR aufwächst. Der Vater ist, bis auf sporadischen schriftlichen und telefonischen Kontakt, abwesend, da er nach der Geburt seiner Kinder in sein Heimatland Angola zurückkehrt. Während

3 Aus kulturgeografischer Perspektive stellt beispielsweise auch Katharina Walgenbach (2012, 86) eine „Wechselbeziehung [...] zwischen dem komplexen Verhältnis sozialer Ungleichheiten zueinander und der komplexen Ordnung des urbanen Raums" fest. So sind „[d]ie räumlichen Ordnungen der Stadt [...] ein Produkt der sozialen Positionierung ihrer Bewohner/innen und prägen diese gleichzeitig." (Walgenbach 2012, 86).

zwar bereits einige Einzelanalysen zu Olivia Wenzels Roman *1000 Serpentinen Angst* vorliegen,[4] bleibt eine dezidierte Betrachtung der Verhandlung von Mental Health im Roman bisher aus.

3.1 Rassistische Diskriminierung, Bedrohung und Mental Health

In Sprüngen zwischen Rückblenden und Gegenwart thematisiert die Erzählerin wiederholt diskriminierende Erfahrungen, die sie als Schwarze, queere Frau macht. Diese beginnen bereits in der Kindheit innerhalb der Familie. So nennt die Großmutter die Enkelkinder „gern liebevoll ihre Schokokrümel" (Wenzel 2022 [2020], 195)[5] und versucht, die Haare der Enkelin zu „bändigen" und zu „zähmen", „als gelte es, etwas Wildes zu bezwingen" (SE, 136). Geprägt ist ihre Kindheit und Jugend von einem Gefühl der Nicht-Dazugehörigkeit und des *Othering*. Dies führt dazu, dass die Protagonistin sich wünscht, wie die anderen Kinder zu sein (also *weiß*): „Als kleines Kind habe ich mir nichts sehnlicher gewünscht als eine Creme, eine wundersame Salbe, die ich vor dem Zubettgehen auftragen und die mich über Nacht weiß machen würde. Mich als Erwachsene an diesen Wunsch zu erinnern, erfüllt mich mit Scham und Traurigkeit." (SE, 149) Ihr Ziel ist es, „nicht aufzufallen" (SE, 257), denn dieses Auffallen ist es, dass zu Diskriminierungen und Herabwertungen führt. Die Erzählerin internalisiert die „Funktionsmechanismen der entsprechenden Ressentiments" (Hermes 2022, 304) und versucht durch die Selbstherabsetzung und das Weitererzählen der rassistischen Witze, z. B. im Vergleich ihrer Hautfarbe mit „Schokolade, Dreck oder Scheiße" (SE, 195), über diese zu verfügen. Sie nimmt ihren eigenen Körper als Störfaktor wahr, da dieser selbst in der eigenen Familie eine Abweichung darstellt:

> Wie sollte sie [die Großmutter, MF] reagieren, wenn ich sie fragen würde, ob sie sich vorstellen könnte, dass ich natürlich erstmal nichts mit von weißen Polizisten hingerichteten Afroamerikanern zu tun habe und auch nichts mit Refugees auf irgendeinem Dach in Kreuzberg, dass ich aber am Ende des Tages doch mit diesen Menschen im Alltag mehr teile als mit ihr [...], nämlich die Tatsache, einem Blick ausgeliefert zu sein, der uns [...] als das Gleiche begreift, als das Gleiche markiert, als das Nichtweiße, das Andere, als Beleg einer Idee von Hautfarben und Differenz? (SE, 81)

4 Diese Arbeiten fokussieren sich auf die narratologische bzw. sprachliche Konstruktion von Identität (Huber und Villinger 2023; Hermes 2022; Garde 2023), auf die Darstellung von Mutterschaft (Colvin 2022) sowie auf die Konstruktion von Heimat (Heger 2022), Utopie und alternativer Lebensgemeinschaften (Henschel 2022; Layne 2022, Roca Lizarazu 2021).

5 Zitate aus dieser Ausgabe werden im Folgenden unter der Sigle SE im Fließtext angegeben.

Die Erzählerin ist das Objekt dieses Blicks des *Otherings*, der sich an einer *weißen* Norm orientiert. Das Gefühl der Protagonistin, keinen Platz zu haben und nicht ‚richtig' zu sein, schreibt sich auch in ihre psychische Gesundheit ein als innere Orientierungslosigkeit und Unsicherheit.

Seit ihrer Kindheit erlebt die Erzählerin zudem die Bedrohung durch rassistische Gewalt. Dies wird beispielsweise in einer Rückblende deutlich, in der sie als Kind mit ihrem Bruder auf einen Zug wartet. Am Bahnsteig werden sie von einem Mann rassistisch beleidigt und bedroht. Niemand greift ein – „die anderen Menschen am Gleis haben sich in Schaufensterpuppen verwandelt" (SE, 269) – und erst durch das Intervenieren ihrer Mutter löst sich die Situation auf. Die Erzählerin hat während der Fahrt im Zug Angst, „dass der Mann zu uns kommen und uns etwas tun wird." (SE, 270) Diese Erfahrung schreibt sich in den Körper ein, denn „die Angst hat sich festgesetzt" (SE, 270), wie sie feststellt. Dass die Beleidigungen des Mannes, „Bezeichnungen für unseren Körper, die ich nie vergesse" (SE, 269), auch in der Gegenwart noch Auswirkungen auf die Erzählerin haben, weist ebenso auf die Effekte dieser Erfahrung hin, wie die Zeitform des Präsens.

In einer Begegnung mit Neonazis in Polen wiederholt sich diese konkrete Bedrohung als Erwachsene: „Ich war sicher, dass sie, sobald sie besoffen genug waren, zurückkommen und uns verprügeln und/oder vergewaltigen würden." (SE, 173) Neben diesen tatsächlichen Übergriffen, die die Erzählerin erlebt, ist es vor allem die omnipräsente Angst vor einem Übergriff, die sie belastet: „BIST DU SICHER? Ich bin nie sicher. Für mich ist es wahrscheinlicher, beim Spazierengehen an Brandenburger Seen von drei Nazis krankenhausreif geprügelt zu werden, als mitten in New York oder Berlin, irgendwo in der U-Bahn [...] Opfer eines islamistischen Anschlags zu werden." (SE, 85) So fragt sie sich: *„Excuse me, Sir, do you wanna murder me or do you just wanna hate me while you're swimming?"* (SE, 31), als Männer mit Hakenkreuz-Tattoos an einem Badesee in Brandenburg auftauchen. Es ist gerade „DIESE KOMBINATION AUS ANGST UND DER UNFÄHIGKEIT, ETWAS ZU SAGEN, OHNMACHT, HANDLUNGSUNFÄHIGKEIT" (SE, 31), die sie bestimmen und die Auswirkunken auf ihr psychisches Befinden haben. Die titelgebende Angst begleitet sie durch ihr gesamtes Leben und leitet ihre Wahrnehmung: „Ich rechne die ganze Zeit mit allem, bin alarmbereit, versuche, die Gesichter der anderen abzuwehren, schwitze, zu viele Blicke." (SE, 150) Auch wenn die Erzählerin angibt, bisher keinen gewalttätigen Übergriff erlebt zu haben, sind es gerade „DIESE GESCHICHTEN, IN DENEN DIR FAST ETWAS PASSIERT, ABER LETZLICH DOCH NICHT" (SE, 270), die zu einer ständigen Belastung und Angst führen (vgl. auch Layne 2022, 41). So kann, wie die Erzählerin meint, „[d]ie Angst vor manchen Realitäten [...] schlimmer sein als diese Realitäten selbst" (SE, 86). Die Angst vor einem Übergriff ist damit allzeit präsent, wie sich auch im Buchtitel *1000 Serpentinen Angst* ausdrückt. Die Erfahrungen von Ausgrenzung und Rassismus, die die Erzählerin im

Laufe der Handlung ansammelt, prägen sie maßgeblich. So hat sie „vermutlich ein besseres Gespür dafür, wann sich Gewalt anbahnt als andere Menschen" (SE, 287) und reflektiert beispielsweise explizit über die Verbindung von Diskriminierung und Krankheit anhand des *John Henryism-Syndrom*, „das Menschen befallen kann, die wiederholt seelischem und körperlichem Stress durch Diskriminierungen wie Rassismus ausgesetzt sind" (SE, 168).

Das zentrale Ereignis in der Vergangenheit der Erzählerin ist jedoch der Suizid des Zwillingbruders mit neunzehn Jahren, den sie als traumatisch erlebt. Ihr Bruder springt vor einen Zug, während die Erzählerin sich Snacks an einem Bahnhofsautomaten holt. Dieses Erlebnis führt zu einer Verschärfung der Orientierungslosigkeit und Unsicherheit, die Erzählerin hat Schuldgefühle, der plötzliche Verlust des Bruders schreibt sich als Leerstelle ein: „Ich warte immer noch darauf, dass er zurückkommt. Dass er sein Leben an der Stelle fortsetzt, an der es aufgehört hat. Ich warte immer noch darauf, dass dieses Gefühl endlich aufhört." (SE, 86) Mit ihm verliert die Protagonistin auch die einzige Person, die aufgrund ähnlicher rassistischer Erfahrungen ihre Gefühle nachempfinden konnte.

Die bedrohliche Außenwelt und das Gefühl der Orientierungslosigkeit führen bei der Erzählerin schließlich zu einer sich steigernden Angststörung. Diese äußert sich in wiederkehrenden Panikattacken (SE, 59): „Plötzlich kriege ich Herzrasen [...]. Seit Wochen dieses Herzrasen, immer öfter vor allem nachts. Ich habe mir angewöhnt, vor dem Einschlafen zwanghaft auf meinen Herzschlag zu lauschen. Vor Jahren meinte ein Arzt, Herzrasen habe oft psychische Ursachen, Angst. Wovor?" (SE, 48) Zudem hat sie zunehmend Schlafstörungen (SE, 131). Die Angst schreibt sich hier deutlich in den Körper ein:

> Zu viele intensive Gefühle, die ich nicht kenne, die mich überrennen, zu viel von allem. Angst vor dem Einschlafen, obsessive Gedanken vor dem Einschlafen, Herzrasen, Schlaflosigkeit, Grübeln, Angst vorm Grübeln, Kreislaufprobleme, Angst vor der Angst, immer weniger Schlaf, schließlich Angst vorm Einschlafen, immer mehr Angst, in allen möglichen Situationen, zunehmend auch im Alltag, zunehmend auch vor Menschen. (SE, 150)

Die Erzählerin empfindet eine allseitige Bedrohung vor Auslöschung, sie ist „außer [sich]" und verletzt sich durch wiederholte Schläge auf den Nacken selbst (SE, 151). Burhan, ein Freund der Erzählerin, „der seit kurzem als Psychoanalytiker arbeitet" (SE, 131), diagnostiziert eine Angststörung bei ihr und drängt darauf, sich professionelle therapeutische Hilfe und medikamentöse Unterstützung zu suchen. Die Protagonistin sucht einen Psychiater auf, der ihr Psychopharmaka verschreibt (SE, 150), die sie zunächst jedoch nicht einnimmt aufgrund ihrer Angst vor Nebenwirkungen (SE, 143, 159). Erst auf Drängen Burhans, bei dem sie mittlerweile übernachtet, da sie sich aufgrund ihres labilen Zustands nicht allein in ihrer Wohnung aufhalten kann, nimmt sie das Medikament, was ihren Zustand zunächst verbessert: „Ich schlafe vierzehn Stunden, am nächsten Tag sechzehn. Eine große, freundliche Nacktschnecke schmiegt sich in meinen oberen Hinterkopf. [...] Das Herzrasen, die Unruhe, das Grübeln, die Angst – alles wird flacher mit jeder Woche." (SE, 165) Burhan macht jedoch deutlich, dass „eine Therapie [...] unumgänglich" sei (SE, 186).

Die Versuche der Protagonistin, eine psychotherapeutische Behandlung zu finden, scheitern zunächst, da sie auch hier weiteren rassistischen Diskriminierungen ausgesetzt ist. Als sie beim ersten Therapeuten ihre Vermutung schildert, dass ihre „Angst ja auch mit dem Anstieg rechter Gewalt und Gesinnungen in der Öffentlichkeit zusammen[hängt]", da dies Erinnerungen an ihre Kindheit wecke (SE, 186–187), geht dieser auf ihre Ausführungen nicht ein. Die Erzählerin fühlt sich sichtlich unwohl, „als würde [sie] in Plateauschuhen aus Stahl auf immer dünneres Eis hinausschlurfen." (SE, 187) Die Antwort des Therapeuten verharmlost ihren Zustand und diskreditiert ihre Erfahrungen: *„Sie fühlen sich zerrissen zwischen den Kulturen. [...] Mein Therapieangebot richtet sich ja eher an Menschen, die von der Vergangenheit belastet sind ... Ich denke deshalb, dass ich Ihnen mit meinem Angebot nicht helfen kann. Und ihre Fragen sind ja im Grunde nicht therapeutisch zu klären."* (SE, 189) Damit „steht der erste Therapeut paradigmatisch für diejenigen, die die Relevanz der Vergangenheit für das gegenwärtige Problem rassistischer Vorkommnisse leugnen" (Heger 2022, S. 353). Nach dieser Erfahrung kommt es zu einer Verschlechterung ihres psychischen Zustands. Sie hat Panikattacken, hat Angst zu schlafen und hat Suizidgedanken:

> Mein Herz rast seit Stunden, ich gucke Serien, esse Chips und Kakaopulver mit dem Löffel; nach draußen gehen, [...] ist keine Option, Essen bestellen auch nicht niemand darf mich sehen. Falls ich mich in den Schlaf fallen ließe, nachts, könnten die Schatten mich kriegen. Immer wieder lese ich im Internet Abschiedsbriefe von Unbekannten, denen der Suizid geglückt ist [...]. Beim Gang zum Klo knote ich den Froteegürtel meines Bademantels um den querlaufenden Balken meines Hochbetts, testweise. (SE, 191)[6]

Gefolgt wird dieser erste Therapieversuch von Sitzungen mit einer zweiten Therapeutin, deren internalisierter Rassismus sich ebenfalls nach einiger Zeit offenbart (SE, 194). Nach diesen Erfahrungen sucht die Erzählerin im Internet nach „Therapeut*innen of colour" (SE, 198), erhält aber keine Ergebnisse, was auf die rassistische Diskriminierung auch innerhalb der medizinischen Versorgung verweist. Erst durch die Vermittlung einer Freundin findet die Erzählerin eine The-

6 Die Relevanz dieser Suizidgedanken wird herausgestellt, wenn die Erzählerin, als es ihr besser geht, rückblickend über das Nichtvollziehen des Suizids reflektiert: „Die Vorstellung, wie der breite, frottierte Gürtel des Bademantels sich um meinen Hals legt. Wie er mich davor bewahrt, abzustürzen in ein unbekanntes Nichts [...]." (SE, 203).

rapeutin, die ihre Angststörung ernst nimmt. Die Therapie scheint zu helfen, sodass es Schritt für Schritt zu einer Verbesserung ihres Gesundheitszustands kommt. Zu dieser Verbesserung trägt maßgeblich auch ihr soziales Netzwerk bei, das als Bezugspunkt zentral für die Erzählerin ist: Die Freund*innen „sind mein Netz, ohne sie gehe nichts“ (SE, 187).

Als wirklicher Wendepunkt, beinahe Konversion, erscheint jedoch die ungeplante Schwangerschaft der Erzählerin. Zwar überlegt sie anfangs noch, eventuell einen Schwangerschaftsabbruch durchzuführen (SE, 233, 264), von dieser Möglichkeit weicht sie jedoch nach und nach ab. So berichtet sie, dass sie sich „weicher als sonst fühlt, irgendwas scheint sich zu lösen“ (SE, 282). Ein Sturz an einem Flughafen führt schließlich zur vollständigen Wendung und erscheint als transformativer Moment:

> während des Sturzes wirst du dich für einen glühenden Moment so sehr um alles in deinem Bauch sorgen, dass es keinen Sauerstoff mehr gibt. [...] Du wirst in diesem Moment mit radikaler Klarheit wissen, dass du das Kind bekommen wirst, bekommen musst [...]. Dass du fähig sein wirst, es zu lieben, mit der Art von Liebe, die du für deinen Bruder bereithältst. [...] dass das nicht seinen Platz halbieren wird, sondern vielleicht etwas in dir verdoppeln oder ausbreiten oder heilen. Etwas, das damit einhergeht, eine neue, gesunde Angst in dein Leben zu lassen [...]. (SE, 336–337)

Ihre lähmende Angst wendet sich zu einer Sorge um das Kind, die sie jedoch als wertvoll erfährt. Die Erzählerin scheint nun ein Lebensziel zu haben, die Sorge gibt ihr Lebenskraft (Colvin 2024, 79). Diese Schwangerschaft stellt zudem ein verbindendes Moment zwischen Erzählerin, Mutter und Großmutter dar, die alle drei jeweils unterschiedliche Diskriminierungen erfahren haben: die Großmutter als ledige Schwangere und später geschiedene Frau, die Mutter als Punkerin und in der DDR Verfolgte und die Tochter als Schwarze queere Frau: „Ich glaube, ich weiß jetzt, was es bedeuten kann, wie meine Mutter zu fühlen. Wie es sein kann, sich selbst unhaltbar ausgeliefert zu sein.“ (SE, 180) So weiß sie, dass es auch bei ihnen „Verletzungen gab, zu allen Zeiten. Der Würde, des Stolzes und der Körper.“ (SE, 184) Mit dieser Verbindung der familiären Erfahrungen konstruiert der Roman, so auch Huber und Villinger (2023, 155), „eine Geschichte weiblicher Genealogie“.

Einerseits wird durch die Stilisierung der Schwangerschaft ein traditionelles Bild der weiblichen Bestimmung als Mutter aufgerufen. Andererseits wird dies dadurch durchbrochen, dass die Erzählerin das Kind nicht mit dem Vater, sondern mit ihrer (Ex-)Freundin Kim aufziehen möchte, so dass in diesem queeren Entwurf von Familie und Sorgearbeit ein alternatives Bild gefunden wird: *„Trotzdem will ich jetzt nicht so happy Hetero-Kernfamilie spielen.“* (SE, 315) Es wird hier eine alternative queere Ersatzfamilie konstruiert, die auch die zerbrochene biologische Familie ersetzt. Zugleich stellt die Erzählerin die Stilisierung ihrer Schwangerschaft selbst in Frage, wenn sie meint: „WÄRST DU ENTTÄUSCHT, WENN SICH MEINE SCHWANGER- UND MUTTERSCHAFT ALS ECHTE, VÖLLIG ‚UNAMBIVALENTE' LÖSUNG FÜR ALL MEINE PROBLEME HERAUSSTELLEN WÜRDE?" (SE, 341) In der Stilisierung von Schwangerschaft und Mutterschaft als Wendepunkt bleibt der Roman damit ambivalent. Während Henschel (2022, 286) das Ende als Verwirklichung einer queeren Utopie liest, weist Roca Lizarazu (2024, 81) auf die potenziellen Rassismuserfahrungen hin, die das Kind zukünftig machen könnte. Mit der Schwangerschaft sind zudem nicht alle Probleme aufgelöst (Hermes 2022, 305), denn die Erzählerin ist nicht plötzlich angstfrei, den strukturellen Diskriminierungen ist sie weiterhin ausgesetzt. Allerdings hat sich ihr Umgang mit diesen verändert, da sie sich nun handlungsfähig und nicht mehr ohnmächtig fühlt. Dies zeigt sich im Roman auch, wenn die Erzählerin eingreift, wenn ein junger Mann in einem Bus rassistisch diskriminiert wird (SE, 285–287), eine Situation, bei der sie früher stumm geblieben ist und versucht hat, möglichst unauffällig zu sein.

3.2 Ästhetik der Angst und Orientierungslosigkeit

Die Verhandlung von Angst und Orientierungslosigkeit und damit die psychische Krise der Protagonistin spiegelt sich auch auf *discours*-Ebene in den Erzählverfahren wider. So finden sich Erzählschlaufen und Sprünge zwischen Erzählgegenwart und Vergangenheit. Auch dies lässt sich mit dem Romantitel in Verbindung bringen und „als serpentinenartiges Erzählverfahren beschreiben" (Huber und Villinger 2023, 134). Ihre Suchbewegung spiegelt sich somit auch in der Struktur des Textes wider. Die Non-Linearität der Handlung bezieht sich sowohl auf die Raum- als auch auf die Zeitdarstellung: Ortswechsel und Zeitsprünge sind konstitutiv. Gegenwärtige Erlebnisse stehen neben Rückblenden, Erinnerungen und Gedankenspielen und werden durch Wechsel in der Zeitform angezeigt.[7] Diese narratologische Orientierungslosigkeit wird von der Protagonistin zugleich reflektiert: „ICH GLAUBE, ICH VERRENE MICH GERADE WIEDER. […] ICH BIN NICHT GUT DARIN, EINER ROTEN LINIE ZU FOLGEN, ODER?" (SE, 333) Dem Roman ist außerdem ein zirkuläres Kreisen um die immer gleichen Fragen und Sorgen inhärent, was die Erzählerin ebenfalls kommentiert: „ZIEMLICH REDUNDANT DAS GANZE" (SE, 270). Diese Redundanz lässt sich als eine Verdeutlichung der kreisenden Angstgedanken lesen.

---

7 Sarah Colvin (2022, 143) sieht in den verschiedenen Zeitebenen, die der Text aufmacht, eine ästhetische Strategie des Widerstands gegen hegemoniale Ordnungen, die alternative Bedeutungen erkundet.

Ein weiteres zentrales Verfahren ist die *snap-shot*-Ästhetik im Roman. Der Roman ist in die drei Abschnitte „points of view", „picture this" und „fluchtpunke" aufgeteilt – damit werden explizit Begriff der medial-fotografischen Darstellung aufgegriffen und zugleich die Rolle der Erzählperspektive herausgestellt. Durch das Einbinden von Erinnerungsfragmenten und das wiederholte Thematisieren von Fotografien wird die Fragilität der Protagonistin unterstrichen. Wie die Versatzstücke des Textes scheint auch sie durch ihre Erfahrungen und den Suizid ihres Bruders in Fragmente zersplittert, die sie erst am Ende zusammensetzen kann.

Im ersten und dritten Buchteil sind außerdem wiederholt Frage und Antwort-Sequenzen integriert, in denen die Erzählerin sich selbst befragt und damit in Frage stellt:

> HAST DU JEMALS IN EINER TERRORISTISCHEN ORGANISATION MITGEWIRKT?
> Nein.
> WARST DU JEMALS TEIL EINER KRIMINELLEN ORGANISATION?
> Nein.
> [...]
> WO BIST DU GEMELDET?
> Zuhause. (SE, 17)

Diese Textstellen lassen sich zum einen als Selbstreflexion oder therapeutisches Gespräch lesen. Zum anderen erscheinen sie als Selbstverhör (Huber und Villinger 2023, 144). Anhand der kritischen Befragung der Erzählerin durch die fragende Instanz, die durch Versalien abgesetzt ist, werden nicht nur die Annahmen der Erzählerin überprüft, erschüttert und in Frage gestellt, sondern auch die der Leser*innen. Die Erzählerin reflektiert hier gleichsam über ihre privilegiertere Stellung als Schwarze Frau mit deutscher Staatsangehörigkeit (SE, 215). Das Selbstverhör wirkt drohend, es ist zugleich Infragestellung und Schuldzuweisung, die internalisierte Kontroll-Instanz erzeugt Druck. Dies verdeutlicht sowohl die Selbstunsicherheit der Protagonistin als auch das Kreisen um die immer gleichen Fragen und Ängste, die durch dieses Verfahren hervorgehoben werden.

Die psychisch belastende Diskriminierung, der die Protagonistin ausgesetzt ist, zeigt sich außerdem in der Raumkonstruktion im Roman. Im öffentlichen Raum wird sie zum Objekt von Zuschreibungen entlang intersektionaler Kategorien: „*Let me explain:* 1. Öffentlich eine Banane essen als schwarze Person: Rassistische Affenanalogien [...] 2. Eine Banane essen als Ossi – die Banane als Sinnbild für die Unterlegenheit des beigen Ostens gegenüber dem goldenen Westen. [...] 3. Eine Banane essen als Frau – Blowjob, dies das." (SE, 2022 49–50) Für die Protagonistin ist ein omnipräsentes Unbehagen im öffentlichen Raum damit der Normalzustand. Auch das Reisen der Protagonistin – in die USA, nach Marokko, Polen und Vietnam – lässt sich als eine Suchbewegung lesen. Sie befindet sich in Transportmitteln –

Flugzeugen, Bussen, Zügen, U-Bahnen – und an Transitorten wie Bahnhöfen und Flughäfen. Auch hier erlebt die Erzählerin Diskriminierung; „WURDEST DU RAUSGEWUNKEN?“, fragt sie am Flughafen auf dem Weg in die USA und antwortet sogleich: „Ich werde immer rausgewunken.“ (SE, 26) Sie wird als verdächtig wahrgenommen, ihre Legitimität muss erst überprüft werden. Die wiederholte Darstellung von Transiträumen wie Bahnhöfen und Flughäfen unterstreicht hier auch die innere Heimatlosigkeit der Erzählerin, die sie psychisch belastet.

Am Bahnhof ist zudem das zentrale Motiv des Automaten verortet, das im Roman mehrmals in veränderter Form auftritt. Der Automat steht hier stellvertretend für den Ort, an dem sich die Erzählerin befindet, als ihr Bruder sich das Leben nimmt. Damit ist er als Ort eines Traumas besetzt und wird „zum Erfahrungs- und Reflexionsraum“ (Huber und Villinger 2023, 139). Explizit stellt die Erzählerin auch eine Verbindung zwischen ihrem emotionalen bzw. psychischen Befinden und dem Automaten her: „Mein Herz ist ein Automat aus Blech.“ (SE, 9) Damit wird abermals die Traumatisierung durch den brüderlichen Suizid aufgerufen, der zu einer Art Erstarrung des Herzens geführt hat, das nun einem Automaten gleicht, der auf seine mechanische Funktion reduziert ist.

Der Automat erscheint anfangs als bedrohlich und als Ort, der die Protagonistin gefangen hält: „Der Automat aus Blech kommt mir plötzlich größer vor, er setzt sich in Bewegung. Auch das Gleis […] fängt an, sich zu bewegen, der Boden um mich, der gesamte Automat, alles beginnt plötzlich zu schwingen, sogar ich selbst. Für einen Moment verliere ich die Orientierung.“ (SE, 9–10) In diesen albtraumhaften Sequenzen, die als „Passagen in Verdrängtes“ (Huber und Villinger 2023, 146) gelesen werden können, befindet die Erzählerin sich zweitweise auch innerhalb des Automaten und scheint von der Außenwelt abgeschottet und nicht erreichbar: „Ich sitze zusammengekauert im Snackautomaten. […] Ich bin mittlerweile völlig von Zellophan bedeckt […]. Mit meinem Mittelfinger male ich von innen eine Schildkröte an die milchige Scheibe. Vielleicht kann sie einer der Menschen am Bahnsteig sehen, von draußen?“ (SE, 104)

Verbunden wird dieses Gefangensein im Automaten mit einer Kindheitserinnerung an eine gefangene Schildkröte: „Mit dicker Paketschnur umwickelt, an einen ins Wasser hängenden Ast gebunden schwamm sie [die Schildkröte] manchmal stundenlang an derselben Stelle des Sees, ohne voranzukommen.“ (SE, 101) Die Schildkröte kann damit sinnbildlich für den krisenhaften Zustand der Protagonistin stehen: Wie diese steckt auch die Erzählerin in ihrer traumatischen Erinnerung fest. In einer nächsten albtraumhaften Automaten-Szene liegt die Erzählerin nackt auf den Gleisen und begegnet ihrem Bruder, der in Zellophanfolie gewickelt ist (SE, 106–107). Hier wird deutlich eine Verbindung zwischen dem Suizid des Bruders und der eigenen psychischen Krise hergestellt, wenn sich die Protagonistin in einer Position auf den Gleisen imaginiert, die ähnlich ist zu der

Position des Körpers ihres Bruders nach seinem Suizid. Im Laufe des Romans und damit im Laufe des Erzählens und der Verarbeitung der Erinnerung, wird der imaginierte Automat immer kleiner, bis er nicht mehr als Ort der Bedrohung, sondern der nostalgischen Kindheitserinnerung wirkt: „Mein Herz war mal ein großer Automat aus Blech. Er stand an einem Gleis in irgendeiner Kleinstadt, als glänzender, quadratischer Koloss. Mittlerweile ist er kleiner geworden, leichter, noch unauffälliger" (SE, 248).

Ergänzt wird das Motiv des Automaten im letzten Buchteil durch das Motiv der Kaugummiblase. Verbunden sind beide Motive dadurch, dass die Protagonistin einen Kaugummiautomaten sucht, und damit ein Relikt aus ihrer Kindheit. Am Ende findet sie wider Erwarten solch einen Automaten. Hier scheint auch das Ziel der Suchbewegung erreicht – wie im Titel „fluchtpunkte" deutlich wird (vgl. auch Garde 2023, 212). Im letzten Bild des Romans denkt die Erzählerin kaugummikauend über ihre Zukunft mit ihrem Kind und ihrer (Ex-)Freundin Kim nach, die nun *„all in"* (SE, 349) ist: *„Farewell, my friend,* denke ich und lasse los. […] Ich schlucke und hoffe, dass die Kaugummiblase meinen Atem möglichst weit forträgt." (SE, 348) Die Kaugummiblase, die zum Himmel aufsteigt, wirkt zum einen als Bild der Hoffnung. Zum anderen ist die Blase jedoch fragil und leicht zerstörbar, sodass auch das Ende in einer Ambivalenz von Hoffnung und Zukunftsangst verbleibt.

4 Jasmina Kuhnke *Schwarzes Herz*

In Jasmina Kuhnkes Roman *Schwarzes Herz* schildert eine Schwarze junge Frau und Mutter ihre Beziehung zu ihrem gewalttätigen Partner und ihren Weg, sich aus dieser Beziehung zu befreien. Durchbrochen ist die Erzählgegenwart der autodiegetischen Erzählerin von Erinnerungen an ihre Kindheit und Jugend. Anfang der 90er-Jahre wächst sie als Schwarze Tochter einer Serbokroatin und eines Senegalesen mit einem *weißen* Stiefvater, ihrem *weißen* Bruder und ihren *weißen* Großeltern in Duisburg auf. Ihren Vater lernt sie nie kennen, da er bereits vor ihrer Geburt stirbt. Als einzige Schwarze Person in ihrem Umfeld sieht sie sich nicht nur rassistischen Ausgrenzungen und Anfeindungen ausgesetzt, sondern auch klassistischen Diskriminierungen aufgrund ihrer prekären sozialen Herkunft.

4.1 Intersektionale Diskriminierung, sexualisierte Gewalt und Mental Health

Das Leben der Protagonistin ist seit der Kindheit von rassistischer und misogyner Abwertung geprägt, die sich zum einen in alltäglicher Diskriminierung, zum anderen in körperlicher Gewalt ausdrückt. Dies wird bereits im Vorwort des Romans vorweggenommen:

> Dieser Roman enthält explizite Darstellungen körperlicher, psychischer und sexualisierter Gewalt, Rassismus, Sexismus und Misogynie, diskriminierende Sprache und Beschimpfungen, chronische und psychische Krankheiten und Konsum von Alkohol und Drogen. Bitte achten Sie beim Lesen auf sich, da die Inhalte belastend und retraumatisierend sein können. Detaillierte Angaben am Ende des Buches. (Kuhnke 2021, 6)[8]

Ähnlich wie in *1000 Serpentinen Angst* kommt es auch hier bereits in der Familie zu rassistischen Äußerungen: „Dabei verletzte mich die Art, wie sie darüber [ihre Herkunft, MF] sprachen." (SH, 82) Außerdem leidet die Erzählerin unter körperlicher Gewalt durch ihren Stiefvater: „Ich erinnere mich, wie er auf mich herabblickt und mich anbrüllt. Er ist sehr groß und übergewichtig. Ich bin sehr klein und untergewichtig. Er ist erwachsen. Ich bin ein Kind. [...] Ich glaube, selbst schuld zu sein, dass man mich ablehnt, beschimpft oder schlägt. Und er schlägt fest zu." (SH, 58) In dieser Gegenüberstellung von Kind und Erwachsenem und ihrer körperlichen Eigenschaften wird das Machtverhältnis zwischen beiden und die Schutzlosigkeit der Erzählerin unterstrichen.

Die Erzählerin kann die Abwertungen als Kind nicht einordnen, was zu einer nachhaltigen Verunsicherung und auch Internalisierung rassistischer und sexistischer Ablehnung führt: „Ich glaube, selbst schuld zu sein, dass man mich ablehnt, beschimpft oder schlägt." (SH, 58) Die an sie herangetragenen Äußerungen: „Ohne mich bist du nichts" und „Aus dir wird nie was!" (SH, 7) verinnerlicht sie, wie sie wiederholt hervorhebt: „Schleichend verfestigte sich ein Selbstbild, gegen das ich nicht ankam, weil ich den Zuschreibungen von außen nichts mehr entgegensetzen konnte. Ein Selbstbild, das nicht nur sagte: Ich kann nichts, sondern auch: Ich bin nichts." (SH, 113) Dies führt dazu, dass sie die ihr erfahrene Gewalt als gegeben und sogar als verdient empfindet (SH, 134): „Ich versuchte, keine Fehler zu machen, um mich selbst nicht in Gefahr zu bringen. Meine Fehler waren die Gefahr [...]." (SH, 60)

Ihre Kindheit und Jugend ist von einem Gefühl der Nicht-Zugehörigkeit geprägt: „Ich war anders [...]. Ich war ein *mixed kid* [...]." (SH, 66) Wie die Erzählerin in *1000 Serpentinen Angst*, empfindet die Protagonistin ihren Körper als Störfaktor, sie möchte nicht auffallen und so sein wie die anderen Kinder: „Ich wollte gerne sein wie die Mädchen, die ich schön fand – meist hatten sie langes, blondes und vor allem glattes Haar. [...] Aber auf keinen Fall wollte ich so aussehen wie ich." (SH, 65) Auf dem Gymnasium, das sie als „Hölle" (SH, 85) beschreibt, ist sie rassistischer

8 Zitate aus dieser Ausgabe werden im Folgenden unter der Sigle SH im Fließtext angegeben.

Diskriminierung von Lehrer*innen und Mitschüler*innen ausgesetzt. So bekommt sie, obwohl sie als Leichtathletin trainiert, die Note 2 in Sport mit der Begründung des Lehrers, dass sie „körperlich im Vorteil" ist, denn „[i]hr habt andere Fersen als wir." (SH, 108) Sie erfährt von ihrem Umfeld keine Unterstützung und Solidarisierung. Bei einem Klingelstreich auf einem Geburtstag als Jugendliche wird sie so beispielsweise von einem Neonazi körperlich angegriffen, während ihre Mitschüler*innen weglaufen (SH, 90–91). Diese Abwertung führt dazu, dass sie sich nie „wohl oder sicher" fühlt: „Ich versuchte mit allen Mitteln, mich unterzuordnen, um Personen, zu denen ich in einem Abhängigkeitsverhältnis stand, keine Angriffsfläche zu bieten (SH, 108–109). Verschärft wird die Diskriminierung durch die Benachteiligung der Protagonistin aufgrund ihrer Herkunft „aus dem Brennpunkt" (SH, 134), die wie die Erzählerin hervorhebt, (mit)bestimmend für ihren weiteren Bildungsweg ist. Sie wechselt mehrmals die Schule, bis sie zur Hauptschule kommt. Selbst als sie durch die in ihrer Jugend aufkommenden Hip-Hop-Kultur neue Freundschaften schließt und an Selbstbewusstsein gewinnt, „blieb die ganze Zeit diese Unsicherheit, ob sie mich um meinetwillen mochten oder ob sie nur das mochten, was ich mit meiner Hautfarbe für sie symbolisierte. [...] Überall fühlte ich mich allein." (SH, 104) Die erfahrene Mehrfachdiskriminierung führt damit auch zu einem grundlegenden Gefühl der Einsamkeit und Isolation.

Eine weitere einschneidende psychische Krise erfährt die Protagonistin zudem durch eine nicht näher benannte chronische Autoimmunerkrankung, die im Jugendalter ihren Traum von einer Karriere als Leichtathletin verhindert: „Ich geriet immer schneller an meine Grenzen. Erst körperlich und irgendwann auch seelisch. Der einzige Halt, den ich im Leben hatte, wurde mir genommen. [...] Mein instabiles Selbstbewusstsein wurde zerstört." (SH, 133) Ihr psychischer Zustand verschlechtert sich weiter während ihrer ersten Beziehung als Teenagerin. Auch innerhalb dieser ist sie rassistischer Diskriminierung und bereits sexueller Gewalt ausgesetzt. Ihr Freund nennt sie „sein ‚kleines Äffchen'" (SE, 146) und verletzt sie während des Geschlechtsverkehrs (SH, 146). In der Beziehung nimmt sie hin, dass ihr Freund andere Sexualpartnerinnen hat und hält trotz des missbräuchlichen Verhaltens an der Beziehung fest. Auch hier ist sie der Überzeugung, dass sie diese gewaltwolle und erniedrigende Behandlung verdient hat (SH, 148). Sie flüchtet sich zunehmend in den Konsum von Alkohol und Drogen, bis sie während eines Blackouts beinahe einen Herzstillstand erleidet. Dies führt abermals zu einer drastischen Verschlechterung ihrer mentalen Gesundheit, sie hat Panikattacken und entwickelt eine Angststörung:

> Danach kam die Panik. Ein Jahr lang habe ich das Haus kaum verlassen, bin nur zwischen der Wohnung meines Freundes und der meiner Mutter gependelt. Ich konnte nichts essen, nichts trinken, das nicht jemand vorgekostet hatte, dem ich vertraute. Ich konnte kein Klopapier

> anfassen. Keine Lappen, Keine Flüssigkeiten, Keine Stoffe, Keine Pflanzen. Keine Zahnpaste. Keine Türgriffe. Um es kurz zu machen: Ich konnte nichts mehr, ohne Angst zu haben, vergiftet zu werden. (SH, 147–148)

Nach mehreren Jahren kommt es zur Beendung der toxischen Beziehung. Die darauffolgende Zeit, bis sie ihrem späteren Partner begegnet, wird von der Erzählerin nur punktuell beschrieben. In dieser neuen Beziehung erfährt die Protagonistin eine drastische Verschärfung der misogynen und rassistischen Abwertung. Hier leidet sie zum einen unter emotionaler Gewalt: Ihr Partner isoliert und beleidigt sie, er stellt ihre Wahrnehmung in Frage und macht sie lächerlich. Zum anderen erlebt sie körperliche Misshandlungen und sexuelle Gewalt: Ihr Partner wirft Gegenstände nach ihr, schlägt, tritt und würgt sie und demütigt sie während des Geschlechtsverkehrs. So wie sie bereits in der Kindheit versucht, keine Fehler zu machen und unauffällig zu sein, ordnet sie sich auch hier unter. Aus Angst vor ihrem Partner leistet sie lange Zeit keinen Widerstand, auch weil sie die Diskriminierungsstrukturen internalisiert hat: „Ich beuge mich seinem Willen. [...] Ich gehe immer wieder den Weg des geringsten Widerstands. [...] Trotz der Schwangerschaftshormone, der Überforderung, Überlastung und Übermüdung versuche ich, nicht ‚wie eine Bitch rumzuzicken'." (SH, 110) Auch hochschwanger putzt, wäscht, bügelt und versorgt sie ihre zweijährige Tochter bis zur Erschöpfung, „damit nicht das passiert, was dann doch wieder passiert." (SH, 156–157) Die Erzählerin reflektiert in diesem Kontext auch über die intergenerationale Weitergabe von häuslicher Gewalt: „Wie ein Wurm, der sich die durch die Darmwindungen zieht und von innen heraus dem Körper und der Seele alle Kraft raubt, so zog sich ein Gefühl der Wertlosigkeit durch die Leben meiner Vorfahrinnen." (SH, 74)

Infolge der täglichen Gewalterfahrung entwickelt sie starke Symptome der Angst und Niedergeschlagenheit. Sie ist zunehmend von sich selbst entfremdet und erfährt die Beziehung in der Aufopferung für ihren Partner als Verlust des eigenen Selbst. Sie ist „sein Beutetier" (SH, 11) und fühlt sich „winzig klein und mutterseelenallein" (SH, 44). Die Gewalt und Abwertung haben gleichermaßen Einfluss auf ihre psychische und körperliche Gesundheit: „Mein Körper und meine Seele sind ausgezehrt. [...] Ich bin so chronisch übernächtigt, zwischen permanenter Kraftlosigkeit, Verzweiflung und Hysterie. Ich bin so erschöpft, dass ich jeden Schicksalsschlag, und sei er noch so einschneidend, hinnehme und mich ergebe." (SH, 9–10) Die Erzählerin hat Herzrasen und Übelkeit, der psychische Zustand schreibt sich auch in den Körper durch einen starken Gewichtsverlust ein: „Ich übergebe mich, weil mein Körper nicht akzeptieren mag, was mein Kopf längst weiß: dass ich hoffnungslos verloren bin. Ich sehe meine ausgezehrten Arme, meinen eingefallenen Brustkorb." (SH, 45) Ihr körperlicher Zustand verschlechtert sich durch die Schwangerschaften und die Zeit nach der Geburt, in der sie weiterhin körperliche schwere Arbeiten ausführt und sich nicht ausruhen kann (SH, 57). Auch hier wirken abermals internalisierte misogyne Zuschreibungen: „Ich tat es, weil es das war, was eine anständige und fleißige Frau tut. Sie ruht sich nicht auf einer Schwangerschaft aus, sie packt mit an. Sie ist der Kitt, der die Familie zusammenhält." (SH, 130) Im Roman erfolgt zwar keine ärztliche Diagnose, der Zustand der Protagonistin wird in den Triggerwarnungen am Ende des Buchs sowie von der Erzählerin selbst jedoch als Angststörung bezeichnet und als Erkrankung markiert, die sie „vollkommen im Griff" hat (SH, 143). Die psychische Krise äußert sich schließlich auch in Suizidgedanken. So denkt die Erzählerin, als sie während ihrer ersten Schwangerschaft an einer Lungenentzündung erkrankt: „Sollte mein Kind das nicht überleben, will ich es auch nicht […]." (SH, 150) Diese Suizidgedanken treten abermals während ihrer zweiten Schwangerschaft auf, als sie vor ihrem Partner im Auto flieht und durch einen Sturm fährt: „Vor mir kracht ein gewaltiger Ast auf die Fahrbahn, und ich denke: Wenn ich jetzt einfach weiter geradeaus fahre […] dann kann er mir und dem Baby nie wieder etwas anhaben." (SH, 142)

Die zweite Schwangerschaft und die Sorge um ihre Kinder stellen jedoch einen deutlichen Wendepunkt für die Protagonistin dar: „Es veränderte mich nachhaltig, von dem Moment an, als ich die kleinen Würmchen zum ersten Mal in meinen Armen hielt. Ich wusste ich würde alles für sie geben – und noch mehr." (SH, 143) Während der Geburt des zweiten Kindes wird sich die Protagonistin so ihrer eigenen Kraft bewusst: „irgendwo in mir wächst dieses Gefühl, dass ich Kraft habe, eine unbändige Kraft." (SH, 112) Nach der Geburt des Kindes wechselt die Angst vor ihrem Partner so zur Wut, die in ihr die Handlungsmacht weckt, ihren Partner zu verlassen: „Und während er mit seinem Arm das Geschirr vom Tisch […] fegt, keimt in mir dieses Gefühl auf. […] Ich habe keine Angst. […] Da ist nur noch Wut. Keine Angst. […] Jetzt gehe ich zu ihm […] und sage: ‚Ich gehe, und du wirst mich nicht aufhalten.'" (SH, 159–161) Mit dieser Darstellung der Geburt des Kindes als Wendepunkt kommt es, in noch stärkerer Form als in *1000 Serpentinen Angst*, so auch zu einer Überhöhung und Idealisierung von Mutterschaft. Damit zeigt sich zwar zum einen eine „Idyllisierung der Institution Familie" (Steinmayr 2022, 231), zum anderen wird jedoch der Kernfamilie eine Absage erteilt, wenn sich die Erzählerin (zunächst) als Alleinerziehende und Selbstständige imaginiert und nicht um jeden Preis an der heteronormativen Zweierbeziehung festhält.

4.2 Ästhetik des Selbstverlusts und Narrativ der Selbstermächtigung

Besondere Bedeutung hat im Roman zunächst die Verbindung von intersektionaler Gewalt und Raum. Das elterliche Haus ebenso wie das Haus, das die Erzählerin zusammen mit ihrem Partner bewohnt, sind Orte der emotionalen und körperlichen Gewalt, in denen sie nicht sicher ist. Einzige Ausnahme ist hier die Wohnung der Großmutter, bei der die Protagonistin in der Kindheit ihre Ferien verbringt und der als ansatzweise idyllischer Kindheitsort erscheint (SH, 76). Auch der öffentliche Raum stellt für die Erzählerin einen bedrohlichen Ort dar, in dem sie Diskriminierungen ausgesetzt ist – besonders deutlich wird dies in der Beschreibung der Schulzeit. Der einzige Raum, an dem sie ein Gefühl der Selbstermächtigung verspürt, ist auf der Laufbahn (SH, 37–38), etwas, das ihr durch ihre chronische Erkrankung ebenfalls genommen wird. Während der private Raum im Laufe des Romans immer mehr zum Ort der Bedrohung, Gewalt und Isolation wird, rückt der öffentliche Raum, an dem die Protagonistin so gut wie keine Teilhabe mehr hat, in den Hintergrund. So ist es am Ende gerade das Nach-Außentreten in den öffentlichen Raum, unter anderem über Social Media (SH, 173), das als Schritt der Emanzipation und Befreiung gelesen werden kann.[9]

Der Roman ist sowohl in den Analepsen in die Vergangenheit, die mit der Geburt der Erzählerin beginnen, als auch in den Kapiteln, die die gegenwärtige Beziehung mit ihrem gewalttätigen Partner beschreiben, linear erzählt. Im Wechsel des Erzählens von Kindheit und Jugend, in der die Erzählerin Diskriminierung und Gewalt erlebt hat, und der Gegenwart als Erwachsene, konstruiert der Roman einen Kausalzusammenhang und eine Erklärung, wie die Protagonistin in die Beziehung gerät und warum sie über mehrere Jahre in dieser verbleibt. Wie die Leser*innen durchlebt auch die Erzählerin einen schrittweisen Erkenntnisprozess, der zu einer Lösung aus der Partnerschaft führt, und an dessen Ende sie einen Text schreibt, der anderen Betroffenen helfen soll. In dieser linearen Konstruktion ähnelt der Roman im Aufbau typischen *Victim-Survivor*-Narrationen, in denen die Krise (Missbrauch und/oder sexuelle Gewalt) überstanden bzw. überlebt wird und hieraus ein Erkenntnisgewinn oder Perspektivwechsel erfolgt (vgl. exemplarisch Serisier 2021; Pollino 2023).

Der Roman enthält neben den 58 Kapiteln, in denen im Wechsel von Gegenwart und Vergangenheit die Gewalt- und Diskriminierungserfahrungen geschildert werden, eine Inhaltswarnung am Buchanfang, ausführliche Triggerwarnungen am

---

9 Auch in diesem Kontext zeigt sich, wie das Schreiben und öffentliche Sprechen zu Praktiken der Selbstermächtigung und Selbstbildung als aktives Subjekt werden.

Buchende sowie zwei Vorworte mit den Titeln „Was es ist" und „Sex-Tape". In diesem Peritext werden, neben der Setzung von autobiografischen Markern, zum einen die Themen des Romans vorweggenommen und eine deutliche Verbindung von Gewalterfahrung und den Auswirkungen auf die psychische Gesundheit hergestellt. Zum anderen wird im Vorwort „Was es ist" die politische und solidarische Funktion des Textes hervorgehoben: „Ich möchte zeigen, was Rassismus mit Menschen machen kann, wohin Misogynie führen kann. Ich schreibe, um anderen Frauen Hoffnung zu geben [...]. Ihr, die unterdrückt werdet, deren Seelen und Herzen schwarz sind: In euch steckt so viel Kraft." (SH, 7)[10]

Hier wird bereits das zentrale Motiv des Romans aufgerufen: das titelgebende Herz. Dieses Motiv steht stellvertretend sowohl für die Identität der Erzählerin als Schwarze Frau als auch für ihren psychischen Zustand. Im Titel *Schwarzes Herz* ist so einerseits die Bedeutung ihres Schwarz-Seins für ihre Identität hervorgehoben. Andererseits wird damit auch auf ihre Mental Health-Krise referiert, das Herz ist schwarz von Sorge, von Angst und von selbstzerstörerischen Gedanken. Das Motiv des Herzens tritt im Roman so auch in den Momenten auf, in denen sich der krisenhafte Zustand der Protagonistin ausdrückt: „Mein Herz ist schwer. Mein Herz ist schwarz. Mein Herz rast, Meine Gedanken rasen." (SH, 161) Darüber hinaus ist das Herz auch in der Beschreibung der körperlichen Angstsymptome wie dem wiederholt erwähnten Herzrasen zentral. Das Motiv des Herzens wird zudem auf dem Buchumschlag aufgenommen, auf dem sich eine Schwarze Frau mit Edding ein Herz auf den Bauch zeichnet. Hier wird wiederum eine Verbindung der Schwangerschaft bzw. Mutterschaft und der emotionalen bzw. psychischen Stärke, sich aus der gewaltvollen Beziehung zu lösen, hergestellt.

Ein weiteres zentrales Motiv im Roman ist das Motiv der Scherben, das zum einen wortwörtlich im vom Partner zerbrochenen Geschirr auftritt, sowie zum anderen bildlich von der Erzählerin verwendet wird:

> Ich wollte ganz sein, nachdem ich gegangen war, aber ich wusste die zerbrochenen Teile einfach nicht mehr zusammenzusetzen. [...] Hilflos kniete ich vor dem Scherbenhaufen, der mein Leben sein sollte. Stocherte mit blutigen Fingerkuppen in den Bruchstücken, weil ich mir ständig neue Schnittwunden holte, wenn ich versuchte, sie anzuordnen. (SH, 161)

Das Bild der Scherben unterstreicht den Selbstverlust bzw. die Zerstörung des Selbst, die die Protagonistin erlebt. Verbunden wird dies im Roman auch mit dem Motiv des Kampfes, das für Krisennarrationen (seien es Krankheitsnarrationen oder *Victim-Survivor*-Narrationen) zentral ist: „Aber es ist mir gelungen, mich

---

10 Steinmayr (2021, 233) bezeichnet den Roman in diesem Kontext auch als „Literatur im Stil eines Manifests".

freizukämpfen. Es ist mir gelungen, den Scherbenhaufen, der mein Leben war, zusammenzufegen und die Bruchstücke neu zusammenzusetzen. Ich habe sie überlebt." (SH, 7) Das Schreiben stellt in diesem Zusammenhang auch ein Zusammenkitten dieser Scherben dar, im Zusammensetzen der Scherben entsteht etwas Neues, das aufgrund der erkennbaren Bruchstellen von der Krisenerfahrung zeugt und die eigene Vulnerabilität ausstellt.

Die Praktik des Schreibens ist im Roman als Prozess der Veränderung markiert und zugleich mit der Geburt des zweiten Kindes als Wendepunkt verbunden. So schenkt eine Freundin der Protagonistin ein Notizbuch mit den Worten „[v]ielleicht hilft es dir, zu dir zurückzufinden." (SH, 158) Das Schenken des Notizbuchs wird an dieser Stelle also semantisch aufgeladen und kann als Praktik der Sorge oder der weiblichen Solidarisierung gelesen werden, in ihr wird das im Gespräch der Freundinnen Unsagbare (die häusliche Gewalt) chiffriert sagbar. Das Schreiben wird für die Erzählerin einige Zeit später so auch zu einer Möglichkeit, ihre Erfahrungen sagbar zu machen und zu reflektieren: „Aber irgendwann schreibe ich auch über ihn, schreibe Sätze auf, die er gesagt hat oder gebrüllt, schreibe auf, was er tut. Und mit der Zeit gibt es kein Halten mehr. Ich schreibe, wann immer ich kann, schreibe mir alles vom Herzen, finde Worte für Gefühle, für die ich nie welche hatte." (SH, 159 – 161) Diese Schwierigkeit, das traumatische Erlebte in Wort zu fassen, zeigt sich ebenfalls nach ihrer Trennung: „Ich kann nicht sprechen, deshalb versuche ich zu schreiben. […] Und erschrecke tagsüber über das, was ich geschrieben habe." (SH, 166) Durch das Aufschreiben ihrer Gewalterfahrungen, ist es der Erzählerin möglich, einen Reflexionsraum zu eröffnen, der ihr hilft, für sich und ihre Kinder einzustehen. Das Schreiben erweist sich damit zum einen als eine Praktik der Selbstermächtigung:[11] „Ich lasse los. Und ich beginne von vorne. Schreibe mein Leben neu. […] Niemand kann mir etwas vorschreiben." (SH, 171) In dieser Doppelung von „Schreiben" und „Vorschreiben" wird abermals deutlich, wie der Stift bzw. das Notizbuch ein ‚Instrument' der Macht darstellt, das die Erzählerin nun selbst in der Hand hat. Zum anderen erweist sich das Schreiben für die Erzählerin als eine Möglichkeit, ihre Erlebnisse zu bewältigen: „Wenn ich nicht weiterweiß, wenn Erinnerungen mich übermannen, wenn ich Albträume habe, schreibe ich." (SH, 202) Indem die Erzählerin ihr Schreiben mit ihrem Überwinden der Krise verbindet, schreibt sie sich hier auch in einen *Survivor*-Diskurs ein:

> Ich bin Überlebende von rassistisch motivierter Gewalt. Ich bin Überlebende von psychischer Gewalt. Ich bin Überlebende von Mikroaggressionen, denen ich durch systemischen Rassis-

---

11 Ähnlich auch Steinmayr (2022, 232), der allerdings die ökonomische Selbstermächtigung als berufliche Selbstständige der Erzählerin kritisiert, da dieser einer Logik der Selbstoptimierung folge und Diskriminierungskategorien ökonomisch verwerte.

> mus Tag für Tag ausgesetzt bin. Ich bin Überlebende einer Gesellschaft, die misogyn ist. Ich habe häusliche Gewalt durch den Partner überlebt. [...] Ich schreibe mich frei. [...] endlich habe ich meine Stimme gefunden, und diese erhebe ich. (SH, 204)

Hier, wie auch im Vorwort „Was es ist", stellt die Erzählerin heraus, dass die Praktik des Schreibens, zunächst im Notizbuch, dann auf Social Media und schließlich im Aufschreiben ihrer Geschichte als Roman, nicht nur als Praktik der Selbstsorge und der Bewältigung fungiert, sondern das Erheben der Stimme auch ein Nach-Außen-Treten darstellt. Wie auch Robert Walter-Jochum (2023, 246) hervorhebt, kommt es hier zu einem Dreischritt von Überleben, Schreiben und „solidarische Bewegung mit anderen Betroffenen".[12] Damit verbunden kann auch der Roman selbst, als Produkt dieser Praktik, als Versuch der Selbstbildung und aufgrund der Ansprache anderer Betroffener als Sorgepraktik gelesen werden.

5 Fazit: Einschreiben von intersektionaler Gewalt in die psychische Gesundheit

Die Analyse der beiden Romane zeigt auf, wie jeweils Diskurse von Rassismus, sexualisierter Gewalt und Mental Health aufgegriffen und strukturelle Gewalt als (Mit-)Grund psychischer Krisen und Erkrankungen konstruiert wird. Dabei wird sowohl in *1000 Serpentinen Angs*t als auch in *Schwarzes Herz* eine Mehrfach-Diskriminierung dargestellt – vor allem hinsichtlich *race* und *gender.* Während die Protagonistin in *1000 Serpentinen Angst* zudem aufgrund ihrer sexuellen Orientierung und ihrer Herkunft aus Ostdeutschland marginalisiert ist, thematisiert die Erzählerin in *Schwarzes Herz* ihre soziale Herkunft als Ursache von Abwertung. In Olivia Wenzels Roman ist es vor allem der Alltagsrassismus und die Angst vor einem Übergriff sowie der als traumatisch erlebte Suizid des Zwillingsbruders, die sich auf das psychische Befinden Erzählerin auswirken. In Jasmina Kuhnkes Roman wird neben der rassistischen und klassistischen Alltagsdiskriminierungen vor allem die körperliche Gewalt, der die Protagonistin seit ihrer Kindheit ausgesetzt ist und die ihren Höhepunkt in der gewaltvollen Beziehung zu ihrem Partner findet, als prägend für die psychische Gesundheit beschrieben. Beide Romane stellen die Angst als bestimmende Emotion heraus, in *Schwarzes Herz* wird diese von der Erzählerin als Angst- und Panikstörung pathologisiert, die Protagonistin in *1000*

12 Diesbezüglich stellt Walter-Jochum (2023, 246) auch eine Verbindung mit den theoretischen Schriften Audre Lordes her, womit der Roman sich in eine Tradition des Schwarzen weiblichen* solidarischen Schreibens stellen lasst.

Serpentinen Angst behandelt ihre im Roman ärztlich diagnostizierte Angststörung medikamentös und mithilfe von therapeutischen Sitzungen. Neben der Angst beschreiben beide Erzähltexte des Weiteren Zustände, die einer Depression ähneln, beide Erzählerinnen haben zudem zwischenzeitlich Suizidgedanken. Der psychische Krisenzustand schreibt sich auch in den Körper ein, so leiden die Protagonistinnen unter Herzrasen, Schlafstörungen, mangelndem Appetit und Übelkeit.

In *1000 Serpentinen Angst* wird außerdem eine medizinische Perspektive miteinbezogen. Die Protagonistin sucht einen Psychiater auf, sie nimmt ein angstlösendes Medikament und beansprucht professionelle Unterstützung einer Psychotherapeutin. Hierbei zeigt sich, dass Gesund- und Krankschreibungen ebenfalls von struktureller Gewalt geprägt sind. So erfährt sie bei ihren ersten zwei Therapieversuchen rassistische Diskriminierung, ihr psychischer Zustand wird nicht ernst genommen, wodurch sich ihre Krise zwischenzeitlich verschlimmert. Damit findet im Roman eine Auseinandersetzung mit medizinischen Behandlungen und Strukturen statt, die die blinden Flecken und rassistischen Zuschreibungen in der medizinischen und therapeutischen Behandlung aufzeigt. Diese medizinische Perspektive wird in *Schwarzes Herz* in Bezug auf Mental Health ausgespart,[13] wodurch eine psychische Krise jenseits von medizinischen Diagnosen entworfen wird. Zugleich zeigen beide Romane auf, wie durch solidarische Beziehungen im privaten Umfeld alternative Care-Möglichkeiten geschaffen werden. Damit binden die Erzähltexte auch die Bedeutung von psychosozialen Umständen bei psychischen Erkrankungen und Krisen ein.

In beiden Romanen wird darüber hinaus eine intergenerationale Weitergabe in der Linie der weiblichen Angehörigen von Diskriminierung und Gewalterfahrung hergestellt. Auch wenn diese Erfahrungen jeweils historisch und kontextuell spezifisch sind, wird damit in gewisser Weise eine Form der weiblichen Vergemeinschaftung aufgerufen. In diesem Kontext lässt sich auch die Schwangerschaft und Mutterschaft als Wendepunkt in den Romanen lesen. Auch wenn die Stilisierung der Schwangerschaft in *1000 Serpentinen Angst* leicht gebrochen wird, ist beiden Texten doch gemein, dass die Sorge um das Kind bzw. die Kinder zu einer Zäsur führt. Olivia Wenzels Protagonistin kann nun eine Zukunft imaginieren und sich aus dem Zustand der Stagnation und Angst befreien, der sie vorher bestimmt hat. Kuhnkes Protagonistin findet durch die Geburt ihres zweiten Kindes die Kraft, ihren Partner zu verlassen, ihre lähmende Angst wendet sich zur befreienden Wut. Trotz des positiven Endes deuten beide Texte jedoch eine Fragilität dieser neuen

13 Allerdings beschreibt die Erzählerin, wie sie jahrelang auf eine korrekte Diagnose ihrer Autoimmunerkrankung wartet; hier wird damit auch angedeutet, dass sich misogyne und rassistische Diskriminierung auf die medizinische Behandlung auswirken können.

Zuversicht an. Auch wenn es zu einer Verbesserung der Situation kommt, die Diskriminierungen und die strukturelle Gewalt existieren weiter. Beide Protagonistinnen scheinen jedoch einen anderen, selbstermächtigenden, Umgang hiermit gefunden zu haben.

Auf *discours*-Ebene werden die psychischen Krisen vor allem in *1000 Serpentinen Angst* auch auf narratologischer Ebene dargestellt. So kann das serpentinenartige Erzählen als Erzählform der Orientierungslosigkeit gelesen werden. Hierzu passt ebenso die wiederholte Darstellung von Transiträumen. Der Roman kreist dabei um das zentrale Motiv des Automaten, der zudem ein Ort des Verdrängten und Unheimlichen darstellt und damit die Verletzungen und die Krise der Erzählerin an einem Ort zentriert. *Schwarzes Herz* ist hingegen trotz Wechsel zwischen Gegenwart und Vergangenheit innerhalb beider Zeitebenen linear erzählt und ähnelt im Aufbau typischen *Survivor*-Narrationen. So werden hier auch eingängige Motive wie der Kampf, das Herz und die Scherben aufgerufen, die jeweils die Verbindung von erlebter Gewalt und psychischer Krise darstellen. Traumatisches wird in beiden Romanen mithilfe von poetischen Bildern sagbar. In *Schwarzes Herz* kommt es jedoch zugleich zu einer sehr deutlichen Beschreibung der häuslichen (sexuellen) Gewalt, auf die auch in den nach- und vorgestellten Triggerwarnungen hingewiesen wird. Besondere Bedeutung erhält hier zudem die Praktik des Schreibens, die sich als Praktik der Selbstermächtigung und (Selbst-)Sorge lesen lässt.

Beide Romane können schließlich als Beispiele *par excellence* für die Kreuzung intersektionaler Kategorien, damit einhergehender Diskriminierungs- und Gewalterfahrungen und dem Einschreiben dieser Verletzungen in die psychische (und physische) Gesundheit gelten. Darüber hinaus entwerfen die Romane Möglichkeiten der Selbstermächtigung und der Gegenwehr und deuten auf einen bewältigenden Umgang mit diesen Erfahrungen hin, der wenigstens zum Teil dabei hilft, aus der psychischen Krise herauszufinden.

Literaturverzeichnis

Carter, Robert. „Racism and Psychological and Emotional Injury: Recognizing and Assessing Race-Based Traumatic Stress.“ *The Counseling Psychologist* 35.1 (2007): 13 – 105.

Colvin, Sarah. „Mothers and others in fiction by Sharon Dodua Otoo and Olivia Wenzel.“ *German life and letters* 77.1 (2024): 68 – 85.

Crenshaw, Kimberlé. „Demarginalizing the Intersection of Race and Sex: A Black Feminist Critique of Antidiscrimination Doctrine“. *The University of Chicago Legal Forum* 139 (1989): 139 – 167.

Dech, Heike. *Women's Mental Health. Soziale Ursachen von Depression in transkultureller Perspektive.* Bielefeld: transcript, 2005.

Donaldson, Elizabeth J. Hg. *Literatures of Madness. Disability Studies and Mental Health.* Cham: Palgrave Macmillian/Springer, 2018.

Fassio, Marcella. „Erzählen, Ermächtigen, Entstigmatisieren. (Auto-)biografische Verhandlungen von Migration und Mental Health in Social Media." *Fluchtlinien der Sprache(n). Migration und Sprachbewegung im Spiegel der Medical Humanities.* Hg. Katharina Fürholzer und Julia Pröll. Berlin: de Gruyter, 2023. 127–146.

Garde, Ulrike. „Die Poetik fluider Bedeutungszuschreibungen in der postmigrantischen mehrsprachigen Gegenwartsliteratur. Olivia Wenzels *1000 Serpentinen Angst* und Yael Ronens *The Situation." Mehrsprachigkeit in der Literatur. Das probeweise Einführen neuer Spielregeln.* Hg. Áine McMurtry, Barbara Siller und Sandra Vlasta. Tübingen: Narr Francke Attempto, 2023. 205–226.

Heger, Gesine. „Ist das noch realistisch, glaubhaft, echt? Zur Leerstelle des Heimatbegriffs und zum Archiv rassistischer Erfahrungen in *1000 Serpentinen Angst* von Olivia Wenzel". *Where Are We Now? – Orientierungen nach der Postmoderne.* Hg. Sebastian Berlich, Holger Grevenbrock und Katharina Scheerer. Bielefeld: transcript, 2022. 347–359.

Henschel, Denise. „Valences of the Human: Grief and Queer Utopia in Olga Grjasnowa's *Der Russe ist einer, der Birken liebt* and Olivia Wenzel's *1000 Serpentinen Angst." Seminar: A Journal of Germanic Studies* 58 (2022): 271–288.

Hermes, Stefan. „Jenseits des Schwarz-Weiss-Denkens: Intersektionale Perspektiven in aktuellen Romanen afrodeutscher Autorinnen (Jackie Thomae, Olivia Wenzel)." *Zeitschrift für deutsche Philologie* 141.2 (2022): 281–306.

Huber, Sabrina und Antonia Villinger. „Schwarz, schwanger und selten sicher. Über unheimliche Automatenszenen und serpentinenförmiges Erzählen in Olivia Wenzels *1000 Serpentinen Angst* (2020)." *Intersektionalität und erzählte Welten. Literaturwissenschaftliche und literaturdidaktische Perspektiven.* Hg. Verónica Abrego, Ina Henke, Magdalena Kißling, Christina Lammer und Maria-Theresia Leuker. Darmstadt: wbg Academics, 2023. 133–160.

Keith, Verna M. und Diane R. Brown. „Mental Health: An Intersectional Approach." *Handbook of the Sociology of Gender.* Hg. Carissa M. Froyum, Barbara J. Risman und William J. Scarborough. Cham: Springer, 2018. 131–142.

Kuhnke, Jasmina. *Schwarzes Herz.* Rowohlt: Hamburg, 2021.

Lammer, Christina. *Erinnerung und Identität. Literarische Konstruktionen in Doeschka Meijsings Prosa.* Bielefeld: transcript, 2020.

Layne, Priscilla. „'That's how it is': Quotidian violence and resistance in Olivia Wenzel's *1000 Coils of Fear." Novel. A Forum on Fiction* 55.1 (2022): 38–60.

Lee, Simon. „Social Class and Mental Health in Contemporary British Fiction." *The Routledge Companion to Literature and Class.* Vol.1. Hg. Glora McMillan. New York: Routledge, 2022. 269–280.

Mecheril, Paul. „Rassismuserfahrungen von anderen Deutschen – einige Überlegungen (auch) im Hinblick auf Möglichkeiten der psychotherapeutischen Auseinandersetzung." *Multikulturelle Gesellschaft – monokulturelle Psychologie? Antisemitismus und Rassismus in der psychosozialen Arbeit.* Hg. Iman Attia et al. Tübingen: Deutsche Gesellschaft für Verhaltenstherapie, 1995. 99–111.

Nünning, Vera und Ansgar Nünning. „'Gender'-orientierte Erzähltextanalyse als Modell für die Schnittstelle von Narratologie und intersektioneller Forschung? Wissenschaftsgeschichtliche Entwicklungen, Schlüsselkonzepte und Anwendungsperspektiven." *Intersektionalität und*

Narratologie. Methoden – Konzepte – Analysen. Hg. Christian Klein und Falko Schnicke. Trier: WVT, 2014. 33–60.

Pollino, Madison A. „Turning Points from Victim to Survivor: An Examination of Sexual Violence Narratives." *Feminist Media Studies* 23.5 (2023): 1995–2010.

Roca Lizarazu, Maria. „‚Stories one tells in dark times': Fabulation, fugitivity, and futurity in Olivia Wenzel's *1000 Serpentinen Angst.*" *The German Quarterly* 97.1 (2024): 75–92.

Schouler-Ocak, Meryam, Marion C. Aichberger, Simone Penka, Ulrike Kluge und Andreas Heinz. „Psychische Störungen bei Menschen mit Migrationshintergrund in Deutschland." *Bundesgesundheitsblatt – Gesundheitsforschung – Gesundheitsschutz* 58.6 (2015): 527–532.

Serisier, Tanya. „Reading Survivor Narratives: Literary Criticism as Feminist Solidarity. #MeToo and Literary Studies: Reading, Writing, and Teaching about Sexual Violence and Rape Culture." Hg. Mary Holland und Heather Hewett. London: Bloomsbury Academic, 2021. 43–56.

Steinmayr, Markus. „Identität, Intersektion, Intervention: Mithu Sanyals *Identitti* und Jasmina Kuhnkes *Schwarzes Herz.*" *Weimarer Beiträge* 68.2 (2022): 217–239.

Trevisan, Amina. *Depression und Biographie. Krankheitserfahrungen migrierter Frauen in der Schweiz.* Bielefeld: transcript, 2020.

Walgenbach, Katharina. „Intersektionalität als Analyseperspektive heterogener Stadträume." *Die intersektionelle Stadt. Geschlechterforschung und Medien an den Achsen der Ungleichheit.* Hg. Elli Scambor und Fränk Zimmer. Bielefeld: transcript, 2012. 81–92.

Walter-Jochum, Robert. „Politische Autor:innenschaft auf und mit Twitter. Identitätspolitik, körperliche Integrität und Meinungsfreiheit bei Jasmina Kuhnke." *Digitale Autor:innenschaft. Praktiken und Politiken schriftstellerischer Selbstinszenierung.* Hg. Paul Wolff. Bielfeld: transcript, 2023, 227–250.

Wenzel, Olivia. *1000 Serpentinen Angst.* Frankfurt am Main: Fischer Taschenbuch, 2022.

WHO. *Mental Health.* http://www.who.int/news-room/fact-sheets/detail/mental-health-strengthening-our-response. 17. Juni 2022. (9. Juli 2025).

Winker, Gabriele und Nina Degele. „Einleitung". *Intersektionalität. Zur Analyse sozialer Ungleichheiten.* Hg. Gabriele Winker und Nina Degele. Bielefeld: transcript, 2009. 9–24.

Würzbach, Natascha. „Raumdarstellung". *Erzähltextanalyse und Genderstudies.* Hg. Vera Nünning und Ansgar Nünning. Stuttgart: Metzler, 2004. 49–71.

Alter(n) & *Disability* als Herausforderungen für die psychische Gesundheit

Marc Keller und Wouter Schrover

Diagnose Lebenssattheit?

Literarische und filmische Perspektiven auf das ‚vollendete Leben' und den ‚Altersfreitod' in den Niederlanden, Belgien, Deutschland und der Schweiz

Abstract: In several countries, ongoing debates address whether assisted suicide should be available to elderly individuals who are not (severely) ill but consider their lives complete for various reasons. A key challenge in such cases lies in distinguishing these death wishes from those that may stem from treatable mental illness, lack genuine autonomy, or are not based on unbearable and irreversible suffering. The negotiation of how to address such wishes involves not only political and societal actors, but also literature and film. This article examines how Dutch- and German-language works from the Netherlands, Belgium, Germany, and Switzerland engage artistically with the issue—including novels, novellas, autobiographical accounts, memoirs, as well as feature and documentary films. These works offer a broad spectrum of perspectives: they give narrative form to abstract concepts and invite reflection—either by fostering understanding for the decision to die or by exposing ethical ambiguities and internal tensions.

1 Einleitung

Sterbehilfe kann als die existenzielle Entscheidung schlechthin gesehen werden, da das Leben mit ihr unwiderruflich endet (Van Tongeren 2018, 79). Seit der Jahrtausendwende haben immer mehr Länder die aktive Sterbehilfe und/oder den assistierten Suizid legalisiert oder ihre Zulassung intensiv diskutiert. Jüngste Entwicklungen wie die Gesetzesverstöße in Großbritannien und Frankreich zeigen, dass die Frage ihrer Zulässigkeit zunächst im strikt medizinischen Kontext verhandelt wird, wie es für die Sterbehilfedebatten seit dem späten 19. Jahrhundert und verstärkt wieder ab den 1970er Jahren generell prägend war: Ziel ist es, Menschen mit schwerer, unheilbarer Erkrankung zu ermöglichen, ihren Leidensweg abzukürzen. Gleichzeitig zeigt sich insbesondere in Ländern, in denen Sterbehilfe bereits länger legal praktiziert wird, eine Verschiebung des zentralen Konzepts. Während auch in den Niederlanden, Belgien und der Schweiz zunächst die Beendigung eines schweren medizinischen Leidens im Zentrum der Praxis stand, wird die Debatte zunehmend durch den Wert der Selbstbestimmung dominiert. Dies gilt auch für Deutschland, wo dieser Paradigmenwechsel 2020 im

https://doi.org/10.1515/9783111591933-006

Urteil des Bundesverfassungsgerichts seinen deutlichsten Ausdruck fand, das das Recht auf selbstbestimmtes Sterben als Bestandteil persönlicher Autonomie betonte und Suizidhilfe für rechtmäßig erklärte.

Der Wandel spiegelt sich aktuell in Diskussionen über die Frage der Zulässigkeit von Sterbehilfe für betagte Menschen wider, die nicht (schwer-)krank sind, ihr Leben aber aus unterschiedlichen Gründen als abgeschlossen betrachten. In diesen Aushandlungsprozess sind nicht nur gesellschaftliche und politische Akteure involviert, sondern auch Literatur und Film. Ziel dieses Beitrags ist es, einen Einblick in die künstlerische Auseinandersetzung mit dem Thema in niederländisch- und deutschsprachigen Werken aus den Niederlanden, Belgien, Deutschland und der Schweiz zu geben – darunter Genres wie Roman, Novelle, autobiografische Erzählung, Memoiren sowie Spiel- und Dokumentarfilm. Angesichts der Materialfülle werden wir lediglich einzelne Schlaglichter setzen können. Der erste Abschnitt gibt einen Überblick über die diskursive und rechtliche Situation in den einzelnen Ländern und beleuchtet zentrale Begriffe wie *voltooid leven* (‚vollendetes Leben'), *Altersfreitod*, *Lebenssattheit* und *existenzielles Leiden*. Die anschließende Analyse gliedert sich in zwei thematische Schwerpunkte. Das erste, ausführlichere Kapitel untersucht Werke, die den hier diskutierten Sterbewunsch in seiner individuell-biografischen und sozialen Bedingtheit reflektieren und dabei teilweise Verständnis wecken, teils Bedenken formulieren. Der zweite Schwerpunkt beleuchtet anhand des psychoemotionalen Erlebens der Betroffenen, wie die Werke für die Herausforderungen einer liberalen Gesetzgebung sensibilisieren – insbesondere, wenn Sorgfaltskriterien fehlen oder nicht konsequent angewandt werden (können). Im abschließenden Fazit werden wird die vorgestellten Werke zusammenführen und kurz reflektieren, welche ethischen Perspektiven sie durch ihre unterschiedlichen Zugänge eröffnen.

2 Zentrale Begriffe und rechtliche Situation im Untersuchungsgebiet

2.1 Niederlande und Belgien

1991 veröffentlichte der Rechtsprofessor und ehemalige Vizepräsident des niederländischen Obersten Gerichtshofs, Huib Drion, in der Tageszeitung *NRC Handelsblad* einen Meinungsartikel über das Konzept des sogenannten „vollendeten Lebens". Er vertrat die Ansicht, dass die niederländische Regierung Ärzt*innen erlauben sollte, betagten Menschen tödliche Medikamente zu verschreiben, damit sie ihr Leben auf eine Weise beenden könnten, die für sie selbst und ihre Angehörigen akzeptabel sei (Drion 1992, 14). Drions Fokus lag nicht auf Personen mit unheilbaren Krankheiten, sondern auf solchen, die – obwohl sie möglicherweise an altersbedingten Beschwerden leiden – relativ gesund sind, aber das Gefühl haben, dass ihr Leben seinen Sinn verloren hat. Seine Position basierte auf der Überzeugung, dass ältere Menschen bestens in der Lage seien, selbst zu bestimmen, wann ihr Leben ihnen zu wenig zu bieten hat und sie es beenden möchten. Drions Essay rückte das Thema des vollendeten Lebens in den Fokus der Öffentlichkeit und löste eine bis heute andauernde gesellschaftliche und politische Debatte aus.

Im Jahr 2001 wurde in den Niederlanden das Sterbehilfegesetz verabschiedet. Dieses zielt in erster Linie darauf ab, aktive Sterbehilfe und Suizidhilfe für Personen zu regeln, die unerträglich und aussichtslos leiden und deren Leiden eine medizinische Grundlage hat. Zehn Jahre später formulierte die Initiativgruppe *Uit Vrije Wil* (Aus freiem Willen) – inspiriert von Drions Essay – einen Gesetzesentwurf, in dem die Konzepte *voltooid leven* (vollendetes Leben) und *lijden aan het leven* (Leiden am Leben) im Mittelpunkt standen (Peters et al. 2011). Dieser Vorschlag betonte das Selbstbestimmungsrecht älterer Menschen, deren Sterbewunsch in einem *existenziellen Leiden* gründet. Dieses Leiden – in der jüngeren medizinethischen Literatur definiert als „a distress arising from an inner realization that life has lost its meaning" (Gaignard et al. 2023, 2) – kann laut der Initiativgruppe durch den Verlust von Sinn, Unabhängigkeit oder persönlicher Würde verursacht werden (Sutorius et al. 2011, 57–58). Einige Jahre später kam eine von der Regierung eingesetzte Beratungskommission zum Schluss, dass das vollendete Leben „eine zutiefst persönliche Schlussfolgerung von Menschen ist, die meist älter sind und nach eigener Einschätzung keine positiven Lebensperspektiven mehr haben" (Adviescommissie 2016, 12, unsere Übers.). Die Kommission stellte fest, dass solche Entscheidungen auf körperlichen, psychischen, kognitiven, psychosozialen und/oder existenziellen Verlusterfahrungen basieren können. Sie unterschied zudem zwischen verschiedenen Interpretationen des Begriffs des vollendeten Lebens: Wenn das Leiden überwiegend eine medizinische Grundlage hat, fällt es unter das bestehende niederländische Sterbehilfegesetz und berechtigt zur Verabreichung tödlicher Medikamente. Fehlt eine medizinische Grundlage hingegen oder liegt kein Leiden vor, findet das Gesetz keine Anwendung (Adviescommissie 2016). Zwar wurden in jüngster Zeit Gesetzesvorschläge gemacht, um Sterbehilfe für die letztgenannte Gruppen zu regeln, sie waren bislang aber nicht erfolgreich. Ein Entwurf der liberalen Partei D66 aus dem Jahr 2020 (überarbeitet 2023), der Suizidhilfe für solche Personen ab 75 Jahren erlauben möchte, wird derzeit im Parlament diskutiert.

In Flandern, wo Sterbehilfe beim Vorliegen eines medizinischen Leidens seit 2002 legal ist, beziehen sich Diskussionen über eine Zulassung des vollendeten Lebens als Sterbemotiv häufig auf die niederländischen Erfahrungen. Dies zeigt sich auch in der Stellungnahme des Belgischen Beratenden Ausschusses für Bioethik von 2017, die sich unter anderem zur Sterbehilfe bei psychischem Leiden äußerte. Das vollendete Leben wird darin gesondert behandelt, wobei ausführlich auf die Forschung der Ethikerin Els van Wijngaarden Bezug genommen wird, die für ihre Dissertation phänomenologische Interviews mit älteren Menschen in den Niederlanden durchgeführt hat. Sie kommt zu dem Schluss, dass es beim vollendeten Leben nicht, wie es der Begriff suggeriert, um Erfüllung geht, sondern um existenzielles Leiden. Sie ist der Meinung, dass der Begriff die Ambivalenzen im Erleben der betroffenen Menschen und ihre kontinuierliche Arbeit an ihren Lebensgeschichten zu stark vereinfacht: „In real life, there is no such thing as narrative foreclosure, but rather an ambiguous attempt to foreclose a certain biographical end in which people fear losing their identity“ (zit. n. Belgian 2017, 25; vgl. Van Wijngaarden 2016).

Der Arzt und Professor Wim Distelmans, einer der wichtigsten Befürworter der Sterbehilfe in Belgien, betont den Unterschied zwischen dem Sterbewunsch aufgrund eines vollendeten Lebens und einem solchen, der auf einer Ansammlung altersbedingter Beschwerden basiert. Letzteres wird mit dem Begriff der Polypathologie gefasst und fällt als medizinisch klassifizierbares Leiden in den Zuständigkeitsbereich der Ärzt*innenschaft und damit unter das belgische Sterbehilfegesetz. Im Fall des vollendeten Lebens hingegen gibt es seiner Meinung nach „keine Berufsgruppe, die kompetent beurteilen kann, ob jemand endgültig mit dem Leben abgeschlossen hat, unerträglich leidet und daher Sterbehilfe erhalten kann“ (Distelmans 2020, 215, unsere Übers.). Ein damit verbundenes Problem betrifft das Alter, ab dem ein Leben als vollendet betrachtet werden könnte. Als wichtiges Argument für die Festlegung einer Altersgrenze von beispielsweise 70 Jahren wird angeführt, dass Menschen über diesem Alter sicherer wissen könnten, dass es für sie keine neuen Wege mehr gibt, ihrem Leben Sinn zu geben, und sie daher ein fundierteres Urteil fällen könnten. Dennoch ist jede Altersgrenze willkürlich und paternalistisch (Den Hartogh 2011, 102–103).

2.2 Schweiz und Deutschland

In der Schweiz wird der assistierte Suizid seit den 1980er Jahren durch private Organisationen praktiziert. Das Gesetz macht keinen Unterschied, ob die sterbewillige Person an einer Krankheit leidet oder nicht. Suizidhilfe wird einzig bestraft, wenn sie aus „selbstsüchtigen“ Motiven erfolgt (Strafgesetzbuch, 1937). Dennoch hat sich ebenfalls eine Praxis etabliert, die auf ein medizinisches Leiden abstellt. Näher definiert wird sie zum einen durch die Kriterien der Organisationen, zum anderen durch die Richtlinien der Ärzt*innen, die das für die Suizidhilfe verwendete Natrium-Pentobarbital verschreiben. Was das erforderliche Leiden betrifft, waren die Organisationskriterien stets liberaler als die Vorgaben des Ärzteverbandes FMH. Lange bestand die Diskrepanz darin, dass Letztere die Todesnähe der Patient*innen vorsahen, während Erstere auch ihr subjektives Leiden berücksichtigen, wie die früheren Statuten der größten Organisation, EXIT Deutsche Schweiz, zeigen, die Suizidhilfe „[b]ei hoffnungsloser Prognose, unerträglichen Beschwerden oder unzumutbarer Behinderung" erlaubten (EXIT 2013, 7). Für die Praxis maßgebend waren vor allem stets die Kriterien der Organisationen.

Aktuell besteht die Diskrepanz beim Umgang mit dem Sterbewunsch betagter Menschen ohne (schwere) Krankheitsdiagnose. Treibende Kraft hinter der Debatte war EXIT. 2008 berichtete die Organisation in ihrem Magazin unter dem Titel *Wenn die Diagnose schlicht und einfach „Lebens-Sattheit" lautet*, wie die Mitgliederversammlung „sich an ein lange gemiedenes Thema gewagt" habe: „die Freitodbegleitung von vielleicht betagten, eigentlich jedoch gesunden Sterbewilligen." Im Fokus stand damit der „Bilanzsuizid", d.h. der Sterbewunsch von Menschen, „die Bilanz über ihr Leben gezogen haben, vielleicht hoch betagt sind, aber relativ gesund" (Woodtli 2008, 4–5). EXIT prägte dafür den Begriff *Altersfreitod* und wollte ihn als „akzeptierte Möglichkeit" am Lebensende etablieren (Haegi 2008, 18) – im Bewusstsein, dass es sich um einen „Schritt über eine Tabugrenze zu einem qualitativ neuen Selbstbestimmungs-Paradigma" handelte (Fesenbeckh 2008, 7). Hintergrund war ein Bundesgerichtsentscheid von 2006, der festhielt, dass zum Selbstbestimmungsrecht jedes urteilsfähigen Menschen „das Recht [gehört], über Art und Zeitpunkt der Beendigung des eigenen Lebens zu entscheiden" (Bundesgericht 2006, 67). 2014 verankerte EXIT ihr Engagement für den Altersfreitod in den Statuten. Das mediale Echo war immens. Im Zentrum der Debatte stand die Frage, ob Suizidhilfe „nur gestützt auf eine medizinische Diagnose ausgeübt werden" dürfe oder „bei betagten Sterbewilligen nicht auch andere Faktoren" legitim wären wie „Perspektivlosigkeit", „Sinnentleerung", drohende „Pflegeabhängigkeit" oder „Autonomieverlust[…]". Da sich gerade Ärzt*innen weiter „schwer[täten]", das Medikament „ohne gravierende somatisch-medizinische Diagnose zu verschreiben" (EXIT 2013, 6), wollte EXIT vor allem auch bei ihnen lobbyieren.

Was der Altersfreitod genau umfasst, ist auch EXIT-intern nicht unumstritten. Eine frühere Definition bezeichnete ihn noch als *„Bilanzsuizid im hohen Alter* […] unabhängig vom Gesundheitszustand" (EXIT 2013, 6). Die Praxis entwickelte sich aber zur Polymorbidität: Ein Mensch muss keine schwere Krankheit aufweisen, sondern die Summe der Gebrechen „für sich selbst als unzumutbar beurteil[en]", wobei auch „psychosoziale Faktoren" berücksichtigt würden, etwa wenn er „sein Lebenswerk als abgerundet und abgeschlossen betrachtet." (Wiler 2017, 19) 2017 kam es EXIT-intern erneut zu Diskussionen, die medial hohe Wellen schlugen: Eine Gruppe stellte den Antrag, auch Betagten *ohne* Krankheitsdiagnose Suizidhilfe zu leisten. Der Vorstand lehnte ihn trotz Sympathie dafür ab, aus Angst vor Gegenreaktionen, da Gesellschaft und Ärzt*innenschaft dafür noch nicht bereit wären. Als entscheidendes Kriterium für den Altersfreitod definierte EXIT schließlich „das subjektiv unerträgliche Leiden" „im und am Alter", Suizidbegleitungen von „kerngesunden betagten Menschen" würden aber weiterhin nicht durchgeführt (Wiler 2020, 5). Die EXIT-eigene Ethikkommission hielt zudem fest, dass aus ihrer Sicht „ein subjektiv unerträgliches Leiden vorliegen [muss], das entweder durch Krankheit, durch Funktionsstörungen, durch psychosoziale Faktoren, durch ein existenzielles Leiden oder durch eine schlechte Prognose verursacht wird." (Schaber 2021, 18.) Wie das Kriterium des existenziellen Leidens zeigt, erachtet die Kommission Suizidhilfe für Gesunde als ethisch legitim. Ganz anders steht es um die Haltung des Ärzteverbands, dessen Richtlinien die „Suizidhilfe bei gesunden Personen" seit 2022 explizit für „[e]thisch nicht vertretbar" erklären (SAMW 2022, 27).

Deutschland hat diese Entwicklung gleichsam übersprungen. Langezeit bestand keine gesetzliche Regelung der Suizidhilfe, eine entsprechende Praxis wurde aber primär durch die ärztliche Berufsordnung unterbunden. 2015 verabschiedete der Bundestag das Verbot der „geschäftsmäßigen Suizidbeihilfe", das das Bundesverfassungsgericht (BVerfG) 2020 wiederum für „nichtig" erklärte. Mit Verweis auf das „allgemeine Persönlichkeitsrecht" verfügte es, dass jeder urteilsfähige Mensch ein Recht auf Suizidhilfe habe, unabhängig vom „Vorliegen einer unheilbaren Krankheit" (BVerfG 2020). Seither wird der assistierte Suizid ohne gesetzlichen Rahmen legal praktiziert, der Versuch des Bundestags, ihn zu regulieren, dauert an. Was die Frage des Sterbewunschs Gesunder bzw. Nicht-Schwerkranker betrifft, hat sich in Deutschland bereits eine entsprechende Praxis entwickelt. Bei den im Jahr 2023 von der Deutschen Gesellschaft für Humanes Sterben (DGHS 2024, 6) durchgeführten Suizidbegleitungen nannten 22 % Lebenssattheit als Sterbemotiv, gefolgt von 21 % mit Polymorbidität, als drittes folgt Krebs mit 20,8 %. *Lebenssattheit* definiert der Deutsche Ethikrat (2022, 36) als eine „Einstellung [...] dem Lebensende gegenüber", bei der „sich die Überzeugung aus[bildet], dass das Leben an ein natürliches Ende gelangt ist, dass sich keine Perspektiven und Anregungen mehr bieten". Aufgrund des weitreichenden BVerfG-Urteils ist kaum mit einem gesetzlichen Verbot von Suizidbegleitung ohne Krankheitsdiagnose zu rechnen.

2.3 Zwischen Selbstbestimmung und Pathologisierung

Das Konzept des vollendeten Lebens bzw. des Altersfreitods geht von einem rationalen Entschluss einer urteilsfähigen Person aus. Bereits im sensiblen Bereich der Suizidhilfe für Menschen mit psychischer Krankheit hat sich in allen hier betrachteten Ländern das Sorgfaltskriterium etabliert, dass der Sterbewunsch nicht Ausdruck der Krankheit sein darf, sondern freiverantwortlich gefasst sein muss. Dass sich beim Altersfreitod entsprechende ethische Fragen stellen, war EXIT von Beginn an bewusst:

> Sind Urteilsfähigkeit, Stabilität und Wohlerwogenheit bei einem solchen medizinisch indikationslosen Suizidwunsch aus Lebenssattheit zweifelsfrei gegeben? Gibt es wirklich keine Alternativen? Handelt es sich vielleicht um einen Hilfeschrei aus sozialer Vereinsamung, der nach Suizidprävention durch Vermittlung einer psychologischen Betreuung ruft? Steckt vielleicht eine behandlungsrelevante Altersdepression dahinter? (Fesenbeckh 2008, 7)

Diese Befürchtungen wurden nach der Statutenänderung auch medial laut und es wurde danach gefragt, ob nicht „[s]ubtile, aber entscheidende Differenzen zwischen dem erfüllten Gefühl von ‚Lebenssattheit' und dem Wunsch, einer sozial abgewerteten Lebenssituation mit Suizid zu entrinnen, unter den Teppich gekehrt [würden]. Nicht zu reden von den vielen Altersdepressionen" (Vögeli 2014). Diese Gefahr wurde auch aus Fachkreisen angemahnt, indem bspw. die Psychiaterin Jacqueline Minder et al. (2019) auf die hohe Prävalenz von Depressionen beim Suizid im Alter verwiesen. Allerdings wird das Argument auch in die gegengesetzte Richtung gewendet: So wurde in der EXIT-internen Diskussion darauf hingewiesen, „dass Ärzte sterbewillige Betagte oft einfach als depressiv bezeichneten, was eine Begleitung verunmöglicht" (Sutter 2017, 18 – 19). Auch der Ethiker Klaus Peter Rippe, der für EXIT ein Gutachten erstellte, erachtet „die vorschnelle Pathologisierung von alten Menschen" im Falle eines wohlüberlegten, selbstbestimmten Sterbewunsches als „despektierlich". Zwar sei zu „prüfen", ob eine Depression vorliege oder „nur gewisse Phänomene den Symptomen der Depression gleichen", wobei „einzelne Symptome nicht" genügen würden, „um von einer Krankheit oder Störung auszugehen." (Wiler 2015, 25) Der Deutsche Ethikrat (2022, 54) hält ebenfalls fest, dass „die depressiven Symptome" älterer Menschen, die ihren Lebenswillen verloren haben, „nicht vorschnell als Ausdruck einer majoren oder minoren Depression gedeutet werden [dürfen]."

In der wissenschaftlichen Literatur zum vollendeten Leben zeichnen sich laut einer Übersicht von Appel und Van Wijngaarden (2021, 7) zwei dominante Perspektiven ab: Erstens gibt es Forschende, die das Konzept aus psychopathologischer Sicht betrachten und Lebensmüdigkeit als behandlungsbedürftige psychiatrische Störung einstufen. Diese Perspektive fehlt in belgischen und niederländischen Veröffentlichungen jedoch, die stattdessen einen existenziellen Ansatz verfolgen: „These studies related the phenomenon to a lack of meaning, experiences of emptiness, or difficulties with constructing a (cultural) identity" (Appel und Van Wijngaarden 2021, 7). Mit Bezug auf die psychopathologisch orientierte Suizidforschung betont der niederländische Philosoph Govert den Hartogh (2023, 44): „[W]e should not consider death wishes [...] to constitute by themselves reasons for suspecting a mental disorder or decisional incompetence.“ Er vertritt die Auffassung, dass es Suizide gebe, die verstanden werden könnten als „a fully intelligible response to the dramatic circumstances some people find themselves in“, basierend auf einem „realistic and understandable assessment of her own present and future condition.“ (Den Hartogh 2023, 44) Weiter weist auch er darauf hin, dass wir skeptisch sein sollten „about the extent of the association between death wishes of the elderly and depressive disorders or depressive symptoms, as it is reported in the literature.“ (Den Hartogh, 277) Diese Einschätzung wird durch van Wijngaardens (2016, 121) Forschung gestützt, die aufzeigt, dass depressive Gefühle durchaus Teil eines existenziellen Leidens sein können, Suizidalität im hohen Alter die Kriterien „for clinical disorders such as depression or anxiety“ aber oftmals nicht erfülle.

Die Diskussionen über das vollendete Leben und den Altersfreitod drehen sich um die Definition und Beschaffenheit von Leiden, die psychische Gesundheit der Betroffenen, die Frage, welche Personengruppen Sterbehilfe Anspruch nehmen können, und wer befugt ist, ihre Situation zu beurteilen – Ärzt*innen, professionelle Sterbehelfer*innen oder allein die betroffene Person selbst. Wir wollen nun betrachten, wie Literatur und Film sich diesem Thema annehmen.

3 Altersfreitod und vollendetes Leben – Individuelle Lebensgeschichten und soziale Kontexte

Im autobiografischen Bericht *Ausgang. Das letzte Jahr mit meinem Vater* (2009) verhandelt der Schweizer Autor Ueli Oswald den assistierten Suizid seines 90-jährigen Vates, der nicht schwer erkrankt war. Die Resonanz war groß. Zum einen war Heinrich Oswald (1917–2008) eine prägende Figur der Schweizer Wirtschafts- und Militärgeschichte. Zum anderen lieferte das Büchlein ein Jahr, nachdem EXIT die Debatte um den Altersfreitod lanciert hatte, ein entsprechendes Narrativ. Besonders häufig zitiert wurde der Texteinstieg: *„Heute bist du deutlich geworden: Du seist lebenssatt. Nicht lebensmüde, aber lebenssatt. Das ist dein Argument dafür, deinem Leben bald ein Ende zu setzen. Wie ich dich kenne, wirst du dich nicht abhalten lassen.“* (Oswald 2009, 7) Der Sohn-Erzähler legt durch die *repetitio* von Beginn an Nachdruck auf die Metapher der Lebenssattheit, die der Vater strikt von der Lebensmüdigkeit abgrenzte. Weshalb? Der Deutsche Ethikrat (2022, 36) definiert erstere wie gezeigt als „die Überzeugung, dass das Leben ein natürliches Ende erreicht hat und keine weiteren Perspektiven oder Anreize mehr bietet“. Letztere beschreibt er dagegen als „anhaltende physische und psychische Erschöpfung.“

(Deutscher Ethikrat 2022, 36). Tatsächlich wird der Begriff der Lebensmüdigkeit „[h]äufig […] in Verbindung mit psychischen Erkrankungen, meist der Depression, verwendet." (Holderied 2019, 103–104) Sie kann in allen Lebensaltern auftreten und wird eher „als Reaktion auf Krisenereignisse" verstanden. Dagegen ist Lebenssattheit i. d. R. mit dem hohen Alter assoziiert. Sie „indiziert […] die Rückschau auf einen größeren Lebenszeitraum" und kann als „Ergebnis einer Art Bilanz am Lebensende betrachtetet werden, bei der die Person das bereits Erlebte gegen das abwägt, was sie ihrer Meinung nach in Zukunft zu erwarten hat." Dadurch eignet ihr die Vorstellung als „aktiver, selbstbestimmter und selbstbewusster Schritt in Richtung Lebensende", der sich vom „passive[n] ‚Es-gehen-lassen' der Lebensmüdigkeit" und ihren Attributen „der Lethargie und Depression" unterscheidet. In der Frage ihrer Ursache allerdings „kommen sich die beiden Begriffe wieder relativ nahe", teilen sie doch die „negative Perspektive auf das weitere Leben." Dabei liegen auch der Lebenssattheit häufig krisenhafte Ereignisse oder Entwicklungen zugrunde wie Krankheit oder Verluste. Sie lässt sich folglich nicht auf eine „positive Bilanz […] reduzieren." (Holderied 2019, 103–104) Anders als im Fall der Lebensmüdigkeit verwirft ein lebenssatter Mensch seine Existenz aber nicht grundsätzlich als sinnlos. Vielmehr äußert sich oft das „persönliche Empfinden […], so viel erlebt und erfahren zu haben", dass er nicht nur „die Grenzen eigenen Handelns", sondern auch „die Begrenztheit des eigenen Lebens" affirmativ akzeptiert. Der selbstgewählte Tod kann dann „subjektiv als Ausdruck von Freiheit interpretiert werden" (Ethikrat 2020, 58).[1]

In *Ausgang* wird der Vater als Mensch dargestellt, der auf ein erfülltes Leben zurückblicken kann, das ihm aufgrund altersbedingter Entwicklungen aber keine sinnhafte Perspektive mehr bietet. Dazu gehört der Krebstod seiner Frau, durch den die „Einsamkeit" bisweilen „unausweichlich nach ihm greift" (Oswald 2009, 12). Überhaupt macht ihm das Wegsterben seiner Generation zu schaffen, ebenso wie durch einen Blasenkatheter verursachte Schmerzen. Körperliche Einschränkungen führen zudem dazu, dass er zu vormals erfüllenden Tätigkeiten nicht mehr fähig

1 Auch der Theologe Hans Küng (1928–2021) brachte die Differenz prominent zum Ausdruck. Im letzten Kapitel seiner Memoiren *Erlebte Menschlichkeit* (2013), das nicht nur auf breites mediales Echo stieß, sondern auch im EXIT-Magazin in gekürzter Fassung nachgedruckt wurde, offenbart er, Mitglied einer Sterbehilfeorganisation zu sein, deren Dienste eines Tages zu beanspruchen er als mögliche Option sieht: „Ich lebe auf Abruf: bin bereit, noch eine Weile weiterzuleben, weiterzuarbeiten, aber bin auch bereit, jederzeit Abschied zu nehmen. Es war mir ein in jeder Hinsicht reiches Leben geschenkt. Ich bin nicht ‚lebensmüde', sondern ‚*lebenssatt*'. Im Hebräischen sind zwei Wörter zu ‚lebenssatt' zusammengefügt: ‚betagt' und ‚gesättigt'. […] Ich lasse mich nicht gehen, gehe selber den Weg, den ich für mich als richtig erkenne. Vielleicht stellt sich mir auf diesem Weg noch eine allerletzte Aufgabe, falls mir die Kraft dazu geschenkt wird. Wer weiß?" (Küng 2013, 656–657)

ist: „[D]as Schreiben, einst seine große Freude", ist ihm „zur Qual geworden" (Oswald 2009, 12). Dass er nicht grundsätzlich lebensmüde ist, zeigen seine Versuche, dem Leben nochmals Sinnhaftigkeit zu verleihen: Doch vermag weder ein Aufenthalt in einer Rehaklinik, der ihm nach dem Tod seiner Schwester und seiner Frau jeweils zu neuem Lebensmut verhalf (Oswald 2009, 35–37), noch ein Lesegerät, das ihm wieder den Zugang zu Büchern und Zeitungen ermöglichen sollte, Abhilfe zu leisten (Oswald 2009, 54–55). Auch von anhaltender Niedergeschlagenheit und Lethargie kann nicht die Rede sein. In sozialen Kontexten präsentiert er sich bis zuletzt äußerst vital. Und so hegt der Sohn wiederholt die Hoffnung: „[S]*etz dem erfüllten Leben, das dich so satt gemacht hat, noch einen obendrauf.*" (Oswald 2009, 18) Doch bleiben die positiven Episoden nur Episoden: „Seit einem halben Jahr pendelt Vater zwischen depressiven Phasen und kraftvollen, selbstbewussten Auftritten. [...] Seit Mutters Tod, seit die Gebrechlichkeit ihn nicht mehr aus ihren Klauen lässt, hat Vater diese zwei Gesichter" – als könne er sich „nicht entscheiden, wo er hingehört." (Oswald 2009, 48–54) Das Suizidvorhaben wird konkreter, als er zweimal stürzt, aber jeweils rechtzeitig gefunden und hospitalisiert wird. Bereits der erste „Sturz erschüttert Vater zutiefst", auch der zweite hat „[d]ie größte Verletzung in Vaters Bewusstsein hinterlassen: die Erkenntnis, nicht mehr Herr der Lage zu sein." (Oswald 2009, 48–54) Der Sohn mutmaßt, dass das Schwanken bald ein Ende haben könnte: *„Die Kontrolle entgleitet dir. Genau das hast du nie gewollt. Wendet sich das Blatt? Bringen gewichtige Argumente auf der Seite des Sterbens die Waage aus dem Gleichgewicht?"* (Oswald 2009, 48–54)

Die Entwicklung der folgenden Wochen fasst der Erzähler iterativ-durativ zusammen: „Schmerzen, schlaflose Nächte, Desinteresse am Weltgeschehen weisen Vater die Richtung. Sein Todeswunsch wächst" (Oswald 2009, 56). Er kann ihn „mittlerweile gut" verstehen – anders als Angela, seine Partnerin, die überzeugt ist, er leide an einer therapierbaren Depression (Oswald 2009, 56). Eine solche Pathologisierung würde der Vater vehement bestreiten: „Dieses Wort hört er nicht gerne. Depressionen befallen Menschen, die sich nicht im Griff haben, was er für sich noch nie hat gelten lassen." (Oswald 2009, 28) Der Erzähler plausibilisiert die Kategorisierung des Sterbewunschs als rationaler Bilanzsuizid vor dem Hintergrund des Lebens und der Persönlichkeit seines Vaters. Ein existenzielles Leiden, wie er es aufweist, ist nach Den Hartogh (2023, 280–284) höchst subjektiv: „in the majority of cases you can only understand the nature and severity of the suffering against the backdrop of the patient's personality, biography and values." Ein Mensch erlebt beispielsweise den Verlust von Kontrolle oder Autonomie als umso unerträglicher, je größere Bedeutung sie für seine Identität hatten. In *Ausgang* zeichnet der Erzähler den Vater als Menschen, der diesen Werten stets höchste Priorität zuschrieb. Noch als 90-Jähriger ist „er in seinem Element [...], wenn er vorne steht – am liebsten auf der Kommandobrücke." (Oswald 2009, 9–10) Spätestens durch seine Stürze droht ihm die Kontrolle nun aber zu entgleiten – auch über sein Lebensende. Dass er sich dereinst dazu entschließen könnte, Suizidhilfe zu beanspruchen, ist dem Sohn seit derjenigen der Schwester bekannt: „*Nicht wahr, das war schon damals deine Lösung, die du mit deiner Lieblingsschwester ausgeheckt hattest, falls das Leben nicht nach eurem Willen enden sollte.*" (Oswald 2009, 10) Dies hat sich abermals angedeutet beim Krankenhaustod seiner Frau, der ein Hirntumor in kurzer Zeit die Fähigkeit genommen hatte, zu kommunizieren und medizinische Entscheidungen zu treffen: „Vaters Haltung war dabei zweifelsfrei und kompromisslos. So würde er nicht sterben wollen." (Oswald 2009, 8) Was die Freiverantwortlichkeit seines Sterbewunsches betrifft, unterminiert das Bild, das der Erzähler vom psychischen Zustand seines Vaters vermittelt, Angelas Einschätzung, dieser sei lediglich Symptom einer Depression. Immer wieder weist er auf die Klarheit des Verstandes seines Vaters hin, der zwar „gebrechlich" sei, „aber von unglaublich wachem Geist" (Oswald 2009, 51), in Gesprächen zeige er sich noch immer „scharfsinnig und schlagfertig" (Oswald 2009, 41). Und als er dem Sohn schließlich die Entscheidung mitteilt, sich in wenigen Tagen das Leben zu nehmen, wirkt es, als wolle sich ein rationaler und vitaler Geist gleichsam aus einem verfallenden Körper zu befreien: „Er ist von ruhelosen Nächten und den Nebenwirkungen der Medikamente gezeichnet aber in seinen Worten schwingt eine Klarheit mit, wie ich sie seit Tagen nicht mehr gehört habe." (Oswald 2009, 57) Als der Erzähler und seine Partnerin den Vater am Folgetag zum Mittagessen abholen, wirkt er „trotz unruhiger Nacht und Bettnässen, weil der Katheter nicht richtig sitzt, [...] frisch und sehr präsent." (Oswald 2009, 59–60) Beim Essen zeigt er sich beschwingt, ihr Beisammensein wird als fröhlich beschrieben. Dadurch wird auch die textintern kritische Stimme überzeugt: „Seine Offenheit und Klarheit helfen Angela, Vaters Entschluss weniger als Krankheitssymptom und mehr als Willensakt zu sehen." (Oswald 2009, 59–60) Auch unmittelbar vor seinem Suizid wirkt er „entspannt, gelassen, sehr präsent", er „bestätigt nochmals, dass er ein schönes Leben gehabt und es ihm an nichts gemangelt habe." (Oswald 2009, 90, 94) Auch posthum kann der Sohn den Vater der Stimmigkeit seines Suizids versichern: „*Viele halten dich für mutig, und wer dich kennt, findet, dass dein Sterben deinem Leben entspricht.*" (Oswald 2009, 109) Dritte bestätigen damit ebenfalls die der Lebenssattheit entsprechende Kohärenz von Leben und Sterben. Die Unterstützung der Organisation bei einem Sterbewunsch ohne tödliche Krankheit stößt textintern somit ebenso auf Wohlwollen, wie das Büchlein selbst Verständnis für den Suizid des Vaters und den Altersfreitod insgesamt schaffen möchte.

In Deutschland war es ein fiktionales Werk, das dem Thema Bilanzsuizid besondere Aufmerksamkeit verschaffte: Ferdinand von Schirachs Theaterstück *GOTT* (2020). Der 78-jährige Protagonist Richard Gärtner ist bei bester Gesundheit, hat nach dem Tod seiner Frau vor drei Jahren aber seinen Lebenswillen verloren –

ohne sie erscheinen ihm alle vormals erfüllenden Tätigkeiten sinnentleert. Seinem existenziellen Leiden liegt somit ebenfalls ein krisenhaftes Ereignis zugrunde, wobei „the loss of a partner“ einer der häufigsten biografischen Faktoren bei Sterbewünschen im Alter ist (Harthogh 2023, 284). Schirachs Stück erschien noch im Jahr des bahnbrechenden BVerfG-Urteils, das festhielt, dass das Recht auf Suizidhilfe nicht auf Krankheitsfälle beschränkt werden darf. Das Stück ist als Sitzung eines fiktiven Deutschen Ethikrats angelegt, der über die Vertretbarkeit von Gärtners Wunsch diskutiert, als gesunder Mensch Suizidhilfe zu erhalten. Der Ratsbeschluss bleibt im Dramentext offen und wird in den Theateraufführungen durch Publikumsabstimmung getroffen – meist mit deutlicher Mehrheit zugunsten des Protagonisten (vgl. Kiepenheuer). Dazu trägt die Gestaltungsweise des Stücks maßgeblich bei. Die Figur des Herrn Gärtner ist darauf angelegt, Mitleid zu wecken – gerade in Opposition zu zwei Sachverständigen, die sich im Rat äußern und sich als Antagonisten zu seinem Sterbewunsch erweisen: Professor Sperling von der Bundesärztekammer und der katholische Theologe und Bischof Helmut Thiel. Die zwei sind durch ihre ultrakonservativ-paternalistische Haltung, mit der sie eine vom individuellen Selbstbestimmungsrecht maximal entfernte Position besetzen, gezielt als Antipathieträger angelegt. Beide bestreiten, dass ein Suizidwunsch freiverantwortlich sein könne. Der Ärztevertreter etwa hat „große Probleme damit […], an eine freie Selbstbestimmung bei Suizidgefährdeten zu glauben“, er bezweifelt, dass es „freiwillig[e] und selbstbestimmt[e]“ Suizide gebe, da sie fast ausschließlich Folge einer psychischen Erkrankung oder ein „Ruf nach Hilfe“ seien (Schirach 2020, 50–51, vgl. auch 80). Mit dieser Sichtweise pathologisiert oder bagatellisiert er Gärtners Sterbewunsch, ohne ihn persönlich zu kennen. Dabei weiß das Publikum bereits, dass er sich durchaus anderweitig Hilfe gesucht hat, und zwar in Form einer zweijährigen psychotherapeutischen Behandlung, die ihm den Lebenswillen aber nicht wiederbringt. Als er Medikamente nehmen soll, beendet er die Therapie und verweigert sich einer Medikalisierung seines Leidens. In der Frage der Freiverantwortlichkeit des Suizidwunschs kommt seiner Hausärztin Dr. Brandt eine zentrale Funktion zu. Ihre Aussagen machen sichtbar, dass er wohlerwogen, konstant und autonom ist, da er seinen Suizidwunsch bereits „[v]or zwei Jahren das erste Mal“ äußerte: „Wir haben das seitdem immer wieder diskutiert. Herr Gärtner ist nicht davon abzubringen.“ Zudem bestätigt Dr. Brandt seine Urteilsfähigkeit. Sie verneint erst die Frage, ob er „psychisch erkrankt“ sei, ob „er eine Depression“ habe: „Nein, er ist einfach traurig.“ (Schirach 2020, 21–23) Danach bekräftigt sie das Ergebnis zweier Gutachten, nach denen er „weder an einer psychischen Erkrankung noch an einer Störung [leidet], die ihn daran hindern würde, nach seinen persönlichen Wertvorstellungen zu leben.“ (Schirach, 21–23) Dr. Brandts Einschätzung erhält umso mehr Gewicht, als sie selbst sterbehilfe*kritisch* eingestellt ist. Ihre Aufrichtigkeit und unideologische Perspektive, als einzige Befragte zudem mit persönlicher Kenntnis von Gärtners Situation, erhöhen ihre Glaubwürdigkeit und fördern beim Publikum das Verständnis für dessen Wunsch, als gesunder Mensch sein Leben zu beenden.

Solch individualethisch fokussierte Darstellungen des vollendeten Lebens finden sich auch in niederländischen Werken. Exemplarisch sei hier der Dokumentarfilm *Dertien dagen* (Dreizehn Tage) aus dem Jahr 2022 angeführt, in dem der 86-jährige Floor Haak freiwillig das Essen und Trinken einstellt. Sein Sterbewunsch ist hauptsächlich dadurch motiviert, dass er seiner Ansicht nach nicht mehr in der Lage ist, ein selbstständiges Leben zu führen – eine häufige Ausprägung des existenziellen Leidens im hohen Alter. Der Entschluss liegt zudem in seiner Lebensphilosophie begründet, in der ein Leben im Einklang mit der Natur im Zentrum steht. So spricht er etwa über seine zehn Jahre zuvor getroffene Entscheidung, sich keine neue Hüfte einsetzen zu lassen: „Das passt nicht zu der Art und Weise, wie ich meinen Körper behandeln will. Er ist kein Auto, bei dem man ab und zu ein Teil austauscht. Er ist ein Ganzes, er ist vollkommen natürlich. Man muss der Natur einfach ihren freien Lauf lassen. Und irgendwann stirbt man dann" (Haak 2022, unsere Übers.). Die Metapher macht deutlich, dass Haak sich gegen medizinische lebensverlängernde Maßnahmen ausspricht – ein zentrales Argument, das im Diskurs häufig zur Begründung eines selbstgewählten Todes angeführt wird (Keller 2025, 170 – 171). Der Dokumentarfilm porträtiert einen selbstbewussten und resilienten Mann, für den der Tod nicht in erster Linie eine negative Wahl darstellt, sondern in stimmiger Weise den Abschluss seines Lebens bildet, das er für sich selbst an sein Ende gekommen sah. Haaks erklärtes Ziel ist es denn auch, durch sein Beispiel den Tod zu enttabuisieren und anderen Menschen zu zeigen, wie ein guter, selbstbestimmter Tod aussehen kann.

Niederländische Werke verhandeln die Thematik aber wiederholt auch aus sozialethischer Perspektive. Els van Wijngaarden (2016, 277 u. 256) erachtet den Begriff des vollendeten Lebens als Euphemismus, da es nicht um „‚fulfillment', ‚completeness' or ‚wholeness'" gehe, sondern um existenzielles Leiden. Sie schlägt daher den Begriff „existential suffering from disconnectedness in old age" vor, da Betroffene an verschiedensten altersbedingten Verlusten litten: neben „loss of autonomy, loss of meaning" insbesondere „from the sense of disconnectedness from life, others and themselves, strongly associated with a sense of existential loneliness." (Van Wijngaarden 2016, 277 u. 256) Diese Erfahrungen lassen sich auch mit dem Begriff des *sozialen Todes* fassen, den die Anthropologin Frances Norwood (2009, 7) beschreibt als „a series of losses – loss of identity and loss of the ability to participate in social activities and relationships that eventually culminates in a perceived disconnection from social life". Literarisch verhandelt wird der soziale Tod in *Dansen* (Tanzen), einer Erzählung der niederländischen Autorin Anneloes Timmerije (2013, 148 – 174). Protagonistin ist Frau Lammers, eine betagte Dame, die entschlossen ist, sich das Leben zu nehmen: „Ich bin alt, ich habe alle möglichen Gebrechen, aber nichts, woran ich sterben könnte. Das Einzige, was ich habe, ist zu viel Zeit. Davon kann ich nicht leben“ (Timmerije 2013, 172, unsere Übers.). Frau Lammers führt damit die für das vollendete Leben typische Perspektivlosigkeit an. Ihr fehlt vor allem auch ein tragfähiges Beziehungsnetz. Sie hat bereits ihren Mann verloren, auch ihre Tochter ist bei einem Flugzeugabsturz ums Leben gekommen. Neue, bedeutsame Sozialkontakte vermag sie nicht mehr zu knüpfen. Sie erinnert sich daran, wie sie einmal an einem Seniorennachmittag teilnahm und sich voller Eifer an einen Klaberjass-Tisch setzte – ein Spiel, das sie früher gemeinsam mit ihrem Mann leidenschaftlich gespielt hatte:

> Nach einer halben Stunde war klar, worum es ging. Nicht um Karten, sondern um schmerzende Knie und Hüften und Schultern und Nacken, Schwindel, Herzklopfen, Blähungen, Schlaflosigkeit, Vergesslichkeit, Geschwüre, erste Katarakt-Operation, zweite Katarakt-Operation, erstes neues Knie, zweites neues Knie (auch Hüfte), rissige Fersen und Krebs. (Timmerije 2013, 160, unsere Übers.)

In dieser negativ-stereotypen Darstellung des Alters wird deutlich, dass das gemeinsame Spiel mit ihrem Mann nur noch eine ferne Erinnerung ist – die Teilnahme an den geselligen Nachmittagen ist kein adäquater Ersatz für die vormals so bedeutsame Sozialbeziehung und vermag die Einsamkeit von Frau Lammers nicht zu lindern, ja lässt diese noch stärker hervortreten. Und da sie außer ihrer Haushaltshilfe Karin niemanden hat, der sie physisch berührt, fühlt sie sich überflüssig. Der soziale Tod wird als irreversibel dargestellt, identitäts- und sinnstiftende Beziehungen und Tätigkeiten sind unwiederbringlich verloren. Aus individueller Perspektive stellt die Erzählung Frau Lammers' Sterbewunsch somit als nachvollziehbar dar.

Dansen legt den Fokus aber nicht nur auf individuell-biografische Ursachen des sozialen Todes, sondern befragt ihn auch auf seine gesellschaftlichen Bedingungen – insbesondere den abwertenden Umgang mit Betagten. Der Text bringt dies etwa durch die Figurenperspektive von Frau Lammers Haushaltshilfe zum Ausdruck, die „auf dem Arbeitsmarkt genauso alt und genauso überflüssig war wie ihre Klienten“ (Timmerije 2013, 156, unsere Übers.). Die häusliche Altenpflege erscheint damit in zweifacher Hinsicht als Bodensatz der Gesellschaft: Die Klient*innen werden als Relikte der Vergangenheit betrachtet, während diese Form der Care-Arbeit als letzter Ausweg für diejenigen gilt, die keine andere Beschäftigung finden. Die Arbeit ist zudem an strenge Zeitvorgaben gebunden: „Es geht nicht darum, wie gut man ist, sondern wie schnell. Der ambulante Pflegedienst konkurriert nicht mit qualifiziertem Personal und guter Pflege, sondern mit der Zeit. Je schneller, desto günstiger. Je günstiger, desto größer die Chance, einen Vertrag mit den Krankenkassen abzuschließen“ (Timmerije 2013, 158, unsere Übers.). Auf diese

Weise spiegelt die Organisation der häuslichen Pflege die mangelnde gesellschaftliche Wertschätzung älterer Menschen wider, die sozioökonomischen Bedingungen prägen den Umgang mit ihnen auf problematische Weise und verstärken so die Erfahrung des sozialen Todes. Die Erzählung macht damit deutlich, dass die Wahrnehmung eines ‚abgeschlossenen' Lebens und der daraus resultierende Sterbewunsch nicht per se als eine individuelle, autonome Entscheidung verstanden werden kann. Vielmehr prägen vorherrschende negative Altersbilder und Umgangsweisen maßgeblich das Selbstbild älterer Menschen und beeinflussen deren Einschätzung des eigenen Lebenswertes – ein Umstand, von dem alle Mitglieder der Gesellschaft betroffen sind (Van Wijngaarden et al. 2015).

Diese gesellschaftliche Perspektive findet sich auch in *Winter in Gloster Huis* (2015), einem Roman der niederländischen Autorin Vonne van der Meer. Er erschien kurz nach dem Gesetzesentwurf der Initiativgruppe *Uit Vrije Wil* und spielt in einer zukünftigen niederländischen Gesellschaft um das Jahr 2025. Der Roman beleuchtet die Attraktivität der Sterbehilfe für ältere Menschen, die nicht (schwer) krank sind, aber ihr Leben als vollendet betrachten. Im Roman wird das sogenannte „Klaar-met-leven-wet" („Fertig-mit-dem-Leben-Gesetz") verabschiedet, eine fiktive Version des tatsächlichen Gesetzesvorschlags. Die Handlung folgt den Brüdern Richard und Arthur, die kürzlich ein stattliches Vermögen geerbt haben und dieses dazu nutzen, zwei konkurrierende Hotels zu eröffnen: Richard, ein Werbeagent, eröffnet ein Abschiedshotel, in dem Menschen mit vollendetem Leben Sterbehilfe erhalten. Sein Bruder Arthur, ein Psychiater, gründet hingegen *Gloster Huis*, ein Hotel, das älteren Menschen Pflege und Zuwendung bietet. Der Name verweist auf die Shakespeare-Figur Gloucester aus *King Lear*, der sterben will, jedoch durch einen Tick seines Sohnes Edgar gerettet wird.

Winter in Gloster Huis hinterfragt kritisch, wie gesellschaftliche Altersbilder die Sterbehilfedebatte prägen. Die Einführung des „Fertig-mit-dem-Leben-Gesetzes" und die Eröffnung von Richards Abschiedshotel verdeutlichen die problematischen Folgen: „Das Hotel bietet einen Service, den es vorher nicht gab. Wer jetzt beschließt, nach seinem achtzigsten Geburtstag weiterzuleben [...], darf sich nie wieder beschweren" (Van der Meer 2015, 45, unsere Übers.). Der Roman macht deutlich, dass das Gesetz ältere Menschen unter Druck setzt: Wer theoretisch Sterbehilfe in Anspruch nehmen kann, könnte sich weniger berechtigt fühlen, über Krankheit, Einsamkeit oder Armut zu klagen und Unterstützung zu suchen. Dadurch verstärkt das Gesetz ihre gesellschaftliche Marginalisierung. Gleichzeitig steigt die Zahl derer, die aus Angst vor gesundheitlichem Verfall, Abhängigkeit, dem Verlust der Würde oder finanzieller Not Sterbehilfe in Betracht ziehen. Hinzu kommt die Sorge, Angehörigen zur Last zu fallen oder auf eine professionelle Pflege angewiesen zu sein, für die – wie in *Dansen* – nur begrenzte Mittel zur Verfügung stehen (Van der Meer 2015, 91–92, 116). Arthurs *Gloster Huis* stellt eine Gegenkraft zu diesen Entwicklungen dar: Hier stehen zwischenmenschliche Bindungen und Fürsorge im Zentrum. Bezeichnenderweise zeigt sich die erste Gästin zutiefst beeindruckt von der Wärme und Sanftheit der Hand einer Pflegerin, im Gegensatz zu „dem Plastikarm des Pflegeroboters aus Japan, den die Gemeinde ihr immer wieder anbot, um das Haus in Ordnung zu halten und zu überprüfen, ob sie regelmäßig isst“ (Van der Meer 2015, 64, unsere Übers.). In dieser düsteren Zukunftsvision einer Gesellschaft, in der Dehumanisierung zur Norm geworden ist, erscheint Menschlichkeit als etwas Außergewöhnliches: *Gloster Huis* stellt in einem Umfeld, in dem ältere Menschen um Sinn ringen und Ärzt*innen zunehmend unter Druck stehen, Sterbehilfe zu leisten (Van der Meer 2015, 72), eine ihrer letzten Bastionen dar. Auch der belgische Ethiker Jean-Pierre Wils (2021, 49) sieht in diesem Aspekt die zentrale Botschaft des Werks: „Es gibt sie noch, die Sterbeuntüchtigen, die sich der zwanghaften Zwanglosigkeit der neuen Sterbekultur nicht unterwerfen wollen. Das war die Lehre von *Winter in Gloster Huis*“. Das kritische Potenzial des Romans blieb nicht unbemerkt und fand Eingang in niederländische Parlamentsdebatten. Ein christdemokratischer Abgeordneter bezeichnete ihn als einen inspirierenden Beitrag zu einem würdevollen Altern (Verslag 2017, 20). Der Gesetzesentwurf der liberalen Partei D66 zum vollendeten Leben wurde ähnlich kritisiert wie das fiktive Gesetz im Roman: Kritiker*innen warnten, dass viele ältere Menschen, die ihr Leben als ‚vollendet‘ betrachten, in Wirklichkeit vor allem Pflege und menschliche Zuwendung benötigen. Das Gesetz berge daher Risiken für vulnerable ältere Menschen – eine zentrale Sorge, die *Winter in Gloster Huis* eindringlich thematisiert.

4 Aussichtslosigkeit, Freiverantwortlichkeit und Autonomie – Psychoemotionale Herausforderungen für den Umgang mit Sorgfaltskriterien

2015 erschien der Spielfilm *De surprise* (*Die Überraschung*) des niederländischen Oscar-Preisträgers Mike van Diem, eine Adaption einer Erzählung des Schriftstellers Belcampo (1968, 65–124). Die romantische Komödie folgt dem Leben von Jacob van Zuylen de With, einem wohlhabenden Adligen. Als Vierjähriger hat er seinen Vater auf See verloren und ist seither emotional taub – er ist unfähig, Freude, Wut, Angst oder Glück zu empfinden. Seinem Pflichtgefühl geschuldet lebt er einzig seiner Mutter zuliebe weiter. Als diese 36 Jahre nach dem Tod des Vaters ebenfalls stirbt, hat Jacob genug und beschließt, seinem Leben ein Ende zu setzen. Der

Suizidversuch auf seinem Anwesen scheitert jedoch, weshalb er sich für einen weiteren zurückzuzieht. Am dafür vorgesehenen Ort findet er eine Visitenkarte des Unternehmens Elysium, dessen Slogan lautet: „Expert guidance to your final destination“. Jacob setzt sich mit der Firma in Verbindung und erfährt, dass sie auf Sterbehilfe spezialisiert ist. Er bekundet sein Interesse und unterschreibt einen Vertrag. Ab hier gibt es kein Zurück mehr – Elysium agiert illegal und kann nicht riskieren, dass ihre Tätigkeiten ans Licht kommen. Jacob entscheidet sich für den Service mit dem titelgebenden Namen „Die Überraschung“, bei dem den Kund*innen die Todesart, die sie erwartet, verborgen bleibt. Während er bei Elysium einen Sarg für seine Beerdigung aussucht, trifft er auf eine junge Frau, die sich ebenfalls als Kundin ausgibt. In Wahrheit handelt es sich bei ihr aber um Anne de Koning, eine Mitarbeiterin des Unternehmens, die Jacob bei seinem Sterben assistieren soll. Doch wie es sich für eine romantische Komödie gehört, verlieben sie sich ineinander. Erstmals seit dem Tod seines Vaters empfindet Jacob wieder Gefühle und fürchtet sich nun vor dem Verlust seines Lebens.

Der Tod von Jacobs Vater wird im Film als traumatisches Ereignis dargestellt. Der Verwalter des Familienanwesens, der alte Cornald Muller, erzählt Anne, wie er sich dadurch von einem lebhaften zu einem verschlossenen Kind gewandelt habe. Zwar habe die Mutter versucht, sein Leiden mit Hilfe von Ärzt*innen und Psychiater*innen zu heilen, aber ohne Erfolg. Sie sei zudem bemüht gewesen, ihm durch hedonistische Erlebnisse wieder zu Lebensfreude zu verhelfen – entsprechende Fotos zeigen ihn beim Tiefseetauchen, beim Springen von einer Skischanze, beim Fahren eines Rennwagens und sogar in einem Astronautenanzug. Nichts davon vermag aber, Jacobs Gefühle wiederzubeleben, der sich selbst als bloßen Zuschauer seiner eigenen Existenz beschreibt, als Gefangener hinter „einer unsichtbaren Wand. Aus Glas“ (Van Diem 2015, unsere Übers.) – ein Bild, das an Sylvia Plaths Roman *The Bell Jar* (1963) erinnert, in dem die Protagonistin Esther Greenwood ihre Depression als Leben unter der titelgebenden Glasglocke beschreibt. Als Anne den Hausverwalter nach Frauen fragt, bemerkt er lakonisch: „Sagen wir einfach, dass kein Experiment gescheut wurde, um Herrn Van Zuylens Leidenschaften zu wecken“ (Van Diem 2015, unsere Übers.). Weder diese arrangierten Bekanntschaften noch die Liebe seiner Mutter können Abhilfe schaffen. Erst die *romantische* Liebe zu Anna verleiht Jacobs Existenz unverhofft neuen Sinn, wodurch der Film dieser Form der Sozialbeziehung eine herausragende Bedeutung zuschreibt. In Verbindung mit den fruchtlosen Bemühungen von Ärzt*innen und Psychiater*innen lehnt er eine medizinische Deutung von Jacobs Leiden und Sterbewunsch ab.

Das Thema des Films findet sich auch in der aktuellen niederländischen Debatte über Sterbehilfe bei einem vollendeten Leben. Befürworter*innen einer Legalisierung schlagen häufig Altersgrenzen vor und argumentieren, dass ältere Menschen aufgrund ihrer Lebenserfahrung und der ihnen verbleibenden begrenzten Zeit besser in der Lage wären, ihre Situation umfassend zu beurteilen. Jüngere Menschen hingegen könnten noch bedeutende Veränderungen durchmachen (Adviescommissie 2016, 28–29). Dies veranschaulicht *De surprise* am Beispiel seines 40-jährigen Protagonisten, der trotz fester Sterbeabsicht eine neue Lebensperspektive gewinnt, dessen Leiden also nicht aussichtslos war. Mithilfe eines Unternehmens, das keine Altersgrenze festlegt, hätte er dennoch sterben dürfen. Der Film problematisiert das Agieren von Elysium aber insbesondere dadurch, dass dessen Manager Jacob bei der Anmeldung lediglich fragt, ob er auch wirklich bereit sei, „zu reisen" – eine euphemistische Metapher, die er während des ganzen Films beibehält. Er nimmt keinerlei Abklärungen vor, wie der Sterbewunsch zustande kam und welches – möglicherweise reversible – Leiden ihm zugrunde liegt. Die individuelle Selbstbestimmung ist das einzig relevante Kriterium, ganz ähnlich wie bei den Vorschlägen für ein Sterbehilfegesetz für Menschen mit vollendetem Leben (Van Tongeren 2018, 22). Regisseur Van Diem stellte den Film in einem Interview auch selbst in den Kontext der betreffenden gesellschaftspolitischen Debatte. Zum bestehenden Sterbehilfegesetz erklärte er, dass es „ausgeweitet werden sollte und das Tabu darüber noch lange nicht überwunden ist. Gleichzeitig denke ich aber keineswegs, dass man es auf die leichte Schulter nehmen sollte. Depression und chronische Depression sind ein schreckliches Schicksal. Daher könnte es notwendig sein, eine gesellschaftliche Bremse dafür einzuführen" (zit. n. Linssen 2015, unsere Übers.). Van Diem teilt die Ambivalenz, die der Film aufzeigt: Wenngleich dem Wert der Selbstbestimmung oberste Priorität zukommt – in westlichen Ländern gegenwärtig weitestgehend Konsens –, ist es heikel, sie vollständig von einer Beurteilung des Leidens derjenigen zu trennen, die ihr Leben selbst für vollendet erachten. Fehlende Sorgfaltskriterien bergen die Gefahr, Sterbehilfe in Fällen zu leisten, in denen kein dauerhafter und freiverantwortlicher Entscheid oder ein Leiden vorliegt, dem auf andere Weise hätte begegnet werden können. Wie stark diese Fragen die Gesellschaft künftig beschäftigen werden, reflektiert der Film anhand der Worte des Elysium-Managers, die am deutlichsten den Bezug zum vollendeten Leben im hohen Alter herstellen: „People are living longer, getting older and older. Demand for our services will rise dramatically. One day it may even become legal." (Van Diem 2015).

Die Novelle *Cocktailstunde* (2014) der deutschen Autorin Traude Bührmann erzählt davon, wie die Schriftstellerin Charlott nach Zürich reist und sich mithilfe einer Sterbehilfeorganisation das Leben nimmt. Der Text macht zwei Lektüreangebote. Zum einen eine affirmative, die in Charlotts Figurenperspektive vermittelt wird. Darin wird ihr Suizid primär durch ihre Osteoporose motiviert, die einen Bruch in ihrer Biografie bewirkte: „Gesunde, wenn es sie denn gibt, können sich gar nicht vorstellen'", so Charlott, „‚welche Bedeutung die Krankheit im Leben einnimmt. Alles was zählte, zählt nicht mehr.'" (Bührmann 2014, 63–64) Die

„unerträgliche[n]" Schmerzen verunmöglichen ihr das Reden, Denken und Kommunizieren – spezifisch auch das Flirten –, was ihr Wesen radikal infrage stellt. Sie, die „Frau des Wortes" (Bührmann 2014, 35), die „so wahnsinnig genießen", so „hingebungsvoll schlemmen, so maßlos reden" und „[ü]ber ihren Kopf hinausdenken" konnte (Bührmann 2014, 13), beklagt mit dem zunehmenden Verlust ihrer sinnlichen Genussfähigkeit und ihres kognitiven Vermögens das Abhandenkommen zentraler Wesenszüge. Was sie ihrer Selbstcharakterisierung zufolge ausmacht, sind „mein Denken, meine Werke", darin bestehe der „Sinn, den ich meinem Leben einmal gegeben habe. Und da habe ich nichts mehr zu erwarten" (Bührmann 2014, 60). Durch den assistierten Suizid „tat sich eine Möglichkeit auf, dass das, was ihr nicht passt, nicht länger geschieht. Eine überzeugende Möglichkeit, dem Leiden etwas entgegenzusetzen." (Bührmann 2014, 40) In dieser Lesart erscheint Charlott als urteilsfähig, sie hat ihren Sterbewunsch autonom und freiverantwortlich gefällt.

Die Novelle offeriert aber auch eine subversive Lesart. Charlott, die zu Beginn ihrer Karriere als Autorin hochgefeiert wurde, leidet massiv unter ihrem literarischen Bedeutungsverlust, insbesondere aufgrund der Erkenntnis, dass die ihr verbleibende „Zukunft" „[z]u kurz" ist, „um noch einmal als Stern am literarischen Himmel aufzugehen und zu leuchten" (Bührmann 2014, 42). Und so soll ihr die medienwirksame Inszenierung ihres Sterbens zu Nachruhm verhelfen – mit Erfolg, wie wir im Epilog erfahren. Ihr Wunsch nach Ruhm, zu dessen Verwirklichung sie über ihre eigene Leiche geht, stellt die Lesart eines rationalen Bilanzsuizids infrage: Der Prestigeverlust als Autorin bedeutet für sie eine Ich-destabilisierende Kränkung, die die Freiverantwortlichkeit ihres Entschlusses unterläuft. Über das Spiegelmotiv wird früh im Text eine Narzisstische Persönlichkeitsstörung angedeutet, deren „Hauptmerkmal" in einem „tiefgreifende[n] Muster von Großartigkeit" besteht, einem „Bedürfnis nach Bewunderung und Mangel an Einfühlungsvermögen" (APA 2018, 918). Bei genauerem Hinsehen zeigt sich, dass Charlott nahezu alle Kriterien erfüllt, die das DSM-5 zur Definition der Störung anführt (was hier nicht im Detail nachgewiesen werden kann). Immer wieder betont sie ihre eigenen, vermeintlich brillanten Fähigkeiten. Ein Kapitel, in dem es um ihre literarischen Einfälle geht, trägt beispielsweise den überkompensatorischen Namen „genieverdächtig" (Bührmann 2014, 21). Im Kapitel „posthumer Ruhm" drückt sie ihre „Empörung" darüber aus, dass ihr Werk keine „angemessene Anerkennung" erfahre (Bührmann 2014, 44), wofür sie überall die Schuld ortet, nur nicht bei ihren Fähigkeiten. Aus ihrem persönlichen Umfeld schlägt ihr zwar große Verehrung entgegen, was eine Freundin auch gegen ihr Suizidvorhaben ins Feld führt: „Aber – du bist von Freundinnen umgeben. Sind die nichts? Ihre Liebe zu dir, ihre Anerkennung, dass sie dich auf Händen tragen. ‚Meine Lebenskreisel', hast du sie genannt." (Bührmann 2014, 60) Doch Charlott reagiert abschlägig: „Mag sein, aber das reicht mir nicht mehr. Ich kann mich auch nicht daran erinnern. [...] Ich gehöre nicht zu denen, die sich selbst genügen. Ich wäre gern über meinen Mikrokosmos hinaus gefragt und anerkannt." (Bührmann 2014, 60). Ihre fehlende Empathie zeigt sich durchwegs bei der Entschlussfassung zum Suizid, sie lässt die Meinungen und Gefühle ihrer Lebenspartnerin und ihrer Freundinnen komplett unberücksichtigt, obschon sie stark darunter leiden. Gründe für das Weiterleben wehrt sie geflissentlich ab, wie wir unter anderem im Kapitel „Lichtblicke" erfahren (Bührmann 2014, 56–57). Der literarische Abstieg hat ihr zu stark zugesetzt, sie nachhaltig in ihrem Selbstbild und -wert erschüttert. Sie vermag nicht, die neuen Gegebenheiten zu akzeptieren und in ihr Leben zu integrieren, dafür erachtet sie sich selbst als zu besonders. Der Tod wird damit zur fixen Idee, die sie sich nicht ausreden lassen kann und will. Dass es ihr einzig um sich selbst geht, wird durch das Spiegelmotiv gestaltet. Wie Narziss hat sie ihren Blick unlösbar in Bewunderung auf sich selbst richtet, sie vermag ihn dadurch nicht auf mögliche Haltungsalternativen zu lenken, sodass der Tod die einzige mögliche Konsequenz bleibt. Sowohl für Narziss als auch für Charlott ist die Selbstverliebtheit Ursache des Leidens, wie für Charlott wird der Tod auch für Narziss zur Erlösung: „Mir ist der Tod nicht schwer, da im Tod aufhören die Leiden" (Ovidius 2012, 471). Die Novelle lässt sowohl die Lesart eines rationalen Bilanzsuizids als auch die einer durch Charlotts psychische Verfassung bedingte, von inneren Zwängen determinierte Handlung zu. Er mahnt, auch in Fällen vermeintlich eindeutiger Freiverantwortlichkeit genau hinzusehen, ob nicht verborgene Nöte für einen Suizid ursächlich sind, denen auf anderem Weg begegnet werden könnte.

Eine besondere Herausforderung für die Beurteilung von Sterbewünschen ergibt sich, wenn mehr als eine Person involviert ist – konkret bei Paarsuiziden (in den Niederlanden als *duo euthanasie* bezeichnet). Während die mediale Berichterstattung entsprechende Fälle häufig romantisiert, rufen literarische und filmische Werke zwar ebenfalls häufig die Vorstellung eines Liebestods auf, bei dem zwei Individuen füreinander die *raison d'être* sind und einander nicht überleben wollen, legen aber immer wieder Ambivalenzen offen (Keller 2025). So hinterfragt bereits Benjamin Kempfs Kurzfilm *Exit* (2002), das frühestes Werk im Kontext der Schweizer Suizidhilfe, ob die Sterbehelferin in fahrlässiger Weise verkennt, dass beim gesunden Gatten kein autonomer Sterbewunsch vorliegt, sondern er sich aus emotionaler Abhängigkeit von seiner krebskranken Frau in den Tod drängen lässt. Ein aktuelleres Beispiel ist der Roman *Georges & Rita* (2020), verfasst von der flämischen Autorin Leen Dendievel.[2] Das titelgebende Paar in seinen Siebzigern be-

2 Die Struktur des Romans ist ungewöhnlich: Es handelt sich um einen reversiblen Roman. Ein Teil trägt den Titel „Georges", der andere „Rita". Die mit einem G gekennzeichneten Seitenzahlen

schließt, gemeinsam zu sterben. Während Rita an Demenz leidet, ist Georges für sein Alter bei guter Gesundheit. Gemäß ihrem Hausarzt leidet er auch nicht an einer „unheilbaren Polypathologie" auf (2020, G30, unsere Übers.), durch die er das vom belgischen Gesetz erforderliche medizinische Leiden erfüllen würde. Georges stellt vielmehr fest, dass ihr Leben vollendet ist (G 27), sie mit ihrem Entschluss, zu sterben, zufrieden sind (G 46) und durch die Gewissheit des bevorstehenden Todes erstmals ohne Angst leben (G 64). In einem Brief legt er dem Arzt seine Bitte um Sterbehilfe dar, in dem – geradezu klassisch – die romantische Liebe als zentraler Lebensinhalt und der Liebestod als unausweichlicher Konsequenz Ausdruck finden: „Ich kann nicht ohne meine Frau leben. Sie ist mein Ein und Alles. Wenn sie nicht mehr da ist, werde ich sowieso sterben" (G 86, unsere Übers.; vgl. R 31). Um diesem Wunsch nachkommen zu können, empfiehlt der Hausarzt Georges, seine unerträgliche „antizipatorische Trauer" geltend zu machen (R 32, unsere Übers.), wodurch sein Fall mit den belgischen Vorschriften konform gehen würde. Und so geschieht es. Das Ehepaar erhält gemeinsam Sterbehilfe: Rita aufgrund ihrer Demenz, Georges aufgrund einer medizinischen Interpretation seines durch den drohenden Verlust seiner Frau ausgelösten Leidens.

Der Roman stützt sich bei der Darstellung von Trauer stark auf die Phasenmodelle des Sterbens und der Trauer von Elisabeth Kübler-Ross (1969). Auch die antizipative Trauer entstammt dem phasentheoretischen Ansatz. *Georges & Rita* stellt das Konzept nicht infrage, problematisiert es aber als Sterbemotiv. Georges' Brief scheint dem Hausarzt ein klares Bild von seiner Motivation zum doppelten Sterben vermittelt zu haben: Zwei Liebende sind füreinander der zentrale Lebensinhalt, sie leiden existenziell unter dem drohenden Verlust des*der anderen. Doch die persönliche Geschichte des Paars ist komplexer. Rita ist für Georges tatsächlich die große Liebe im Leben, aber sie heiratet Marcel. Georges wiederum heiratet daraufhin Anna, mit der er eine Tochter hat. Doch Ritas Mann Marcel ertrinkt auf See, und Anna stirbt wenige Monate nach der Geburt der Tochter. Georges und Rita setzen ihr Leben miteinander fort und ziehen die Tochter wie ihre eigene auf. Ihre Beziehung erweist sich jedoch – anders als es die identitätsstabilisierende romantische Liebe vorsieht, die „mit Nachdruck auf *Gegenseitigkeit* und unbedingte Symmetrie [setzt]" (Tyrell 1987, 579) – als stark asymmetrisch, wie Georges resigniert in einem Brief schreibt: „Sie liebte mich nicht so, wie ich sie liebte. Für mich war Liebe keine Wahl, sondern eine Unvermeidlichkeit" (R86, unsere Übers.). Georges Sterbewunsch wird offiziell zwar mit antizipatorischer Trauer begründet, doch für die Leser*innen zeichnet sich eine tiefere Tragödie ab,

beziehen sich im Folgenden auf den Teil „Georges" im Roman, diejenigen mit einem R auf den Teil „Rita".

die dem Hausarzt verborgen bleibt: die unerwiderte Liebe, die sein Leben prägte. Sein Wunsch ist somit nicht nur der Angst vor dem Verlust seiner Frau geschuldet, er ist auch das komplexe Ergebnis eines jahrzehntelangen, innerlich konfliktreichen Erlebens von Liebe, Zurückweisung und Trauer – eine Dimension, die in der medizinischen Diagnose nicht sichtbar wird. Damit hinterfragt der Roman nicht nur romantisierende Vorstellungen des Liebestods, er wirft auch die Frage auf, wie medizinische und juristische Kategorien die psychoemotionale Realität Betroffener erfassen könne – und in welcher Situation ein assistiertes Sterben tatsächlich gerechtfertigt sein kann.

5 Fazit

Bei der Sterbehilfe für Menschen mit vollendetem Leben bzw. Lebenssattheit besteht die Herausforderung, entsprechende Sterbewünsche von solchen zu unterscheiden, die lediglich Ausdruck einer potenziell behandelbaren psychischen Erkrankung sind, nicht autonom gefällt wurden und/oder nicht auf einem aussichtslosen Leiden beruhen. Unser Einblick in die literarische und filmische Auseinandersetzung mit dem Thema zeigt eine Vielfalt an Perspektiven und Aussagen. Auf unterschiedliche Weise verleihen sie den Konzepten konkrete Gestalt und regen die Reflexion über sie an.

Besonders (auto-)biografische Werke sind häufig engagiert und versuchen, durch Fallgeschichten oder die eigene Biografie Verständnis zu wecken: Ueli Oswald unterläuft durch die Darstellung des väterlichen Sterbewunschs dessen Pathologisierung und inszeniert ihn als Ausdruck von Kontrolle und Selbstbestimmung. Im Dokumentarfilm *Dertien dagen* wiederum möchte der Protagonist sein Sterben als Modell eines ‚guten', ‚natürlichen' Todes verstanden wissen und sichtbar machen. Fiktionale Werke hingegen tendieren zu ambivalenteren Zugriffen. Niederländische Produktionen stellen wiederholt die Frage nach den gesellschaftlichen Bedingungen des vollendeten Lebens. Die Erzählung *Dansen* und der Roman *Winter in Gloster Huis* zeigen, dass abwertende Altersbilder die Autonomie eines Sterbewunschs unterminieren können, und dass Sterbehilfe als vorschnelle Option eine Gefährdung vulnerabler Menschen bedeutet, denen stattdessen durch Zuwendung und würdevolle Pflege eine humane Alternative geboten werden sollte. Schirachs *GOTT* hingegen positioniert sich klar für die Selbstbestimmung als oberstes Prinzip, das das Recht auf Suizidhilfe auch für kerngesunde Menschen begründet. Gleichzeitig betont das Stück aber auch die Bedeutung von Sorgfaltskriterien, indem die Urteilsfähigkeit des Protagonisten fachärztlich beglaubigt und sein existenzielles Leiden als gravierend und dauerhaft dargestellt wird. Was passieren kann, wenn solche Prüfungen unterbleiben, zeigt der Film *De surprise:* Ein Sterbehilfeunternehmen nimmt keinerlei Abklärungen vor, sodass der Protagonist, der jahrzehntelang keine Perspektive hatte, durch ihre Hilfe beinahe übereilt in den Tod geht – ehe eine zufällige Wendung ihm neuen Lebenssinn gibt. Wie sehr aber auch ein ausdrücklich erklärtes und geprüftes Leiden tiefere, verborgene Nöte verschleiern kann, verdeutlichen die Novelle *Cocktailstunde* und der Roman *Georges & Rita*. In beiden Fällen liegt ein vermeintlich freiverantwortlicher, klar begründeter und intersubjektiv nachvollziehbarer Sterbewunsch vor, der sich bei genauerer Betrachtung jedoch als Ausdruck tieferer psychoemotionaler Belastungen entpuppt.

Literaturverzeichnis

Adviescommissie voltooid leven. *Voltooid leven: Over hulp bij zelfdoding aan mensen die hun leven voltooid achten.* Den Haag, 2016.

American Psychiatric Association (APA). *Diagnostisches und Statistisches Manual Psychischer Störungen. Deutsche Ausgabe hg. von Peter Falkai und Hans-Ulrich Wittchen, 2. korr. Auflage.* Göttingen: Hogrefe, 2018.

Appel, Judith E. und Els van Wijngaarden. „Older Adults Who Experience Their Lives to Be Completed and No Longer Worth Living: A Systematic Mini-Review Into Used Terminology, Definitions, and Interpretations.“ *Frontiers in Psychology* 12 (2021).

Belcampo. *De ideale dahlia.* Amsterdam und Antwerpen: Kosmos, 1968.

Belgian Advisory Committee on Bioethics. *Opinion no. 73 of 11 September 2017 on euthanasia in case of non-terminally ill patients, psychological suffering and psychiatric disorders.* Brussels, 2017.

Bührmann, Traude. *Cocktailstunde. Novelle.* Tübingen: konkursbuch, 2014.

Bundesgericht. *Urteil vom 3. November 2006 (BGE 133I58).* http://relevancy.bger.ch/php/clir/http/index.php?highlight_docid=atf%3A%2F%2F133-I-58%3Ade&lang=de&type=show_ document (1. Februar 2025).

Bundesverfassungsgericht (BVerfG). *Urteil des Zweiten Senats vom 26. Februar 2020 – 2 BvR 2347/15 –, Rn. 1–343.* http://www.bverfg.de/e/rs20200226_2bvr234715.html (29. Januar 2025).

Dendievel, Leen. *Georges & Rita.* Amsterdam/Antwerpen: Horizon, 2020.

Deutscher Ethikrat. *Suizid—Verantwortung, Prävention und Freiverantwortlichkeit: Stellungnahme.* Berlin: Deutscher Ethikrat, 2022.

Deutsche Gesellschaft für Humanes Sterben (DGHS). *Pressemappe: Pressekonferenz. „DGHS-Suizidhilfe-Fallzahlen 2023, das richtige Medikament und die Rolle der Ärzt:innen“ 27. 2. 2024 in Berlin.* Berlin: Deutsche Gesellschaft für Humanes Sterben (DGHS), 2024. http://www.dghs.de/fileadmin/content/06_presse/pressematerialien_fuer_pk/27_02_2024/Pressemappe__DGHS_27.2.2024.pdf. (2. Februar 2025).

Distelmans, Wim. *Een waardig levenseinde.* Amsterdam/Antwerpen: Houtekiet, 2020.

Drion, Huib. *Het zelfgewilde einde van oude mensen.* Amsterdam: Balans, 1992.

„Euthanasie in beeld.“ *Nederlands Dagblad*, 15. Februar 2016.

EXIT Deutsche Schweiz. „Altersfreitod – Ihre Meinung ist gefragt.“ *EXIT INFO* 4 (2013): 6–7.

Fesenbeckh, Walter. „Ein neues Freitodparadigma?“ *EXIT INFO* 1 (2008): 7.

Gaignard, Marie-Estelle, Sophie Pautex und Samia Hurst. „Existential Suffering as a Motive for Assisted Suicide: Difficulties, Acceptability, Management and Roles from the Perspectives of Swiss Professionals.“ *PLOS ONE* 18.4 (2023): 1 – 15.

Hartogh, Govert den. „Als de dood een vriend wordt: Commentaar op een proeve van een wet.“ *Uit vrije wil: Waardig sterven op hoge leeftijd.* Jit Peters et al. Amsterdam: Boom, 2011. 89 – 108.

Hartogh, Govert den. *What Kind of Death. The Ethics of Determining One's Own Death.* Routledge Research in Applied Ethics. New York: Routledge, 2023.

Holderied, Vanessa. „Der Suizid im hohen Alter als Ausdruck von Lebensmüdigkeit und Lebenssattheit.“ *Suizidprophylaxe* 46.3 (2019): 102 – 108.

Gustav Kiepenheuer Bühnenvertriebs-GmbH. *GOTT—Ferdinand von Schirach.* https://gott.theater/cont/results/de (2. Februar 2025).

Haegi, Ernst. „26. Generalversammlung von EXIT.“ *EXIT INFO* 2 (2008): 13 – 19.

Keller, Marc. *Sterbehilfe als Liebestod: Existenzielles Leiden in Literatur und Film der Gegenwart.* Paderbron: Brill Fink, 2025.

Kübler-Ross, Elisabeth. *On Death and Dying.* London: Tavistock, 1969.

Küng, Hans. *Erlebte Menschlichkeit. Erinnerungen.* München: Piper, 2013.

Linssen, Dana. „En net als je een doodskist uitzoekt, word je verliefd.“ *NRC Next*, 21 May 2015.

Meer, Vonne van der. *Winter in Gloster Huis.* Amsterdam und Antwerpen: Atlas Contact, 2015.

Minder, Jacqueline, Vladeta Ajdacic-Gross und Urs Hepp. „Alterssuizid.“ Swiss Medical Forum – Schweizerisches Medizin-Forum. 18.10 (2018): 230 – 235.

Norwood, Frances. *The Maintenance of Life: Preventing Social Death through Euthanasia Talk and End-of-Life Care - Lessons from the Netherlands.* Durham: Carolina Academic, 2009.

Oswald, Ueli. *Ausgang. Das letzte Jahr mit meinem Vater.* Zürich: Edition Epoca, 2009.

Ovidius Naso, Publius: *Metamorphosen. Lateinisch / Deutsch. Übersetzt und herausgegeben von Michael von Albrecht.* Stuttgart: Reclam, 2012.

Peters, Jit et al. *Uit vrije wil: Waardig sterven op hoge leeftijd.* Amsterdam: Boom, 2011.

Schirach, Ferdinand von. *GOTT. Ein Theaterstück.* München: Luchterhand, 2020.

Schweizerisches Strafgesetzbuch vom 21. Dezember 1937, Stand am 1. Juli 2021. http://www.fedlex.admin.ch/eli/cc/54/757_781_799/de (1. Februar 2025).

Sutorius, Eugène, Jit Peters und Samantha Daniels. „Memorie van Toelichting.“ *Uit vrije wil: Waardig sterven op hoge leeftijd.* Hg. Jit Peters et al. Amsterdam: Boom, 2011. 55 – 83.

Sutter, Bernhard. „Protokoll der 35. ordentlichen Generalversammlung von EXIT (Deutsche Schweiz).“ *EXIT INFO* 2 (2017): 12 – 20.

Timmerije, Anneloes. *Slaapwandelen bij daglicht.* Breda: De Geus, 2013.

Tongeren, Paul van. *Willen sterven: Over de autonomie en het voltooide leven.* Utrecht: Kok, 2018.

Tyrell, Hartmann. „Romantische Liebe: Überlegungen zu ihrer ‚quantitativen Bestimmtheit'.“ *Theorie als Passion. Niklas Luhmann zum 60. Geburtstag.* Hg. Dirk Baecker et al. Frankfurt am Main: Suhrkamp, 1987: 570 – 599.

Verslag van een algemeen overleg, gehouden op 8 februari 2017, over verpleeghuiszorg. Tweede Kamer der Staten-Generaal, Kamerstuk 31765, nr. 265, 1 maart 2017.

Wijngaarden, Els van. *Ready to give up on life: A study into the lived experience of older people who consider their lives to be completed and no longer worth living.* Amsterdam: Atlas Contact, 2016.

Wijngaarden, Els van. „Ready to give up on life: The lived experience of elderly people who feel life is completed and no longer worth living.“ *Social Science & Medicine* 138 (2015): 257 – 264.

Wiler, Jürg. „Altersfreitod aus ethischer Sicht: Selbstbestimmung steht im Zentrum.“ *EXIT INFO* 2 (2015): 24 – 25.

Wiler, Jürg. „Altersfreitod bewegt." *EXIT INFO* 1 (2020): 4–7 u. 9.
Wiler, Jürg. „Altersfreitod: Ein starkes gesellschaftliches Thema." *EXIT INFO* 2 (2017): 7.
Wils, Jean-Pierre. *Sich den Tod geben. Suizid – eine letzte Emanzipation?* Stuttgart: Hirzel, 2021.
Woodtli, Jeanne. „Wenn die Diagnose schlicht und einfach ‚Lebens-Sattheit' lautet." *EXIT INFO* 1 (2008): 4–6.
Vögeli, Dorothee. „Exits Spiel mit dem Feuer." *Neue Zürcher Zeitung*, 17. Mai 2014.

Filmografie

Diem, Mike van. Reg. *De surprise.* N279 Entertainment, 2015.
Haak, Gijs. Reg. *Dertien dagen.* BNNVARA, 2022.
Kempf, Benjamin. Reg. *Exit.* Dschoint Ventschr, 2002.

Mona Baie

„I thought of rosy sunset mists, of pink froth at a horse's mouth"

Intersektionale Perspektiven auf Behinderung und Ästhetik der Resilienz in Denton Welchs *A Voice Through a Cloud*

Abstract: This article examines the representation of mental health in British writer Denton Welch's autobiographical novel *A Voice Through a Cloud* (1950) through the lens of disability theory. The novel tells the story of a young life interrupted by illness: following an accident, twenty-year-old Maurice spends months in medical institutions—mostly bedbound. Starting from the condition of immobility, the internally focalized narrative centers on the accident's psychological and social aftereffects. Drawing on Ato Quayson's concept of *aesthetic nervousness*, the article explores the nexus of chronic illness and mental distress in the context of early twentieth-century England. It argues, first, that *A Voice Through a Cloud* can be understood as an early example of a disability narrative that anticipates later intersectional approaches to mental health and disability. Second, the novel's aestheticist and surrealist strategies are read as a literary response to trauma and as part of an emergent aesthetics of resilience.

1 Einleitung

In einer Passage gegen Ende von *A Voice Through a Cloud* trifft der Ich-Erzähler, der in einer englischen Kleinstadt in einem Pflegeheim untergebracht ist, auf einen Fremden. Der Kontakt zwischen den beiden beginnt zunächst zögerlich, und doch löst die kurze Begegnung mit dem Mann, der sich ebenfalls als Bewohner eines nahegelegenen Pflegeheims herausstellt, eine Vielzahl an Gedanken und Gefühlen in dem Erzähler aus:

> At first he blinked at me once or twice, but said nothing, and, feeling that he wanted to talk, I was uneasy, waiting for the words to come. [...] I looked down at my chocolates and wondered whether to offer them or not. I was held back by the old convention, suddenly remembered and exaggerated, that men do not eat sweets. [...] I thought of us both walking in the streets, standing on the cliffs, looking in shop windows, staring at the sea, lost in the town with our invalidism. I was blasted by his indifference and made to feel as empty myself. We who should have been strong and vital and at our most flourishing were like two chimney-cowls jerking

https://doi.org/10.1515/9783111591933-007

> and swirling round absurdly in the wind – always shifting, always fixed and isolated. (Welch 2020 [1950], 132–133).[1]

In der knappen Passage zeigt sich eine Reihe von Aspekten, die für den folgenden Artikel von Interesse sind. Im Fokus der Szene stehen nicht nur zwei als freudlos und niedergeschlagen dargestellte, offenbar pflegebedürftige Männer, ‚Invalide', wie der Erzähler sie nennt. Es geht auch explizit darum, was Männer tun oder nicht tun (sollen) – in diesem Fall, Süßes essen –, womit Männlichkeit als eine mit der Situation der beiden Figuren eng verwobene soziale Kategorie erscheint, die in individuellen Handlungen und Gesten ihren Ausdruck findet. Ist man mit dem Gesamttext von *A Voice Through a Cloud* sowie anderen Kurzgeschichten und Romanen Denton Welchs vertraut, fällt es zudem schwer, dieses Treffen zweier Männer nicht (auch) auf seine implizite Erotik hin zu verstehen: Eine subtile Homoerotik gilt als ein Kennzeichen des literarischen Werks Welchs, was dem Autor neben Anerkennung auch harsche Kritik einbrachte.[2] Insbesondere im letzten Teil der zitierten Passage tritt neben Krankheit und Behinderung, Geschlecht und sexueller Orientierung ein weiterer sozialer Ungleichheitsmarker in den Fokus: Alter. Der *invalidism*, mit dem der Erzähler sich und seinen Gesprächspartner kennzeichnet, ist besonders bemerkenswert, da sie beide noch jung sind. Sie, die sich in der sprichwörtlichen ‚Blüte' des Lebens befinden sollten – „We who should have been strong and vital and at our most flourishing" –, schwingen nur so dahin, festgehalten in einer beschwerlichen Situation und zugleich den Winden des Lebens scheinbar machtlos ausgesetzt – „were like two chimney-cowls jerking and swirling round absurdly in the wind."

Diesen intersektionalen Perspektiven auf Mental Health im Angesicht von chronischer Krankheit und Behinderung in Denton Welchs *A Voice Through a Cloud* (1950) geht der folgende Aufsatz nach. Der posthum veröffentlichte, auto-

---

1 Weitere Nachweise erfolgen mit der Sigle V und Angabe der Seitenzahl im Fließtext.

2 Welch, der Ende des 20. Jahrhunderts als „gay writer's gay writer" wiederentdeckt wurde, wurde von zeitgenössischen Schriftstellern wie W.H. Auden, William S. Burroughs und Edmund White geschätzt, vgl. Crain 1990; Nawrocki 2017, 32. Zugleich sah sich der Autor mit vehementer Kritik seiner Zeitgenossen konfrontiert. 1943 bspw. wurde seine Kurzgeschichte *When I Was Thirteen* (1944) von einem lokalen Literaturjournal abgelehnt mit der Begründung, sie sei „too amoral for publication" (Clarke 2020, 2028). Selbst Edith Sitwell, Freundin und Mentorin Welchs, sorgte sich um die „terrible revulsion", die das Thematisieren von Homosexualität bei Leser*innen auslösen könne und riet Welch zur Vorsicht (vgl. Crain 1990). Dass Welchs Romane, die für ihre „transvestite fantasies" (West 1963, 79) und ihr Spiel mit den „possibilities of perversion" (Tindall 1949, 328) bekannt waren, nicht der Zensur anheimfielen, mag daran gelegen haben, dass sie homosexuelle Handlungen stets nur andeuten, nie offen thematisieren. Vgl. hierzu auch Phillips 1970.

biografische Roman[3] erzählt die Geschichte einer von Krankheit unterbrochenen Jugend: Der 20-jährige Protagonist, ein Kunststudent namens Maurice, ist nach einem Unfall zunächst gelähmt und verbringt das folgende Jahr in verschiedenen medizinischen Institutionen – größtenteils liegend. Die Situation der absoluten Bewegungsunfähigkeit als Schreibanlass nehmend, fokussiert der durchgehend intern fokalisierte Roman auf die Darstellung der Innenwelt seines Protagonisten, die von den Auswirkungen der traumatischen Erfahrung, von Schmerz, Angst, sozialer Isolation, aber auch Hoffnung geprägt ist.

Ich beginne zunächst mit einigen theoretischen Bemerkungen zum Nexus von Krankheit, Behinderung und Mental Health sowie dessen literarischer Repräsentation, die sich auf Ato Quaysons Überlegungen zur *aesthetic nervousness* (2007) stützen. Im anschließenden textanalytischen Teil soll ein doppeltes Erkenntnisinteresse verfolgt werden. Zum einen soll der Roman des Schriftstellers und Malers Welch, dessen Werk auch im englischsprachigen Raum bisher kaum literaturwissenschaftliche Aufmerksamkeit erhielt,[4] in die deutschsprachige Diskussion im Feld von Literatur und Medizin eingebracht werden. Wie gezeigt werden soll, spannt Welchs Text, als frühes Beispiel eines *disability narrative* verstanden, Diskussionsfelder zu intersektionalen Perspektiven auf Mental Health und Behinderung auf, die sich erst in späteren Jahrzehnten in den *disability studies* und der Intersektionalitätsforschung auch in akademischer Hinsicht verstärkt Bahn brechen würden. Zum anderen soll *A Voice Through a Cloud* dezidiert auf die ästhetischen Verfahren der Darstellung von Behinderung und Mental Health hin untersucht werden. Wie herausgearbeitet werden soll, finden sich im Text autofiktionale, ästhetizistische und surrealistische Formelemente und Erzählverfahren, die sich als literarische Antwort auf die traumatische Erfahrung des Unfalls mitsamt seinen gesellschaftlichen Implikationen verstehen lassen. Diese ‚Ästhetik der Antwort' als poetologisches Prinzip des Texts möchte ich, wie noch zu erläutern sein wird, als Ästhetik der Resilienz bezeichnen.

---

3 *A Voice Through a Cloud* trägt keine Genrebezeichnung. Eric Oliver, Denton Welchs Partner und Herausgeber von *A Voice Through a Cloud*, bezeichnet den Text im Vorwort jedoch als Roman [*novel*].

4 Der Literaturwissenschaftler und Herausgeber von Welchs Kurzgeschichten Robert Phillips schreibt in mehreren Artikeln über Welch als von der zeitgenössischen Kritik gefeierten, in der Folge jedoch vergessenen Autor, vgl. u. a. Phillips 1970 und 1971. In der *Los Angeles Review of Books* erschien 2018 eine Rezension zweier Romane Welchs, darunter *A Voice Through a Cloud*, in der für die Wiederentdeckung des „neglected modernist" Welch plädiert wird (Felsenthal 2018).

2 Krankheit, Behinderung und Mental Health: ‚a crisis of representation'?

Das noch junge Forschungsfeld der *literary disability studies* hat in den letzten Jahren vor allem im angloamerikanischen, zunehmend aber auch im deutschsprachigen Raum neue Erkenntnisse über kulturelle Aushandlungsprozesse von Behinderung hervorgebracht. Im Zentrum vieler Studien stehen dabei die Darstellungen und Semantisierungen des differenten, von einer Norm abweichenden, mit Rosemarie Garland-Thomson (2017 [1997]) gesprochen: ‚außergewöhnlichen' Körpers.[5] Die Verbindung von Behinderung und mentaler Gesundheit – womit neben den kulturellen Repräsentationen von mentaler/psychiatrischer Behinderung vor allem auch der Einfluss von (primär) körperlicher Beeinträchtigung auf die psychische Gesundheit von Personen gemeint ist – wurde demgegenüber noch kaum hergestellt bzw. literaturwissenschaftlich erkundet.[6] Dass eine solche Verknüpfung jedoch reichlich Untersuchungsstoff bieten dürfte, zeigt der Blick auf die WHO-Definition mentaler Gesundheit, die diese als „a state of mental well-being that enables people to cope with the stresses of life, realize their abilities, learn well and work well, and contribute to their community" (WHO 2024) summiert. Schon der Sprachgebrauch (‚enable', ‚abilities') zeigt an, was die *disability studies* seit Langem thematisieren: In Gesellschaften, in denen das Realisieren von Fähigkeiten (‚abilities') zentral ist, birgt körperliche wie mentale Differenz stets das Risiko von Diskriminierung und Stigma; Erfahrungen, die einem *mental well-being* diametral entgegenstehen.

Ein bemerkenswerter Beitrag zum Zusammenspiel von Behinderung, psychischen Zuständen und ihrer literarischen Repräsentation, auf den ich mich im Folgenden stützen will, kommt von Ato Quayson. In seiner Studie *Aesthetic Ner-*

---

5 Für einen Überblick zu den anglophonen *literary disability studies* und ihrem Einfluss auf die deutschsprachige Literaturwissenschaft vgl. Schmidt 2018 sowie das DFG-Netzwerk *Inklusive Philologie. Literary Disability Studies im deutschsprachigen Raum* von Klaus Birnstiel und Johannes Görbert, https://germanistik.uni-greifswald.de/institut/arbeitsbereiche/neuere-deutsche-literatur/dfg-netzwerk-inklusive-philologie-literary-disability-studies-im-deutschsprachigen-raum/ (30.10.2024).

6 Zu erwähnen ist in diesem Zusammenhang die Anthologie von Elizabeth J. Donaldson mit dem Titel *Literatures of Madness: Disability Studies and Mental Health,* die sich als „initial step in creating a tradition of literary disability studies of mental illness, mental disability, madness" (Donaldson 2018, 3) versteht. Auch dieser Band fokussiert in seinen Beiträgen jedoch auf psychische Krankheit *als* Behinderung und weniger auf die Auswirkungen einer vorliegenden körperlichen oder mentalen Beeinträchtigung auf die psychische Gesundheit von Betroffenen und Angehörigen.

vousness: Disability and the Crisis of Representation (2007) beschreibt Quayson den Einfluss, den die Behinderung literarischer Figuren auf das narrative Gefüge von Texten ausübt. Dieser Einfluss gründet laut Quayson auf dem realweltlichen Phänomen, dass chronische Krankheit, Behinderung und jegliche Formen von körperlicher Alterität – für Quayson gehen diese Begrifflichkeiten ineinander über – negative emotionale Reaktionen hervorrufen (können). Diese betreffen sowohl nicht-behinderte Personen als auch, in einem Zirkelschluss, die behinderten Personen selbst, da diese den veränderten Stimmungen und sozialen Reaktionen ausgesetzt sind. Zu den genannten Reaktionen zählen „embarassment, fear, and confusion“ sowie eine schwerer fassbare „subliminal unease“ und „moral panic“, die darauf beruhen, dass „the disabled body sharply recalls to the nondisabled the provisional and temporary nature of able-bodiedness and indeed of the social frameworks that undergird the suppositions of bodily normality“ (Quayson 2007, 19, 14).

Eben jene psychischen Reaktionen, die mit Behinderung einhergehen und dabei mehr in sozialen Normen und kollektiven Ängsten als in ‚abweichender‘ Körperlichkeit per se begründet sind, lassen sich laut Quayson auch in literarischen Texten erkennen – und zwar auf zwei Ebenen. Die erste Ebene ist die der erzählten Handlung: Die emotionalen und psychischen Reaktionen der Figuren werden entweder explizit im Text beschrieben oder offenbaren sich in unbeholfenen und dysfunktionalen Interaktionen zwischen behinderten und nicht-behinderten Figuren. Die zweite, für Quayson noch bemerkenswertere Ebene ist die des *discours*. Dort manifestieren sich die emotionalen und psychischen Reaktionen auf Behinderung als „crises in the protocols of representation“, was Quayson (2007, 14–15) „aesthetic nervousness“ nennt. Hiermit meint er erzählerische ‚Kurzschlüsse‘, Ab- oder Verkürzungen von Erzählverfahren: „Aesthetic nervousness is seen when the dominant protocols of representation within the literary text are short-circuited in relation to disability.“ (Quayson 2007, 14–15). Dies kann bedeuten, dass sich Erzählstrukturen unvermittelt ändern, dass eine gewohnte Form ‚auseinanderbricht‘ – so beispielsweise in Toni Morrisons Roman *Beloved*, in dem von den (körperlichen) Traumata und folgenden Behinderungen der Figuren nicht aus einer klar definierten Erzählposition heraus, sondern nur im Modus der *multivocality* erzählt werden kann (Quayson 2007, 108–114). Entscheidend für Quayson ist also, dass Behinderung ein repräsentatives Problem darstellt, das Erzählstrukturen auf verschiedene Weise abbrechen, stagnieren oder enden lässt. Behinderung ist in diesem Sinne als narrativer ‚Störfaktor‘ zu verstehen, der sich auf inhaltlicher wie formaler Ebene bemerkbar macht.

Quaysons Idee, dass Behinderung bestimmte psychische Zustände hervorruft, die von sozialen Bedingungen und Normen abhängig sind und deren Repräsentation wiederum besondere literarische Erzählweisen generiert, möchte ich für

Welchs Roman fruchtbar machen. Heuristisch beginne ich zunächst mit der Analyse von Krankheit und Behinderung auf der Ebene der erzählten Handlung und gehe dann zur Untersuchung des *discours* über. Wie gezeigt werden soll, thematisiert auch Welchs Text Behinderung auf eine spezifische – am geeignetsten in intersektionaler Perspektive zu erfassende – Weise als ‚Störfaktor' im sozialen Gefüge, was auf die mentale Gesundheit des Protagonisten in hohem Maße einwirkt. Die Antwort, die der Text auf der Ebene des *discours* gibt, lässt sich jedoch nicht im Sinne eines ‚Kurzschlusses' verstehen, sondern vielmehr als Strategie, mit der die sozialen Bedingungen von Behinderung als ‚Störung' grundsätzlich hinterfragt und neu interpretiert werden.

3 Intersektionale Perspektiven auf Krankheit und Behinderung in *A Voice Through a Cloud*

Dass der in *A Voice Through a Cloud* erzählte Unfall für den Protagonisten lebensverändernd sein wird, wird schon auf den ersten Seiten des Romans angedeutet. Als der Protagonist sich zu Beginn der erzählten Zeit mit seinem Fahrrad durch eine idyllische südenglische Landschaft bewegt, beschleichen ihn, zunächst scheinbar grundlos, „a vague uneasy feeling of universal damage and loss" und ein unbestimmtes Gefühl innerer Unruhe (V, 3); Gemütsbewegungen, die sich im Verlauf des Texts als implizite Prolepsen herausstellen. Der Unfall selbst wird durch Auslassungspunkte dargestellt, die einen unbeschwerten Gedankenstrom unterbrechen („I was going along a straight wide road, keeping close to the kerb, not looking behind or bothering about the traffic at all...," V, 4), wodurch dessen Unvermitteltheit und Dramatik bekräftigt wird. Im nächsten Satz wird deutlich, dass der Erzähler auf dem Rücken liegt, unfähig, sich zu bewegen, und die Welt plötzlich durch die titelgebende, sein Bewusstsein trübende ‚Wolke' vermittelt wahrnimmt: „I heard a voice through a great cloud of agony and sickness. The voice was asking questions. [...] I knew that I was lying on my back on the grass; I could feel the shiny blades on my neck. I was staring at the sky and I could not move." (V, 4) Das Erzählen aus der Horizontalen ist von nun an kennzeichnend für die narrative Situation in *A Voice Through a Cloud*, dessen Erzähler nach dem Unfall mühsam wieder selbstständig laufen lernt. Dass der Zusammenstoß mit einem Auto, der den Protagonisten für mehrere Wochen gelähmt und für immer mit eingeschränkter Gehfähigkeit zurücklassen wird, einen radikalen Bruch im Leben des Protagonisten darstellt, wird im Text auch explizit durch eine Unterscheidung zwischen dem jeweils in Großbuchstaben geschriebenen „Old Life" und „New Life" (vor bzw. nach dem Unfall) markiert (V, 179).

Das Erzählen des akuten medizinischen Traumas, das der Unfall bedeutet, ist dabei über weite Strecken der Erzählzeit von einer geringen narrativen Distanz gekennzeichnet, die die Leser*innen dicht an das Erleben des erzählten Ichs bringt. Die Empfindungen, insbesondere die starken körperlichen Schmerzen dieses Ichs kommen dabei in einer kraftvollen bildlichen Sprache zum Ausdruck:

> Then the pain, like some huge grizzly bear, seemed to take me between its paws. I screamed from sheer shock at its sudden increased violence. [...] I must have screamed again, for all I can remember is a shriek and a pain invading my whole body. The shriek seemed to be following the pain into every limb. I was nothing but a shriek and a pain. I was sweating. Everything was wet. I was crying. Saliva dribbled out of my mouth. (V, 8 f.)

In der körperlichen ebenso wie mentalen Grenzsituation, in der sich der Protagonist wiederfindet und in der der Schmerz wie ein furchterregendes Tier über ihm lauert und ihn ganz für sich einnimmt, scheint wenig Platz für andere Emotionen oder Gedanken zu sein. Die parataktische Satzstruktur insbesondere am Ende der Passage erzeugt einen Eindruck von Unmittelbarkeit; sie versprachlicht jene Präsenz von Schmerz, die in David Wagners autopathographischer Erzählung *Leben* mit dem Satz „Körperlicher Schmerz ist immer Gegenwart, ist unmittelbar, Schmerz ist Jetzt“ (Wagner 2013, 143) beschrieben ist. Umso bemerkenswerter ist es, dass in diese Darstellung der akuten Situation im Krankenhaus kurz nach dem Unfall, die der Protagonist in höchsten Schmerzen und Unwohlsein verbringt, eine Semantik der ‚Normalität‘ Eingang findet. So denkt der Protagonist, noch nicht wieder ganz bei Bewusstsein, als seine von den Ärzten informierten Verwandten in der Klinik erscheinen: „I [...] told myself immediately that I must behave normally, brightly, intelligently. The idea of proper behaviour obsessed me.“ (V, 6) Die Reihung von Verhaltensweisen – „normally, brightly, intelligently, proper“ – verweist auf ein Arsenal an Eigenschaften, die der Protagonist offenbar auch in dem Ausnahmezustand, in dem er sich befindet, unbedingt für sich beanspruchen möchte. An diese Passage, in der der Protagonist gedanklich ein möglichst ‚normales‘ Verhalten anstrebt, schließen sich diverse ähnliche Szenen an. Sobald er Besuch in der Klinik empfängt, empfindet Maurice eine „mad determination to make ordinary conversation“, auch im Pflegeheim ist er besorgt, er könne „not normal“ wirken (V, 6, 118).

Die Obsession des Erzählers mit ‚normalem‘, ‚gewöhnlichem‘ bzw. ‚anständigem‘ Verhalten erschließt sich, wenn man den Roman als zeitgenössisches *disability narrative* versteht; als Text, der vor dem Hintergrund eines Unfalls mit folgender körperlicher Einschränkung (*impairment*) immer wieder die sozialen Bedingungen und deren Einfluss auf das psychische Wohlergehen des Protagonisten reflektiert, die dieses *impairment* zu einer Behinderung im Sinne einer gesellschaftlichen Beeinträchtigung machen. Bisher ist *A Voice Through a Cloud* vor allem hinsichtlich seiner ‚überzeitlichen' Thematisierung menschlichen Leids und der *conditio humana* interpretiert worden. So sieht bspw. Robert Phillips, in der bisher einzigen dezidiert literaturwissenschaftlichen Analyse von Welchs Text, Maurice in einer Reihe mit Dante in Dantes *Inferno*, dessen Situation „in a dark wood" der von Maurice im Krankenhaus gleichkäme, sowie mit der biblischen Figur Hiob (Phillips 1971, 219–220). Auch im zeitgenössischen Feuilleton werden die Erlebnisse von Welchs Figur in der Regel sinnbildlich verstanden, als Allegorie der Situation des Subjekts in der Moderne oder symbolisch für den schicksalshaften, unvorhersehbaren Verlauf eines Lebens.[7] Die Geschichte eines Mannes, der unverschuldet einen schweren Unfall erleidet, als eine Verhandlung der Fragilität der *conditio humana* oder auch parallel zur Passionsgeschichte zu interpretieren, liegt zwar nahe. Dennoch stellt Welchs Text, bei aller transhistorischen und allegorischen Deutbarkeit, auch eine Thematisierung von Mental Health im Angesicht von Krankheit und Behinderung im England des beginnenden 20. Jahrhunderts dar. Denn nicht nur ist die Erzählgegenwart der Geschichte offenkundig in England und in der Zwischenkriegszeit angesiedelt; in dem Zeitraum also, in dem der Autor Welch selbst „that obscene accident" erlitt, mit dessen Nachwirkungen er bis zu seinem frühen Tod 1948 immer wieder in unterschiedlichem Maße zu tun hatte (Welch 1986, 34). Diese räumliche und zeitliche Situierung der Geschichte zeigt sich an verschiedenen expliziten und impliziten Referenzen im Text. In Erzähler- und Figurenrede wird mehrfach erwähnt, dass sich das erzählte Ich in einem Krankenhaus in London bzw. einem Pflegeheim an der englischen Küste befindet; zudem finden sich diverse Referenzen auf den zurückliegenden *Great War* mit seinen horrenden Folgen. Neben Maurice im Krankenhaus liegt ein Kriegsverletzter, „a man who had been wounded in the first war; he had been lying in hospitals ever since," und später in einem Antiquitätengeschäft in der Nähe des Pflegeheims findet Maurice „a venomous piece of rusted metal", was ihm der Besitzer als „shrapnel from the Great War" erläutert (V, 84, 142). Zugleich thematisiert Welchs Text auf eine für den Zeitpunkt seines Erscheinens überraschend offene Weise körperliches *impairment* mitsamt seinen akuten und anhaltenden psychischen Auswirkungen wie Schmerz, Angst oder Scham. Als ein markantes Beispiel dafür kann die Szene genannt werden, in der der Erzähler ausführlich berichtet, wie es sich anfühlt, in einem Rollstuhl zu sitzen (V, 81–86). Dieses realhistorische medizinische Hilfsmittel literarisch zu thematisieren, insbesondere aus der Perspektive eines gehbehinderten Ichs, war in den 1940er und 50er Jahren kaum üblich. In zeitgenössischer Perspektive hatte Welchs Darstellung des jungen männlichen

7 Siehe beispielsweise Updike 1966, der *A Voice Through a Cloud* „a prophetic document" nennt.

Rollstuhlfahrers insofern enorme Sprengkraft, nicht nur da die Anzahl gehbehinderter Männer im Zweiten Weltkrieg rasant gestiegen war.[8]

In der Darstellung der Innenwelt des Protagonisten, die abgesehen von einigen Dialogszenen den Großteil der Erzählung konstituiert, wird der Eindruck vermittelt, dass Maurice seine veränderte körperliche Situation zuallererst als Verlust und als Mangelzustand erlebt. Die Selbstbeschreibungen des Protagonisten fallen vielfach harsch und fatalistisch aus; so bezeichnet er sich beispielsweise als „lost" oder „wasted" (V, 97, 133). In der Konzeptualisierung seines Körpers als defizitär, verloren und nutzlos zeigen sich die Implikationen der im Text verwendeten Selbstbeschreibung als *invalid* – ein Begriff, der bis ins späte 20. Jahrhundert als gängige Bezeichnung für Menschen mit Behinderungen diente. ‚Invalid', was etymologisch aus dem Lateinischen kommend eine Negativierung immer mitdenkt – die Verbindung von *in* (*not*) und *validus* (*strong*) –, meint in adjektivischer Form „not strong, infirm, weak" sowie „inadequate", in Nominalform „a person made weak or disabled by illness or injury" sowie „anything damaged, dilapidated, or the worse for wear" (OED).[9] Der Begriff besitzt folglich eine Doppelbedeutung als Zustand von (körperlicher) Krankheit und Einschränkung einerseits, als situativer oder gar moralischer Mangel andererseits – denn auch Verhaltensweisen oder Meinungen können schließlich ‚invalid' sein. Diese duale Semantik spiegelt sich auch im Roman, in dem das Wort *invalid* sowohl als Selbstbezeichnung und Referenzpunkt für eine Gruppe von chronisch Kranken („in town with our invalidism") als auch als Benennung von ‚wertlosen' oder ‚falschen' sozialen Beziehungen und Verhaltensweisen genutzt wird (beispielsweise nennt Maurice die Beziehung zu seiner Familie „invalid, arbitrary", V, 113). Im Text erscheint *invalid* somit sowohl in Bezug auf die Situation als Gelähmter bzw. Geheingeschränkter als auch in der Bedeutung einer allgemeinen Negativkonnotation und eines Fehlers. Dass sich der Protagonist insofern als doppelt ‚fehlerhaft' und wertlos darstellt, wird durch das Verhalten der anderen Figuren bekräftigt. So fällt auf, dass das medizinische Personal und die anderen Figuren den Protagonisten nicht nur vielfach zurechtweisen und generell wenig respektvoll behandeln, sie nennen ihn zudem selten bei seinem Namen. Für die Ärzte ist Maurice eine Bettennummer, die Mitpatient*innen nennen ihn fälschlicherweise Ted und im Pflegeheim ruft ihn eine Pflegerin, so sehr er sich auch um Korrektur bemüht, „Pusky". In dieser Na-

8 Welch nahm 1944 die Arbeit an *A Voice Through a Cloud* auf und schrieb daran bis zu seinem Tod 1948, vgl. Welch 1986. Zu Rollstuhlfahrer*innen in der Literatur (und dem Mangel an literaturwissenschaftlicher Forschung über diese) vgl. Valint 2016, bes. 265–266.

9 ‚Invalider' als Bezeichnung für Personen mit köperlicher oder geistiger Behinderung ist heute nicht mehr gebräuchlich. Zu zeitgenössischen kulturellen Bedeutungen des Begriffs ‚invalid' im englischen Raum, insbesondere ab dem 19. Jahrhundert, vgl. Frawley 2004, bes. 22–24.

menlosigkeit von Maurice spiegeln sich in komprimierter Form der Verlust des Selbstwerts und der Sicherheit über die eigene Rolle als Folge des traumatischen Unfalls wider.

Sich selbst als Mangel zu erleben, bezieht sich im Fall von Welchs Erzähler jedoch nicht nur auf den veränderten körperlichen Zustand, der von einer Erfahrung des Nicht-Mehr-Könnens geprägt ist. Zugleich wird deutlich, dass Maurices Verlusterfahrung in hohem Maße gesellschaftlich bedingt ist, denn es ist vor allem das Herausfallen aus sozialen Rollenerwartungen, das Maurice innerlich bewegt und besorgt. Eine mit Behinderung verwobene soziale Kategorie, die im Text besonders explizit gemacht wird, ist Alter. In mitunter drastischer Sprache tritt in der Erzähler- ebenso wie in der Figurenrede immer wieder der Umstand in den Vordergrund, dass der Protagonist noch jung ist, was den Unfall umso tragischer erscheinen lässt. Auch die vermeintlich guten Wünsche anderer lässt der Erzähler hierbei nicht gelten; er erlebt sich als ‚invalid', gerade *weil* er jung ist und sein weiteres Leben nun als chronisch Kranker verbringen wird: „I thought of the many people who had said to me, ‚You're young; you've got plenty of time to recover.' This seemed the coldest comfort, the grimmest fact of all." (V, 59) Mit dem jungen Alter verbinden sich auch Fragen nach der Möglichkeit, aus der neuen Situation heraus einen Beruf und eine soziale Aufgabe, einen gesellschaftlichen Platz zu finden. Maurice, der zum Zeitpunkt des Unfalls Kunst studierte, ist wenig optimistisch, diesen Weg weiter bestreiten zu können. Er wird seine Passion nicht verfolgen und den Verlauf seines Lebens nicht selbst bestimmen können, wird nur Zuschauer seines von Anderen und der Medizin bestimmten Lebens sein, folgert er; die Stunden, die er in der Kunsthochschule verbrachte, bezeichnet er als ebenso „wasted" wie sein eigenes Leben, das keine Richtung mehr besitze (V, 66).

Eine weitere soziale Kategorie, die in der inneren Verfasstheit des Protagonisten explizit wie implizit eine Rolle spielt und ebenfalls mit dem Thema der ‚Richtung' im Leben zu tun hat, ist Gender. Gleich mehrfach wird im Text angesprochen, dass der Protagonist seine ‚typisch männlichen' Rollen als produktives Mitglied der Gesellschaft, als arbeitender und Einkommen generierender Mensch nicht wird erfüllen können. Zwar ist Maurice in der privilegierten Lage, durch das Erbe seiner Eltern und eine Ausgleichszahlung der Unfallverursacherin auch ohne Erwerbsarbeit genug Geld zum Leben zu haben. Das entbindet ihn jedoch nicht von der Verantwortung, Arbeitskraft zu entfalten, tätig zu sein: „You're one of the lucky ones, then; but don't you want to do *anything?* [Aren't you] ambitious?" (V, 127), fragt ihn nicht ohne Grund ausgerechnet Dr. Farley, Arzt und Inkarnation männlicher Stereotype mit einem großen und muskulösen Körper und einer gewissen Härte („harshness") in den Gesichtszügen (V, 107). Traditionell männlich konnotierte Aufgaben und Verhaltensweisen wie ökonomische Produktivität, Unabhängigkeit im Lebensstil und energievolles Auftreten[10] verlieren in Welchs Roman mit dem Unfall des Protagonisten nicht an Dringlichkeit, sondern stellen ihn im Gegenteil vor die Herausforderung, sie *gerade* in dieser neuen Situation unter Beweis zu stellen. Der Druck auf Maurice, seine ‚Männlichkeit' im Auftreten und Lebensstil wiederzuerlangen, wird im Roman auch implizit ausgedrückt. Die nicht-behinderten männlichen Figuren strotzen in der Regel vor körperlicher Fitness und Selbstbewusstsein – sein Physiotherapeut, „a tall man" mit einem breiten Körper und „great arms", kommandiert sowohl Patient*innen als auch Kolleg*innen herum (V, 33); ein Ideal von ‚Männlichkeit', das der Protagonist bewundert, von dem er sich aber umso abgeschnittener fühlt in seinem eigenen ‚invaliden' Körper und seiner Scham über diesen. So trifft auf Maurice zu, was Diane Price Herndl (2001) als *invalid masculinity* bezeichnet, dass nämlich mit der körperlichen Behinderung auch bestimmte stereotype Formen von Männlichkeit unerreichbar werden.[11]

Auch wenn insofern auf verschiedene Weise thematisiert wird, inwiefern Anforderungen an männliches Aussehen und Verhalten zu einer Mangelerfahrung auf Seiten des Protagonisten führen, wird die Kategorie Gender dennoch subtiler adressiert als die Kategorie Alter. Dies mag damit zu tun haben, dass für den Protagonisten die Rolle als Mann in steter Verbindung zu seiner sexuellen Orientierung steht. Welchs Roman ist voll von Anspielungen auf Homosexualität, die jedoch stets, womöglich auch aus Angst vor Zensur auf Seiten des Autors, indirekt und subtil erscheinen. So wird das Aussehen von männlichen Figuren durch Maurice stets bewundernd und mit dezenter erotischer Aufladung beobachtet („His body seemed elastic but not light. As he came nearer, I saw that he was looking into me with eyes that could not pierce, because they were too brown and soft, too like a stag's eyes", V. 107), während derartige Beschreibungen von Frauenfiguren fehlen. Der Zusammenhang zwischen der vermeintlichen Homosexualität des Protagonisten mit seiner Rollenerfahrung als junger Gehbehinderter zeigt sich insbesondere in den Dialogszenen mit anderen Männern. Zwar lernt der Protagonist in *A Voice Through a Cloud* auffallend viele Männer kennen – die wichtigsten Figuren im Roman, darunter das medizinische Personal, die meisten Mitpatient*innen und auch sein bester Freund aus der Kunsthochschule, mit dem er eine intensive Freundschaft führt, sind Männer. Es ist jedoch signifikant, dass diese sich ihm gegenüber reserviert verhalten, insbesondere Dr. Farley, in den Maurice zunehmend verliebt scheint. Dass Maurice ausgerechnet hoffnungslos für den Arzt ent-

10 Zur Rekonfiguration dieser ‚männlichen' Aufgaben im Kontext von Behinderung vgl. auch Frawley 2004, 75.

11 Herndl (2001) spricht über *invalid masculinity* in Bezug auf literarische Texte der Zwischenkriegszeit, die männliche Kriegsverletzte thematisieren, so bspw. Ernest Hemingways *A Farewell to Arms*.

flammt, der nicht nur ‚Männlichkeit' ausstrahlt, sondern auch medizinisches Wissen und die Hoffnung auf Rekonvaleszenz verkörpert, scheint ebenfalls kein Zufall. Die Möglichkeit, gleichgeschlechtliche Beziehungen zu leben, erscheint auf diese Weise im Text als gänzlich vom medizinischen Kontext determiniert – und gleichzeitig durch diesen verhindert.

Insgesamt sind Maurices Selbstbeschreibungen in Bezug auf seinen Zustand nahezu ausnahmslos negativ. Welchs Protagonist erlebt seine Gehbehinderung als körperlichen bis gar moralischen Mangelzustand, als Verlust von Funktionalität und Selbstwert, der sich in intersektionaler Perspektive vor allem aus dem Herausfallen aus verschiedenen zuvor als sicher und ‚normal' empfundenen sozialen Rollen speist. Auf der Ebene der erzählten Handlung entspricht dies den Ergebnissen von Quaysons Studie, denn Welchs Text zeigt, dass körperliches *impairment* soziale Auswirkungen hat, mit gesellschaftlichen Stigmata einhergeht und insofern drastische Auswirkungen auf die mentale Gesundheit haben kann, in der realen wie in literarischen Welt(en). *A Voice Through a Cloud* lässt sich insofern als frühes Beispiel eines *disability narrative* verstehen, das Aspekte erst viel später gewonnener Erkenntnisse in den *disability studies* und der Intersektionalitätsforschung vorwegnimmt.

4 Mental Health erzählen: Ästhetik der Resilienz

Trotz der beschriebenen düsteren Stimmungen und Selbstwahrnehmungen des Protagonisten ist *A Voice Through a Cloud* kein durchweg trauriges Buch, sondern nimmt eine durchaus versöhnliche Wendung. Gegen Ende des Romans scheint der Protagonist zukunftsgerichteter, fröhlicher und mehr im Einklang mit der eigenen Körperlichkeit zu sein. Dies liegt nicht vor allem an der Besserung seines Zustandes, denn obwohl Maurice wieder lernt, kleine Strecken zu laufen, wird deutlich, dass sein zukünftiges Leben in steter Abhängigkeit von medizinischer Pflege verlaufen wird. Vielmehr scheint es darin begründet, dass Maurice zunehmend die Rollenverteilungen hinterfragt, an denen er zuvor in der Bewertung seines Zustands festhielt, und alternative Verhaltensweisen und soziale Aufgaben für sich und andere Figuren anerkennen kann. Dies zeigt sich beispielsweise an folgender Passage, die von einem Zeitpunkt berichtet, als Maurice das Krankenhaus bereits verlassen hat:

> My aunt's mother [...] said, ‚Shall we go out?' I took my stick up from the arm of the chair and we both went down and stepped out of one of the sash-windows. I thought as we crossed the wide lawns that she, so old, should have had the stick and I the springing step. Later she took

> my arm, and I wondered whether she did this to help me or because she needed my help. She did it well and I was not to know. (V, 145)

Maurices Gedankenwelt erscheint hier im Vergleich zu seinen zuvor harschen Aussagen über sich selbst als „wasted" und „lost" milde gestimmt. Er scheint einverstanden damit, nicht sicher zu wissen, wer in dieser Situation wem eine helfende Hand bot, und insofern tentativ zu akzeptieren, dass auch eine alte Frau einen jungen Mann stützen kann, aller typischen gesellschaftlichen Rollenerwartungen zum Trotz. Wie kommt es zu dieser Entwicklung, in der Maurice seine soziale Situation zumindest ansatzweise positiv umdeutet? Wie gezeigt werden soll, verwendet Welchs Roman kontinuierlich Strategien autofiktionalen, ästhetizistischen und surrealistischen Erzählens, um vom psychischen Zustand des Protagonisten in seiner Reaktion auf Krankheit und Behinderung zu berichten. Mithilfe dieser Erzählverfahren eröffnet der Roman einen Imaginationsraum, der genau die Probleme narrativ reflektiert, die der Gesamttext ausstellt – den Verlust der eigenen körperlichen Autonomie ebenso wie der vertrauten sozialen Rolle und der damit einhergehenden, als ‚normal' empfundenen Verhaltensweisen – und dies so lange, bis sie für den Protagonisten in einem neuen, positiveren Licht erscheinen. Auf der Ebene des *discours* scheint es insofern nicht angemessen, im Sinne Quaysons von einer *aesthetic nervousness* zu sprechen, denn in Welchs Roman wird weder multiperspektivisch erzählt noch kommt es zum plötzlichen Abbruch von Erzählstrukturen. Die in Welchs Roman erkennbare Form des Erzählens als Antwort auf und letztlich Adaptation an die im Text ausgestellte Lebensveränderung soll hingegen im Folgenden als Ästhetik der Resilienz bezeichnet werden. Resilienz soll hierbei in einem weiten Sinn als Chiffre für eine Vielzahl von Formen psychischer Widerstandskraft und der Fähigkeit zur Selbstbehauptung verstanden werden. Der Begriff wurde in der psychologischen Forschung ab den 1970er Jahren im Zusammenhang mit Studien zur Traumabewältigung geprägt. Schon vor der Etablierung des Terminus war man sich jedoch bewusst, dass Menschen unterschiedlich gut auf Lebenskrisen reagieren: Während ein ähnliches Ereignis bei manchen Personen zu langanhaltenden Beeinträchtigungen oder psychischen Erkrankungen führt, passen andere sich schneller an die veränderte Lebenssituation an und ihre Psyche bleibt unbeeinträchtigt bzw. erholt sich.[12] In diesem weiten Sinn gesprochen meint Resilienz also die variierende Fähigkeit von Individuen, auf Traumata oder bedeutende Lebensveränderungen zu reagieren und diese psychisch zu bewältigen. In literarischer Perspektive kann Resilienz heuristisch als ein

---

12 Für einen Überblick zur Entstehung der Resilienzforschung vgl. Bosch und Promberger 2018, 490–491.

Cluster von Erzählverfahren oder Motiven verstanden werden, die den mentalen Prozess charakterisieren oder reflektieren, in dem eine Figur eine bedeutsame, leidvolle Erfahrung auf eine zunehmend günstige bzw. sinnstiftende Weise in ihr Erleben integriert.

Ein zentrales Kennzeichen des Erzählens in *A Voice Through a Cloud* ist, dass der Text zwischen autobiografischen und fiktionalen Schreibweisen oszilliert. Einerseits signalisiert der Text Faktizität, indem er nicht nur einen Protagonisten namens Maurice ausstellt – Denton Welch hieß mit vollem Namen Maurice Denton Welch –, sondern auch die Räumlichkeiten und den zeitlichen Verlauf der Handlung dem Leben Denton Welchs nachempfindet. Dass *A Voice Through a Cloud* insofern faktuale Lesarten hervorrufen kann, lässt sich an einer Biografie Welchs erkennen, in der die Autorin Passagen aus dem Roman zur realhistorischen Rekonstruktion von Welchs Zeit im Krankenhaus heranzieht (Methuen-Campbell 2004). Andererseits finden sich in Welchs Text diverse Spielarten dessen, was Frank Zipfel (2001, 232–247) als „Fiktionalitätssignale“ zusammenfasst. So wird, wie gezeigt wurde, häufig mit geringer narrativer Distanz und szenisch erzählt, was die Trennung zwischen erzählendem und erzähltem Ich erschwert und somit ‚klassischen‘ faktual-autobiografischen Schreibweisen entgegensteht. Dieses Schreiben im Modus der Autofiktion kann auf mindestens zwei Weisen als ästhetische Strategie der Resilienz interpretiert werden. Erstens kann es als Versuch gelesen werden, einer grenzüberschreitenden, außerhalb der Parameter der medizinisch oder gesellschaftlich festgelegten ‚Normalität‘ positionierten Lebenserfahrung durch die Grenzüberschreitungen zwischen Fakt und Fiktion eine geeignete Form zu verleihen. Zweitens eröffnet der autofiktionale Modus gerade durch die Ambiguität zwischen Faktualität und Fiktionalität einen eigenen Imaginationsraum, der ebenso an der Realität angelehnt ist wie er auch alternative Realitäten zur Darstellung bringen kann.

Daran anknüpfend lässt sich als ein weiteres Kennzeichen des *discours* in *A Voice Through a Cloud* feststellen, dass die Innenwelt des Protagonisten in Form von ausgedehnten Imaginationsreisen erzählt wird, welche ästhetizistische und surrealistische Formelemente aufweisen. Im Text erschafft sich der Protagonist, konfrontiert mit körperlichem Leid und einer unwirtlichen medizinischen Umwelt, eine Alternativwelt, in der er sein körperliches Empfinden imaginativ umdeutet und ästhetisiert. Seine nicht weichen wollenden körperlichen Schmerzen stellt er sich beispielsweise als einen diamantenen, glitzernden Tau vor, der vor ihm davonschwebt: „I imagined the pain as diamond dew evaporating in the morning sun. This time my mind was filled with the thought of dew; its jewel-like wetness, its faint ghostly steam as it rose and disappeared in the air....“ (V, 17). Ähnliches geschieht in einer Szene, in der der Protagonist nach einer Röntgenuntersuchung entkräftet zurück auf die Krankenstation getragen wird: „I found my fingers slipping even as one of the porters tried to lift me. He had told me to cling round his neck, but hand and arm seemed useless [...]. I thought of rosy sunset mists, of pink froth at a horse's mouth." (V, 44–45) Diese Passagen lassen sich sowohl als Darstellung des angegriffenen Inneren des Protagonisten als auch als Ausdruck einer mentalen Strategie der Resilienz lesen. Maurice, körperlich und psychisch geschwächt und der medizinischen Umwelt ausgesetzt, stellt sich eine angenehmere oder zumindest buntere Realität vor; was davon Tagtraum, was wache Vorstellungskraft und was wilde Halluzination ist, ist für die Leser*innen kaum unterscheidbar.

Dass Welchs Text über diese Darstellung einer Realitätsflucht hinaus eine Nähe zu literarischen Schreibweisen des Ästhetizismus aufweist, zeigt sich umso mehr, je weiter die Erzählung voranschreitet. Sobald der Protagonist den Klauen des ‚Grizzlybären' namens Schmerz entronnen und zunehmend wieder bei vollem Bewusstsein ist, beginnt er, den ihn umgebenden medizinischen Raum und dessen Gegenstände eingehend zu beobachten. Die Materialität des Zimmers, in dem der Protagonist liegt und kaum etwas tun kann, außer zu warten und zu schauen, kommt in einer Erzählweise minutiöser Beobachtung und Detailversessenheit zur Darstellung.[13] Vom „glistening glass and chromium trolley" voll mit medizinischen Utensilien über sein „flannel nightdress, all darns and patches" bis hin zu dem medizinischen Personal und seinen Besuchern – „I looked at his face. It was of an even [...] colour and shiny; his hair seemed almost to match his skin, both in colour and texture" (V, 10, 27) – entgeht kaum etwas seinem Blick, der gerne auf dem Schönen, Bunten und Leuchtenden hängen bleibt:

> Someone had put a dahlia in a pencil-thin vase on the table in the middle of the room, and as I saw the sun glint on its tongue petals, flashing them into scarlet spears, and on its smaller spoon petals, making them brim over with molten sealing-wax, I was filled with an extraordinary upsurge of delight, a fierce renewal of pleasure. For a moment my whole body was concentrated on the flower; its perfection [...] – [it] set me thinking of everything beautiful away from the ward. (V, 81)

Die impressionistisch anmutende, emphatische Beschreibung der leuchtenden Farberscheinung einer einzelnen Dahlie liest sich wie eine neuerliche literarische Umsetzung der ästhetizistischen Programmatik, wie sie u. a. von Oscar Wilde formuliert wurde, der das Betrachten, Imaginieren und Erschaffen von Schönem zur Kunstform und zugleich zum Lebensideal erhob. Dass der Protagonist sich von der Krankenstation ab- und zur strahlenden, Schönheit symbolisierenden und ver-

13 Eine literarische Strategie, die auch in anderen Texten Welchs aufzufinden ist (vgl. Stockard 2017).

sprechenden Blume hinwendet, wirkt dabei auf einer ersten Ebene wie der Versuch zu beherzigen, was Lord Henry in *The Picture of Dorian Gray* vorschlägt, nämlich die Farben und das Schöne vor allem körperlichen Leid und Mühsal menschlichen Lebens zu betonen: „One should sympathise with the colour, the beauty, the joy of life. The less said about life's sores the better." (Wilde 1931 [1890], 56).[14] Die Schönheit der Dahlie zu betrachten, kann insofern, ebenso wie sich den Schmerz als diamantenen Tau vorzustellen, als eine direkte Strategie der Resilienz auf Seiten des Protagonisten verstanden werden: Maurice dient die Betrachtung der Blume dazu, das „harassed, bustling life of the huge ward" (V, 13) für einen Moment zu verlassen und in einem Tagtraum des Schönen seine Lebensfreude und Hoffnung wiederzugewinnen sowie das Bewunderns- und Betrachtenswerte der Welt wiederzuentdecken. Die intertextuelle Verbindungslinie zum Ästhetizismus Wildes wird dabei im Roman nicht nur durch die markante Sprache, mit der der Protagonist vielfach das „beautiful", „pretty" oder „delightful" Erscheinungsbild von Menschen und Gegenständen bewertet, hergestellt. Die Verbindung wird auch explizit gemacht: Denn wie der Autor Welch in seinem Tagebuch von ausgedehnter Wilde-Lektüre berichtet (V, 251 und passim), so liest auch der Protagonist Maurice in *A Voice Through a Cloud* Wildes *De Profundis* (V, 68). Doch die ästhetizistische, mitunter dekadente Stillagen erreichende Poetik in Welchs Roman lässt sich noch auf einer weiteren, abstrakteren Ebene als Ästhetik der Resilienz begreifen. Indem der Roman wie gezeigt an literarische Vorläufer wie Oscar Wilde anknüpft, schließt er an jene literarischen Traditionen an, die über den einzelnen Moment hinaus das Verweilen in der Sphäre des Schönen und der Kunst als Lebensmodell und -ideal propagieren. Das ostentativ genussvolle Betrachten der Blume lässt sich insofern als poetische Selbstreflexion, als narrativen ‚Übungslauf' für etwas verstehen, das sich im Laufe des Textes immer stärker auch auf der Ebene der Handlung zeigt. So fasst Maurice gegen Ende des Romans den Entschluss, anstatt wie bisher als Maler nun vor allem als Schriftsteller zu arbeiten, seine Tage mit „eating", „sleeping" und „writing" zu verbringen, wie es im Text heißt (V, 203). Damit passt er sich zukunftsgerichtet an seine neue körperliche Situation, die ihm einige Formen bildkünstlerischer Arbeit – wie beispielsweise die an großen Skulpturen, an denen er als Kunststudent arbeitete – erschwert, an. *A Voice Through a Cloud* ist insofern nicht nur die Geschichte eines Unfalls und des Lebens mit dessen Folgen, sondern auch und zugleich die Geschichte einer Schriftsteller-Werdung. Da im Text dabei

14 Wilde wiederum bezieht sich bekanntermaßen auf Joris-Karl Huysmans *À Rebours*, in dem ebenfalls die Imagination einer (schönen) Kunstwelt der tristen Wirklichkeit vorgezogen wird: „Le tout est de savoir s'y prendre, de savoir concentrer son esprit sur un seul point, de savoir s'abstraire suffisamment pour amener l'hallucination et pouvoir substituer le rêve de la réalité à la realité même." (Huysmans 1981 [1884], 89).

explizit wie implizit auf einen Autor wie Wilde Bezug genommen wird, wird die Künstler-Figur Maurice in eine Tradition mit (anderen) homosexuell lebenden und vielfachen Repressalien ausgesetzten Künstler*innen und Schriftsteller*innen gestellt. Somit hinterfragt der Text in seiner Intertextualität nicht nur die Normierung von Behinderung bzw. das Narrativ, körperliche Einschränkungen gingen mit einem generellen Mangel an Freude, Optionen in der Lebensführung oder künstlerischer Ausdrucksfähigkeit einher, sondern auch erneut die Normierung sexueller Orientierungen.

Und noch eine weitere künstlerisch-erzählerische Tradition ist im Roman erkennbar, mit der der Text gegebene Realitäten hinterfragt und die für Welch sowohl in seinem Schreiben als auch in seiner Arbeit als Maler von Einfluss war: der Surrealismus.[15] Dies zeigt sich nicht nur an den vielfachen Darstellungen von Tagträumen, von Zuständen zwischen Wachen und Schlafen, die für *A Voice Through a Cloud* konstitutiv sind – „All day I lay now in a sort of reverie", wie der Erzähler seinen Zustand des Liegens und Wartens einmal summiert (V, 48). Es zeigt sich auch an den verschiedenen Passagen im Text, in denen die Handlung die Grenzen realistischen Erzählens zwar subtil, aber dennoch in einem Maß überschreitet, dass fragwürdig wird, mit welcher Realität man es in der fiktiven Welt zu tun hat. Wenn der Erzähler beispielsweise bunte Menschengesichter in Pflanzen sieht, wenn ihn eine Gruppe junger Mädchen besucht und Obstkörbe auf seiner Brust tanzen lässt oder seine Tante ihm Briefe von Toten übermittelt, dann bleibt unklar, ob es die schmerz- und medikamentenverzerrte Wahrnehmung des Protagonisten oder ‚die Welt' ist, die in *A Voice Through a Cloud* aus den Fugen realistischer Ordnungen geraten ist. Dass es in Maurices Tagträumen, in denen mit den Grenzen von Wachen, Träumen und Bewusstsein experimentiert wird, auch explizit um das Thema Behinderung geht, wird in folgender Passage deutlich:

> In this daydream room, to which I was always returning, the wide floorboards were so fanatically waxed and polished that even the old nail heads glistened like silver. Over these floors played a very small blue Persian kitten. It danced and frolicked, jerking itself this way and that, leaving its hind-legs in the air, pretending that they were paralysed and that it would have to play ‚wheelbarrows' for the rest of its life. Sometimes it would almost turn somersaults, or walk sideways, like a crab. I never picked this kitten up or touched it. I just watched its antics and felt happy to have it with me. (V, 48)

Der Imaginationsraum, den der Erzähler in seinen Tagträumen besucht, erlaubt es ihm, ähnlich zu dem gedanklichen Raum, den das Betrachten der Dahlie für ihn eröffnet, den als trist empfundenen Alltag im Krankenhaus für den Moment hinter

15 Zum Einfluss des Surrealismus auf Welchs Ausdrucksformen als Maler vgl. De-la-Noy 1984, 14.

sich zu lassen. Anders als in der ästhetizistischen Poetik der Dahlien-Passage ist es hier jedoch nicht die Schönheit einer Blume, die ihn erfreut, sondern ein surrealistisch gestaltetes Imaginationsspiel, das es ihm ermöglicht, mit den Grenzen des Realen und Möglichen zu experimentieren. Dass in diesem Gedankenspiel eine Katze auftritt, die sich vorstellt, ihre Beine wären gelähmt und die „wheelbarrows" spielt, klangähnlich zu *wheelchair*, ist in dem Kontext der Krankengeschichte des Protagonisten signifikant. Der Erzähler spielt, in seinem Tagtraum-Raum und auf andere Lebewesen projizierend, sein eigenes Erleben durch – und deutet es dabei neuartig um. Zwei Aspekte sind in dieser Deutungsleistung, die der Tagtraum darstellt, von besonderer Bedeutung. Zum einen stellt sich Maurice im Traum die Katze als ein seltsames, nicht ‚normal' agierendes Tier vor – „antics" in der Definition des Cambridge English Dictionary meint unter anderem „silly or strange ways of behaving" (CED). Zugleich ist die Katze keine Schreck-, sondern im Gegenteil eine angenehme Gestalt, und der Erzähler ist froh, sie um sich zu haben. So kann an dieser Traumpassage abgeleitet werden, was für die surrealistischen Elemente in *A Voice Through a Cloud* insgesamt gelten kann: Sie bilden einen disruptiven Kontrapunkt zur erlebten Realität des Erzählers, in der dieser alternative ‚Normalitäten' ausprobieren und ihnen eine positive Note verleihen kann. Damit stellen sie zugleich, und in vielleicht radikalerer Form als die ästhetizistischen Formelemente, auch die Legitimation und Notwendigkeit einer normierten Realität überhaupt infrage – denn es ist schließlich eine der Funktionen surrealistischen Schreibens, dass die Grenzen des ‚Normalen' ins Wanken geraten: „a Surrealist text [...] aims at disruption. It has the purely practical purpose of loosening the reader's or the spectator's grip on everyday reality, boring a hole, as it were, that will let the great floods through, and thus playing its small part in the grand task of the total transformation of the world" (Fraser 1953, 326). Welchs Text stellt insofern auf *discours*-Ebene die Normalität infrage, die der Protagonist auf der Ebene der erzählten Handlung glaubt verloren zu haben – was ich in Erweiterung der Ideen Quaysons als Ästhetik der Um- und Neudeutung des Erlebten bzw. als Ästhetik der Resilienz bezeichnen möchte.

5 Schlussbetrachtungen

Denton Welchs *A Voice Through a Cloud* ist ein bemerkenswerter Roman aus mindestens zwei Gründen. Zum einen erzählt er die Geschichte einer Schriftsteller-Werdung aus der Perspektive eines jungen, homosexuellen, gehbehinderten Mannes – eine literarische Umsetzung gleich mehrerer marginalisierter Perspektiven, die vor allem in ihrer Verbindung in der zeitgenössischen Literatur noch kaum einen Ausdruck gefunden hatten. Zum anderen entwickelt er mithilfe von autofiktionalen, ästhetizistischen und surrealistischen Schreibweisen eine eigene Ästhetik, hier Ästhetik der Resilienz genannt, um Gedankengänge und Gefühle in Bezug auf Behinderung zu erproben, von dem Leben nach dem Unfall zu erzählen und soziale Konstruktionen von Normalität und Abweichung infrage zu stellen. Vor dem Hintergrund von Quaysons *aesthetic nervousness* zeigt Welchs Roman, dass sich in literarischen Erzählverfahren die sozialen Bedingungen und psychologischen Auswirkungen von Behinderung nicht nur widerspiegeln können, sondern dass diese Bedingungen und Auswirkungen durch Erzählverfahren auch kritisch reflektiert und so literarisch verarbeitet werden können. *A Voice Through a Cloud* ist dabei freilich kein simples Narrativ einer ‚Heilung' bzw. psychologischen ‚Versöhnung' mit dem für immer veränderten Körper und Leben. Stattdessen stellt es eine genuin literarische Auseinandersetzung mit einer der Kernfragen der *disability studies* dar: der Frage, welche körperlichen, psychischen oder sozialen Merkmale eine Gesellschaft als ‚normal' konstruiert und was passiert, wenn jemand diese Merkmale nicht (mehr) erfüllt. In diesem Sinn soll am Ende dieses Aufsatzes ein Zitat aus einem Brief Denton Welchs stehen, den der Autor einmal als Reaktion auf die Kritik eines Verlegers formulierte. Der Verleger warnte, Welchs Texte zu publizieren könnte Unmut beim Publikum hervorrufen, da sie zu „ungewöhnlich" seien und zu viele „deviante" (unter anderem homosexuelle) Figuren enthielten, worauf Welch antwortete: „I am so tired of all this insistence on ordinariness, dullness, so-called normality (really the most unreal and bizarre thing of all) that I wrote at once to say that I didn't mind being plastered with mud, if they didn't mind publishing" (Denton Welch an Peter Gamble, 20.1.1944, zitiert aus Clarke 2020, 2031). Auch in *A Voice Through a Cloud* setzt sich Welch mit der „so-called normality" auseinander und wir haben es Welchs Partner Eric Oliver zu verdanken, der den Roman posthum veröffentlichte, dass dieses Stück Literatur nun seine Leser*innen finden darf.

Literaturverzeichnis

Bosch, Aida und Markus Promberger. „Ästhetischer Eigensinn und Resilienz." *Ästhetischer Widerstand gegen Zerstörung und Selbstzerstörung.* Hg. Aida Bosch und Hermann Pfütze. Wiesbaden: Springer VS, 2018. 489–504.

Clarke, Matthew. „Beyond Gay: Denton Welch's *In Youth is Pleasure.*" *Textual Practice* 34.12 (2020): 2021–2036.

Crain, Caleb. „It's Pretty, but Is It Broken?" *The New York Times*, 20. Juni 1990, https://archive.nytimes.com/www.nytimes.com/books/99/06/20/bookend/bookend.html (30. September 2024).

De-la-Noy, Michael. *Denton Welch: The Making of a Writer.* Harmondsworth: Viking, 1984.

Donaldson, Elizabeth J. *Literatures of Madness: Disability Studies and Mental Health.* London: Palgrave Macmillan, 2018.

Felsenthal, Daniel. „In Youth is Suffering: Denton Welch and the Literature of Convalescence.“ *Los Angeles Review of Books*, 27. Januar 2018, https://lareviewofbooks.org/article/in-youth-is-suffering-denton-welch-and-the-literature-of-convalescence/ (30. September 2024).
Fraser, George Sutherland. *The Modern Writer and his World: Continuity and Innovation in Twentieth-Century English Literature.* New York: Praeger, 1965 [1953].
Frawley, Maria H. *Invalidism and Identity in Nineteenth-Century Britain.* Chicago: Chicago University Press, 2004.
Garland-Thomson, Rosemarie. *Extraordinary Bodies: Figuring Physical Disability in American Culture and Literature.* New York: Columbia University Press, 2017 [1997].
Herndl, Diane Price. „Invalid Masculinity: Silence, Hospitals, and Anesthesia in *A Farewell to Arms.*“ *The Hemingway Review* 21.1 (2001): 38 – 52.
Huysmans, Joris-Karl. *À Rebours.* Paris: Imprimerie Nationale, 1981 [1884].
Methuen-Campbell, James. *Denton Welch: Writer and Artist.* London: I.B. Tauris, 2004.
Nawrocki, Jim. „You've Never Heard of Denton Welch?“ *The Gay & Lesbian Review*, March/April (2017): 32 – 33.
Phillips, Robert. „*Brave and Cruel:* The Short Stories of Denton Welch.“ *Studies in Short Fiction* 7.3 (1970): 357 – 376.
Phillips, Robert. „*A Voice Through a Cloud:* Denton Welch's Ultimate Voyage.“ *The Centennial Review* 15.2 (1971): 218 – 228.
Quayson, Ato. *Aesthetic Nervousness: Disability and the Crisis of Representation.* New York: Columbia University Press, 2007.
Schmidt, Nina. *The Wounded Self: Writing Illness in Twenty-First-Century German Literature.* Rochester: Camden House, 2018.
Stockard, Emily. „The Journals of Denton Welch: Material Culture and Trauma.“ *The Cambridge Quarterly* 46.1 (2017): 21 – 38.
Tindall, William York. *Forces in Modern British Literature 1885 – 1946.* New York: Alfred A. Knopf, 1949.
Updike, John. „Promising.“ *The New Yorker*, 29. Oktober 1966, 241.
Valint, Alexandra. „‚Wheel Me Over There!‘: Disability and Colin's Wheelchair in *The Secret Garden.*“ *Children's Literature Association Quarterly* 41.3 (2016): 263 – 280.
Wagner, David. *Leben.* Reinbek bei Hamburg: Rowohlt, 2013.
Welch, Denton. *A Voice Through a Cloud.* London: Woolf Haus, 2020 [1950].
Welch, Denton. *The Denton Welch Journals.* Hg. Michael De-la-Noy. New York: E.P. Dutton, 1986.
West, Paul. *The Modern Novel.* London: Hutchinson, 1963.
WHO. „Mental Health.“ https://www.who.int/health-topics/mental-health#tab=tab_1 (30. Oktober 2024).
Wilde, Oscar. *The Picture of Dorian Gray.* Leipzig: Tauchnitz, 1931 [1890].
Zipfel, Frank. *Fiktion, Fiktivität, Fiktionalität. Analysen zur Fiktion in der Literatur und zum Fiktionsbegriff in der Literaturwissenschaft.* Berlin: Erich Schmidt, 2001.

Katharina Fürholzer

Aphasie als Tod des Autors

Seelische Auswirkungen sprachlicher Ohnmacht bei C.F. Ramuz

Abstract: What is a writer without words? This chapter explores the psychological impact of aphasia-induced speechlessness on writers, focusing on the profession-specific dimension of linguistic vulnerability. Using the case of Swiss author Charles Ferdinand Ramuz (1878–1947), who suffered a stroke at age 65, the analysis draws on his extensive diaries to trace the emotional and existential consequences of his post-apoplectic language impairments. By contrasting pre- and post-stroke entries, the article shows how aphasia in writers does not only disrupt communication but also affects professional identity and self-perception – shedding light on a still underexplored intersection between impairment, mental distress, and literary authorship.

1 Hintergrund

Was ist ein*e Autor*in ohne Worte? Sprachliche Ohnmacht bedeutet für Schriftsteller*innen, die so wesentlich angewiesen sind auf die Beherrschung des geschriebenen Worts, eine existenzielle Gefahr für ihre private wie professionelle Identität, und so wird es auch kaum verwundern, dass der Verlust über die Sprachkontrolle – welche Ursachen ihm auch zugrunde liegen mögen – mit bisweilen immensen seelischen Auswirkungen verbunden ist. Welche psychischen Implikationen sprachliche Ohnmacht für Schriftsteller*innen nun genau haben kann, dieser Frage ist vorliegender Beitrag gewidmet, mit besonderem Augenmerk auf Ohnmachtserfahrungen, die durch die Sprachstörung der Aphasie hervorgerufen werden. Mit Blick auf den intersektionalen Interessensschwerpunkt des vorliegenden Bandes steht im Folgenden somit ein Aspekt im Vordergrund, der in der entsprechenden Forschung im Vergleich zu Kategorien wie *gender* und *race*, für deren Bedeutung auch gesellschaftlich zumindest eine gewisse Sensibilität besteht, noch vergleichsweise randständig verhandelt wird, nämlich der Aspekt des Berufs. In diesem Zusammenhang wird so der Hypothese nachgegangen, dass sich die *pathologisch bedingten* Erfahrungen von Schriftsteller*innen kaum trennen lassen von *berufsspezifischen* Erfahrungen, die Besonderheiten des schriftstellerischen Berufs den seelischen Leidensdruck, der sprachliche Ohnmacht begleiten kann, also auf ganz eigene Weise beeinflussen können.

https://doi.org/10.1515/9783111591933-008

Diesen Korrelationen sei im Folgenden nach einem zumindest kurzen Blick auf die biopsychosozialen Dimensionen aphasischer Sprachohnmacht genauer nachgegangen. Grundlage meiner daran anschließenden Überlegungen bilden sodann keine medizinischen Textsorten (Fallstudien, Arztbriefe etc.), sondern Betroffenenperspektiven. Wenn ich im Folgenden also von psychischen oder seelischen[1] Belastungen spreche, handelt es sich in der Regel nicht um ärztlich bestätigte Diagnosen, vielmehr beziehe ich mich auf das subjektive Erleben, wie es von den von mir untersuchten Personen selbst zum Ausdruck gebracht wird. Im Fokus meiner Analysen steht der Schweizer Schriftsteller Charles Ferdinand Ramuz (1878–1947), der im Alter von 65 Jahren einen Schlaganfall erlitt und sich daraufhin mit Spracheinschränkungen konfrontiert sah, die in der neurologischen Forschung als Aphasie gedeutet wurden. Meine Auseinandersetzungen mit Ramuz stützen sich auf dessen postum veröffentlichtes Tagebuch, das dieser über mehr als die Hälfte seines Lebens geführt hatte. Der Vergleich seiner Aufzeichnungen vor und nach seinem Schlaganfall – in diesem Beitrag aus Gründen der Übersichtlichkeit als prä- und postapoplektische Aufzeichnungen rubriziert – eröffnet dabei ein komplexes Bild schriftstellerischer Ohnmachtserfahrungen und der damit einhergehenden psychischen Auswirkungen.

1.1 Sprachohnmacht erleben

Ursachen sprachlicher Ohnmacht sind vielfältig, erwachsen etwa persönlicher Traumata, schwerer Trauer oder auch der Konfrontation mit individueller oder struktureller Ungerechtigkeit. Bei Sprach- und Sprechstörungen manifestiert sich der Verlust der Sprachkontrolle auch physisch; ein Inbegriff pathologisch bedingter Sprachohnmacht ist die Aphasie, ein Kontrollverlust über die Sprache, der das jähe Ende (nicht nur) schriftstellerischer Karrieren bedeuten kann. Um die auch psychischen Implikationen von Aphasien für den schriftstellerischen Beruf leichter einordnen zu können, sei diese an dieser Stelle zumindest kurz definiert: Aphasien sind Sprachstörungen, die sich ergeben, wenn das neurologische Sprachzentrum z. B. in Folge eines Schlaganfalls oder Unfalls geschädigt wurde und daraufhin die Kontrolle über die Sprache (Lesen, Schreiben, Reden, Zuhören) beeinträchtigt wird bzw. temporär oder dauerhaft verloren geht. Die verschiedenen Syndromformen, über welche sich dies konkret äußert, werden in der Regel unterschieden in flüssige und nichtflüssige Aphasien. Während sich flüssige Aphasien, stark reduziert,

1 Auch wenn es zwischen diesen beiden Begriffen fein nuancierte Bedeutungsunterschiede bestehen, verwende ich ‚psychisch' und ‚seelisch' im Kontext vorliegenden Beitrags rein synonym.

als eine Art Ausbruch beschreiben lassen, in welchen sich die Sprache zu verselbstständigen und fast unkontrollierbar aus den Betroffenen zu ‚ergießen' scheint, sind nichtflüssige Aphasien eher durch einen Abbruch der Sprache gekennzeichnet, der sich etwa im Gebrauch syntaktisch stark verkürzter Sätze, dem – das Verständnis erschwerenden – Fehlen von Funktionswörtern (Präpositionen, Deklinationen, Konjugationen) oder auch die (oft erfolglose) Suche nach beständig entgleitenden Worten äußert (für Einführungen in den aphasischen Syndromenkomplex siehe z. B. Drummond 2006; Code 2010; Schneider et al. 2014; Grande und Hußmann 2016; Raymer und Gonzalez Rothi 2018; LaPointe 2018; Hufschmidt et al. 2022; Papathanasiou und Coppens 2022).

Der aphasische Verlust über die Sprachkontrolle kann mit auch schweren psychosozialen Belastungen einhergehen, durch welche die Lebensqualität Betroffener weiter beeinträchtigt wird. Zu denken ist hier etwa an den Verlust des Arbeitsplatzes, hieraus resultierende finanzielle Schwierigkeiten oder auch den Rückzug von Familien und Freunden. All dies droht bei Betroffenen zu reduziertem Selbstbewusstsein zu führen, dem Gefühl von Nutz- oder Sinnlosigkeit, Antriebslosigkeit, Wut, Aggression, Pessimismus oder Hoffnungslosigkeit (vgl. Code und Herrmann 2003; Parr 2007; Lutz 2010, 238; Huber et al. 2013; Hilari und Cruice 2017; Hersh 2018). Auch das Risiko einer Depression ist bei Aphasien ausgeprägt. So vermerken Antonio Carota et al. mit Blick auf schlaganfallbedingte Aphasien: „Poststroke depression (PSD) is the most frequent mood disorder in early and late phases after stroke onset. Recent studies indicate that 30 – 40 % of stroke patients suffer from this disorder and prevalence is supposed to be even higher in patients with aphasia." (Carota et al. 2016, 659; ausführlicher zu Depressionen im Kontext von Aphasie siehe Code und Herrmann 2003; Cahana-Amitay und Albert 2015; Worrall et al. 2016; Kao und Chan 2024) Damit verbunden ist ein erhöhtes Risiko an Suizidalität; um in diesem Zusammenhang etwa Alessandra Costanza et al. zu zitieren: „Suicidal ideation (SI) and suicidal behavior (SB, covering the entire range from suicide attempts, SA, to completed suicides) among patients with language impairment are common in clinical practice." (Costanza et al. 2021, 1594; siehe auch Carota et al. 2016; Schlesinger et al. 2024)

Dass die neurologisch bedingte Beeinträchtigung der Sprachkontrolle auch solche teils massiven psychischen Belastungen mit sich bringt, ist nur wenig verwunderlich, bedenkt man, dass wir uns doch als genuin soziale Wesen verstehen. Wie die Aphasiologen Chris Code und Manfred Herrmann darlegen:

> Most of our happiness and sadness comes from our interactions with others, whether directly or indirectly, and how we perceive this is what determines the quality of our life experiences. Our psychosocial life is grounded in our emotional experience within a social context. (Code und Herrmann 2003, 110; in Referenz auf Code et al. 1999)

Sprachliche Ohnmacht ist nun etwas, das auch Menschen mit psychischen Belastungen oder Erkrankungen gemeinhin nur allzu vertraut ist – und zwar auch dann, wenn sie selbst gar nicht von einer Sprachstörung wie Aphasie betroffen sind. Schließlich ist es etwa Menschen mit Depression zum Teil kaum möglich, ihr Krankheitserleben, ihre Selbst- und Lebenssicht vor sich und vor anderen zum Ausdruck zu bringen. Gerade das Sprechen über Suizidalität ist gesellschaftlich nach wie vor weitgehend tabuisiert; Betroffene finden in ihrem sozialen Umfeld oft keine wirklichen Gesprächspartner, mit denen sich offen über das Hadern mit dem Leben sprechen lässt, über die Belastungen, es weiterzuführen, die Belastungen, die Angst aber auch, die der Gedanke an Suizid als einzigem noch möglich erscheinendem Ausweg aus einer als untragbar empfundenen Situation auslösen kann.

Diese soziale Isolation, diese kommunikative Deprivation, die allzu viele Menschen mit Depression nach wie vor erleben, ist etwas, das sie mit jenen teilen, die von einer Sprachstörung wie Aphasie betroffen sind. Fallen nun eine neurologische Sprachstörung wie Aphasie und eine psychische Erkrankung wie Depression zusammen, kann die jeweils erlebte (Sprach-)Ohnmacht in ein Extrem gesteigert werden. Mit Blick auf die potenziellen Wechselwirkungen, die sich zwischen physischen und psychischen Störungen ergeben, sei im Kontext dieses Beitrags zumindest am Rande die Frage aufgeworfen, inwiefern auch Komorbidität noch stärker als eigenständig zu betrachtende Kategorie verstanden werden sollte, die eine eingehendere intersektional orientierte Diskussion erfordert. Gefragt ist bei dieser Diskussion wohl vor allem die Medizinethik oder auch die Narrative Medizin, die übrigens trotz ihrer Sensibilität für das eigene Erzählen von Krankheitserfahrungen den besonderen Belangen von Personen, die von Sprach- und Sprechstörungen betroffen sind, bislang nur relativ geringere Aufmerksamkeit zukommen lässt. So relevant eine verstärkte (medizin-)ethische Diskussion hierfür auch scheint, sei im Folgenden durch das Interesse an aphasischen Schriftsteller*innen nichtsdestoweniger eine literaturwissenschaftliche Perspektive in den Vordergrund gestellt, um so den spezifischen Wechselwirkungen von Sprachohnmacht, Schreiben und (beruflicher) Identität auf den Grund zu gehen.

1.2 Die Ohnmacht des Schriftstellers

Die existenzielle Bedrohung, die sprachliche Ohnmacht für Schriftsteller*innen darstellt, ist nun zunächst einmal unabhängig davon, was der Grund für diese Ohnmacht ist. Beispielhaft sei hier der Blick auf Ernest Hemingway gelenkt, einen Schriftsteller also, der selbst nicht von einer neurologischen Sprach- oder Sprechstörung betroffen war, dessen Fall aber dennoch einen eindringlichen Einblick in die psychischen Auswirkungen des schriftstellerischen Schaffensdrucks und des Gefühls sprachlicher Ohnmacht erlaubt. Zitiert sei an dieser Stelle aus Hemingways Rede, die er 1954 anlässlich der Verleihung des Literaturnobelpreises hielt, und in welcher er betonte, wie mühsam sich das kreative Streben nach Neuem gestalten kann: „For a true writer each book should be a new beginning where he tries again for something that is beyond attainment. He should always try for something that has never been done or that others have tried and failed. Then sometimes, with great luck, he will succeed." (Hemginway 1954) Das schriftstellerische Streben vermag zu glücken – allzu oft aber auch scheitern. Die Verzweiflung, zu der das Scheitern am Versuch führen kann, erfuhr Hemingway am eigenen Leib, was in der Forschung auch als eine der möglichen Ursachen seines Suizids im Jahr 1961 gedeutet wird (z. B. Dieguez 2010; Hardy und Cull 1988)[2]. Ein Zitat Hemingways aus Ken Burns und Lynn Novicks Dokumentarfilm *Hemingway – The Blank Page* (2021) lässt in diesem Zusammenhang in aller Drastik erahnen, in welcher Weise die Verzweiflung Hemingways über sein (aus seiner Sicht) Unvermögen zu Schreiben in einem Verlust an Lebenswillen mündete: „I have nothing in my head. [...] I'm fed up with living. I can't write. [...] I'm going to commit suicide." (00:46:00)

Die (therapeutischen) Potenziale des Schreibens zur Förderung psychischer Gesundheit stehen außer Frage – doch umgekehrt kann die Erfahrung sprachlicher Ohnmacht, sei diese nun physisch, psychisch oder anderweitig bedingt, auch zu einer Gefährdung der seelischen Gesundheit führen. Der exemplarische Blick auf Hemingway und den ‚(Frei-)Tod' des Autors vermag an dieser Stelle für das Paradox der Kreation als Limitation zu sensibilisieren, in dem Sinne, dass sprachliche Grenz*erweiterungen* auch selbst zu Grenz*erfahrungen* werden können: Ein auf bestehende Normen und Konventionen gestützter Sprachgebrauch (wie er etwa alltagssprachlich üblich ist) konfrontiert für gewöhnlich nicht oder nur bedingt mit sprachlichen Limitationen. Doch je mehr versucht wird, Bestehendes zu de(kon)struieren und Neues zu konstruieren, desto stärker und auch bewusster tasten wir uns an Grenzen heran und desto stärker vermag die Erkenntnis (allgemeiner wie auch eigener) Limitationen sein. Die Kreativität des Autors ist in diesem Sinne zugleich seine Bürde, ist ebenso entgrenzend wie begrenzend. Diese (metaphysische) Limitationserkenntnis des sich an die Sprachgrenze heranwagenden Autors

2 Wie in so vielen Fällen sind auch bei Hemingway die Hintergründe seiner Suizidalität bzw. seines Suizids komplex, vgl. hierzu ebenfalls die überblicksartige Zusammenfassung bei Dieguez 2010, 185–187. Zu Hemingways psychischer Gesundheit siehe auch Yalom und Yalom 1971; Hardy und Cull 1977; Craig 1995; Martin 2006.

kann in diesem Faszination, Sehnsucht, aber auch existenzielle Verzweiflung auslösen – bis hin zu einem Verlust des Lebenswillens.[3]

Als manifester Sprachverlust scheint die Aphasie nun wie ein Inbegriff einer solchen Bedrohung schriftstellerischer Existenz. Das unaufhörliche Ringen nach Worten wie auch der unkontrollierte Redeschwall im Sinne der Wernicke'schen Logorrhö kennzeichnen eine Ohnmacht, die mit der Wortmacht des Literaten kaum vereinbar scheint. In Berufen wie dem des Schriftstellers, die aufs Engste mit Sprache verbunden sind, droht die Verbindung von Sprach- und Identitätsstörung so auch zu erheblichen seelischen Belastungen führen.[4] Die Angst des Literaten vor Aphasie ist also in keiner Weise unbegründet, bedenkt man, dass diese Sprachstörung das bisherige Selbstverständnis von Grund auf zum Einstürzen und das Wirken selbst großer Schriftsteller*innen zum Enden bringen kann – man denke an prominente Fälle wie Charles Baudelaire, Stendhal, Ralph Waldo Emerson, Samuel Beckett, Tomas Tranströmer oder Paul West, die allesamt von der Macht der Aphasie getroffen wurden. Mitunter kann gar der bloße Gedanke an den aphasischen Kontrollverlust auf Schriftsteller*innen lähmend wirken. Der französische Autor Marcel Proust beispielsweise war zwar nicht selbst betroffen, entwickelte aber eine derartige Angst vor Aphasie, dass er nach medizinischer Hilfe suchte (Bogousslavsky 2007a, 2007b).

2 C.F. Ramuz: Zwischen Sprach- und Selbstverlust

Wie nun Schriftsteller*innen einen Kontrollverlust über die Sprache erleben können, zeigt eindrücklich der Blick in die diaristischen Aufzeichnungen des Schweizer Autors Charles Ferdinand Ramuz, der im Oktober 1943 im Alter von 65 Jahren einen Schlaganfall mit anschließender temporärer Aphasie erlitt.[5] Sein 1982

---

3 Ich erinnere an dieser Stelle nochmals an die Gefahr psychischer Komorbiditäten (v. a. Depression, Suizidalität) bei Aphasiepatient*innen.

4 Bei dem französischen Dichter Charles Baudelaire etwa, der nach einem Schlaganfall nur mehr fähig war, eine einzige Phrase – „Cré nom!" („Verflucht!") – zu sagen und letztlich starb, ohne seine vorherige Kunstfertigkeit wiederzuerlangen, führte die pathologisch bedingte Sprachohnmacht laut Forschung zu suizidalen Tendenzen (Dieguez und Bogousslavsky 2007, 13–16; Vitturi und Gagliardi 2021, 252). Es sollte sich an dieser Stelle von selbst verstehen, aber dennoch betont werden, dass etwaige Zusammenhänge zwischen sprachlichen Grenzerfahrungen und der Suizidalität von Schriftsteller*innen in der Regel höchstspekulativen Charakter haben.

5 Ausführlicher hierzu siehe unten. Eine eingehende neurologische Auseinandersetzung mit Ramuz' Krankheitsverlauf findet sich bei Bogousslavsky 2009.

in erweiterter Ausgabe erschienenes *Tagebuch 1896–1947*[6] bietet so einen umfassenden und intimen Eindruck des Sprach- und Welterlebens eines der bedeutendsten Schriftsteller der Schweizer Literaturgeschichte. Für den Kontext dieses Beitrags scheint ein eingehenderer Blick in dieses Werk vor allem deswegen so lohnend, da Ramuz über die Jahrzehnte hinweg kontinuierlich über Sprache und Schreiben reflektierte und in seinen durch hohe Selbstkritik geprägten Einträgen auch schon vor seinem Schlaganfall Erfahrungen sprachlicher Ohnmacht notierte. Ramuz' Wahrnehmungen von Schreiben, metaphysischen und schließlich physischen Sprachgrenzen seien daher im Folgenden – kategorisiert in prä- und postapoplektische Aufzeichnungen, also die Zeit vor und nach seinem Schlaganfall – einer genaueren Betrachtung unterzogen.

2.1 Präapoplektische Aufzeichnungen (1896–1943)

Einen Zeitraum von gut einem halben Jahrhundert umspannend, dokumentiert Ramuz' Tagebuch in aller Komplexität die Genese und Entwicklung schriftstellerischer Identität. Wie bereits aus den frühen Einträgen deutlich hervorgeht, ist Schreiben für Ramuz Lebensinhalt und -elixier, ist Kern und Essenz seiner ganzen Existenz. Schreiben und Sein verschwimmen für den Autor zu einer untrennbaren Entität, er will sich in Worte verkriechen, eins werden mit Sprache (vgl. z. B. „meine Nervosität [...]; sie möchte sich in die Worte hineinwühlen, forschen in den Tiefen des Sinnes.", Ramuz 1982, 70 [3. Dezember 1902]). „Ich kann keinen Tag mehr hinbringen, ohne zu schreiben," hält Ramuz so etwa am 19. März 1903 fest, und weiter: „Fern von meinem Tintenfaß zu leben, verursacht mir Unbehagen und Gewissensbisse." (Ramuz 1982, 80) Beständig sucht Ramuz nach Zeit, um sich seinen literarischen Arbeiten zu widmen, ist doch das Schreiben, wie er im Februar 1906 konstatiert, Quell aller Lebensfreude („Ich habe keine andere Freude gekannt als die Freude über eine geschriebene Seite, in der man das volle Leben spürte", Ramuz 1982, 134). Einzig im Schreiben vermag der Schriftsteller „er selbst", ‚ganz' zu werden; wie Ramuz in einer über die eigene Person hinausgehenden Abstraktion postuliert:

6 Die französische Originalausgabe erschien 1943 unter dem Titel *Journal 1896–1942* bei Mermod. Vorliegender Beitrag stützt sich auf die erweiterte Ausgabe der deutschsprachigen Übersetzung (Ramuz 1982); die darin enthaltenen Übersetzungen der Tagebucheinträge von 1896–1942 stammen von Elisabeth Ihle und Ferdinand Hardekopf, die Übersetzungen der Jahre 1942–1947 von Ursula von Wiese und Christine Maeder-Viragh.

> Der Schriftsteller befindet sich einmal im Zustand der Ganzheit; das geschieht durch einen Zufall, immer durch einen Zufall, aber endlich stellt er sich ein, und der Schriftsteller ist ein einziges Mal er selbst. Das Gefühl der Kraft und des Glücks, das er dann empfindet, bringen ihn dazu, unaufhörlich zu diesem gehobenen Zustand aufzuschauen, aus dem er so bald wieder herabgestürzt ist. (Ramuz 1982, 165 [24. Juni 1910])

Schreiben ist Selbstwerdung, ist Weg zum Glück – ein Glück, das jedoch wankelmütig ist, schwer erreichbar und flüchtig. So ist Ramuz von Beginn an nicht immun gegen (selbst auferlegten) Schaffens- und Leidensdruck. Wie vertraut ihm bereits in den Anfängen seiner literarischen Karriere Ohnmachtsgefühle sind, zeigt etwa sein Eintrag vom 17. August 1905, wenn es da heißt:

> und wenn ich nicht zum Ziele komme – wenn ich einsehe, daß meine Ohnmacht nicht nur vorübergehend ist: auf Dichtung jeder Art verzichten, obgleich ich nichts höher stelle als die Kunst, und obgleich es für mich nichts Schöneres, Erhabeneres gibt als ein Leben, das ganz der Kunst geweiht ist. (Ramuz 1982, 126)

Die Selbstwerdung des Autors durch Schreiben ist insofern zweischneidig, wohnt der starken Bindung der Identität an Schriftstellerei doch auch eine existenzielle Bedrohung inne. So notiert Ramuz am 31. Oktober 1901: „Falls ich [...] dieser anderen Arbeit [der Schriftstellerei, KF], die ganz mein eigen ist, und die ich, allem zum Trotz, lieb habe, untreu würde: ich könnte nicht mehr leben." (Ramuz 1982, 44) Die Schriftstellerei erfüllt, das Streben nach ihr kann jedoch auch in Paralyse münden (vgl. etwa „Sturm, Lähmung. Ich verschiebe die Arbeit auf Montag.", Ramuz 1982, 150 [25. April 1908]).[7] Die Ohnmacht, die Lähmung, die Ramuz im Schreiben immer wieder verspürt, vermag er sich nur schwer zu erklären: „Ich suche nach physischen Ursachen für dieses plötzliche Unvermögen. Gewiß sind solche Ursachen da, aber sie sind nicht allein schuldig; es kommen auch noch geistige und seelische hinzu." (Ramuz 1982, 133 [8. Februar 1906]) Das gefühlte Unvermögen korreliert mit Gefühlen von Leere und Einsamkeit; deutlich klingen etwa aus dem Eintrag vom 7. Juni 1908 die seelischen Auswirkungen schriftstellerischer Ohnmacht heraus: „Die ganzen Tage hindurch diese Leere. Keine Möglichkeit einer Arbeit. Ich habe bis jetzt geglaubt, daß die Liebe zu meinem Beruf als Lebensantrieb genüge; ich sehe ein, daß es nicht so ist. Und? Werde ich immer so schrecklich allein sein?" (Ramuz 1982, 152) Die offenen Fragen verhallen im leeren Nichts der Seiten. Der (der Tagebuchgattung inhärente) innere Dialog des Autors kommt mit dieser unbeantworteten, vielleicht auch unbeantwortbaren Selbstan-

7 Man beachte zur relativ dominanten Lähmungsmetapher etwa auch Ramuz 1982, 66, 74, 126, 141, 158.

sprache zum Abbruch – die ‚schreckliche' Einsamkeit des Schreibenden, der nicht einmal mehr in sich selbst ein antwortendes Gegenüber zu finden vermag, ist in Einträgen wie diesem omnipräsent. Die Schwere, die hierbei aus den Seiten des Tagebuchs dringt, scheint bei Ramuz in den Tiefen des Seins verankert. So offenbart das Diarium des Autors wiederholt ein über seine schriftstellerische Arbeit hinausgehendes Leiden am Leben, an sich selbst. „Es erscheint mir unmöglich, daß ein Mensch mich lieben könnte", schreibt Ramuz so am 29. Oktober 1908; „Ich zweifle zu sehr an mir, ich schätze mich zu gering ein." (Ramuz 1982, 155)[8]

Die harsche Kritik, die Ramuz hier an seiner Privatperson übt, geht in seinem Tagebuch Hand in Hand mit einer auf seine professionelle Person gerichteten Selbst- und Sprachkritik. Man muss hierfür zunächst beachten, welche Ziele Ramuz in seiner literarischen Arbeit überhaupt verfolgte: Wie bereits den frühen Einträgen entnommen werden kann, suchte der Autor in seinem Schreiben nach einem möglichst minimalistischen Stil. Sein Anspruch ist der eines unmittelbar durch sich selbst sprechenden Ausdrucks, der frei ist von überflüssigem Ornament und distanzierender Deskription – Ziel ist es, wie er selbst sagt, mit Worten zu ‚malen': „Ich möchte von dem ganz reinen sinnlichen Eindruck ausgehen, das Komplizierte mit sehr einfachen Worten malen, nicht es beschreiben, sondern es beschwören, selbst auf die Gefahr hin, manchmal zu weit zu gehen, bis zum Bruch mit Syntax und Grammatik." (Ramuz 1982, 123 [28. April 1905]).[9] Der Sprache und rationalen Logik misstrauend, strebte Ramuz so danach, wie Christina Vogel ausführt, in seinem Werk Gesten, Blicke, Bilder sprechen zu lassen (Vogel 2016, 599; zitiert nach Windisch 2016, 352; siehe zu Ramuz' Sprachverständnis und Stil etwa auch Bucheli 2020). Auf dieses Ziel arbeitete der Autor unermüdlich hin – wie Silva Frances Wildi postuliert: Ramuz' „desire to *express* rather than to describe, compelled him to work unceasingly on his style." (Wildi 1984, 5 [Herv. i. O.])[10] Seinem eigenen Anspruch leistete Ramuz aus seiner Sicht allerdings kaum selbst Genüge. „[M]it nichts bin ich zufrieden," notiert er beispielsweise am 11. August 1904 während der Arbeit an seinem Erstlingsroman *Aline* (1905):

8 Man beachte auch Einträge wie den folgenden (dem, wie nicht vergessen werden darf, das Erleben zweiter Weltkriege vorausgeht): „Vollkommener Nihilismus. Ich glaube an nichts, ich binde mich an nichts, ich liebe nichts. […] Alles geht zu Ende, was hat es schon zu bedeuten?" (Ramuz 1982, 368 [Dezember 1942]).

9 Vgl. erweiternd z. B. auch „Ich bin zu vage und zu abstrakt. Ich müßte einfach, genau und klar sein. Einfach und dabei tief. Und die Abstraktion müßte ein Gegenstand mit Gewicht und Form sein. // Wer betrachtet, erkennt nicht." (Ramuz 1982, 263 [8. März 1920]).

10 Siehe auch: „Ramuz painstakingly worked out a style dismissing all artifice in order to bring his language closer to a subjective reality encompassing man's relationship to nature" (Wildi 1984, vi).

> Liest man die selbstgeschriebenen Sätze nochmals durch, dann stolpert man sofort über etwas wie eine Halluzination des Gehörs, die jedem Wort, wenigstens jedem neuen Wort einen merkwürdigen, unharmonischen Klang gibt. Noch schrecklicher erscheinen die Wortverbindungen; die aneinandergereihten Buchstaben haben etwas Borstiges und Sinnloses. Ein empfindliches Gewissen im Bemühen um den eigenen Ausdruck ist eine grausame Quälerei. (Ramuz 1982, 116–117)

Kein Wohlklang der Worte, kein harmonisches Auf und Ab der Lettern, vielmehr weckt die ungewöhnliche Umschreibung der „aneinandergereihten Buchstaben" als ‚borstig' Assoziationen von kratzigem Gestrüpp, von schmucklosen, abweisenden (in den Assoziationsraum des Viehischen hineinragenden) Stacheln oder Dornen, über welche der Schriftsteller nicht in sanftem Gang hinfort schreitet, sondern welche seine Lektüre in einen beständig zu Fall bringenden Hindernisparcours wandeln. Die eigenen Worte lösen nahezu körperliche Leiden aus, sträubt sich der Autor doch mit allen Sinnen gegen das ‚Sinnlose' der „selbstgeschriebenen Sätze" (man beachte das Bild der akustischen Halluzination und die darauf sogleich folgende Störung am „unharmonischen Klang" der Worte, die auf einen auditiven Ansatz verweisen). Die Unzufriedenheit, die das gefühlte Scheitern an den eigenen Ansprüchen hervorruft, die „grausame Quälerei", die die Beschäftigung mit dem eigenen Schreiben bedeutet, erreicht mitunter ein Extrem, das etwa unüberhörbar in folgender vernichtender Literatur- und Selbstverachtung evident wird:

> Der Abstand, den ich von aller Literatur habe.
> Ich verachte alle Literatur.
> Ich verachte meine eigene Literatur.
> Alles, was ich bis jetzt geschrieben habe, könnte vor meinen Augen verbrennen, ich würde nicht einmal aufstehen und versuchen, das Feuer zu löschen. (Ramuz 1982, 176 [13. Juli 1912])

Jahrzehnte vor den späteren Erfahrungen pathologischer Sprachohnmacht zeigt sich hier somit unübersehbar das seelische Leiden eines Autors, dessen Streben nach Selbstwerdung durch Schreiben ein ums andere Mal an den eigenen Ansprüchen an sich und die Welt zu scheitern droht.

2.2 Postapoplektische Aufzeichnungen (1943–1947)

Als Ramuz im Oktober 1943 einen Schlaganfall mit anschließenden Sprachstörungen erlitt, wandelte sich das vorherige metaphysische Ringen um Worte in eine physische Sprachkrise.[11] In seiner Auswertung der Tagebucheinträge dieser Zeit

11 Zur (Be-)Deutung der Sprachkrise bei Ramuz siehe auch Wildi 1984.

deutet der Schweizer Neurologe Julien Bogousslavsky die darin beschriebenen Krankheitszeichen als schlaganfallbedingte gekreuzte Aphasie („crossed aphasia"), eine seltene Form der Sprachstörung, die durch eine Schädigung derjenigen Hirnseite entsteht, die bei der betroffenen Person normalerweise nicht für Sprache zuständig ist. Wie Bogousslavsky – unter Berücksichtigung der bio-psychischen Komplexität der Sprachstörung – darstellt:

> Ramuz suffered a stroke at 65 years [...]. He developed language disturbances suggesting crossed aphasia in a right hander with left hemiparesis. This uncommon pattern allowed him to continue to write his diary and to report his disturbances, with a unique depth and precision, especially for cognitive-emotional changes. Language and motor dysfunction recovered within a few weeks, but Ramuz complained of persisting emotional flattening alternating with irritability, fatigue, depression, anxiety, and concentration difficulty, which gave him the feeling to have become another person and to be inhabited by a stranger, whom he compared with devils. (Bogousslavsky 2009, 138)[12]

Die sprachlichen Probleme, die Ramuz in den Monaten nach seinem Schlaganfall in seinem Tagebuch konkret beschreibt, weisen laut Bogousslavsky darauf hin, dass dieser unter anderem mit Wortfindungsstörungen (Anomie) und Leseschwierigkeiten (Alexie) und mit phonematischen Schreibfehlern (Paragraphien) konfrontiert war (Bogousslavsky 2009, 140).[13] So notiert Ramuz in der Zeit seiner Bettlägerigkeit unter anderem:

---

12 Siehe auch: „Witnesses and photographs show that Ramuz wrote with the right hand, and nothing suggests that he originally was a left-hander. Since he very clearly reported language dysfunction associated with left hemiparesis, it is likely that Ramuz had crossed aphasia" (Bogousslavsky 2009, 140). Weiterführend zu gekreuzter Aphasie siehe z. B. Schorl et al. 2017.

13 Weitere kognitive Beeinträchtigungen machten sich laut Bogousslavsky etwa durch Ramuz' Schwierigkeiten, Gedanken zu fokussieren und strukturieren, Aufmerksamkeitsstörungen sowie feinmotorische Probleme bemerkbar (Bogousslavsky 2009, 140–141). Siehe hierzu z. B.: „Ich kann bloß noch mit leerem Kopf in meinem Zimmer hin und her gehen, bis mir schwindlig wird. Und zuschauen, wie in diesem Kopf alles in großer Unordnung aufeinanderstößt, während meine Beine beschäftigt sind. Meine Gedanken haben keinen Mittelpunkt mehr, sie richten sich gegenseitig zugrunde. Sie kommen, woher es ihnen beliebt, sie gehen, wohin es ihnen beliebt; ich erkenne nicht einmal mehr den Vorwand, der sie entstehen läßt. Ich kann sie nicht mehr unterordnen, da ich keinen Kontakt mit dem Außen habe." (Ramuz 1982, 414 [23. September 1944]) Oder auch: „Er ist wie eine Woge, die mich fortträgt, ohne daß ich meinen Kopf über die Flut zu halten vermag. So daß ich ihn, den immer gleichen und immer anderen, nicht mehr beobachte und die Wörter nicht auf den Lippen habe, mit denen ich ihn aussprechen könnte und die er mir einzeln eingegeben hätte. Eine riesige Vielheit, in der ich umherirre; denn nur in mir und nur mir allein würde die Vereinfachung innewohnen, und sie ist nicht in mir, verloren und untergetaucht wie ich bin, nur mit dem lauten Rauschen dieser Wasserfluten in den Ohren, das man zu Musik machen müßte." (Ramuz 1982, 408 [29. Mai 1944]).

> *Um den 28. Oktober 1943. – Abenteuer.* Versuche, wieder zu leben. [...] ich habe große Mühe, meine Wörter wiederzufinden, auch die gewöhnlichsten. [...] Noch immer etwas Mühe zu lesen, das heißt, die Buchstaben einer Zeile aneinanderzureihen und dann, wenn sie aneinandergereiht sind, zur nächsten Zeile überzugehen und beide Zeilen zusammenzuhalten. (Ramuz 1982, 390, 392, 395 [Herv. i. O.])[14]

In seiner Annäherung an seine nun pathologische sprachliche Ohnmacht strebt Ramuz schließlich nach einer Form des Ausdrucks, die er – in erneuter Aufrufung des rund vier Jahrzehnte zuvor bereits beschriebenen Strebens, mit Worten zu ‚malen' (s. o.) – als ‚metaphysisches Malen' beschreibt:

> Irgendetwas malen, aber es metaphysisch malen. [...] Ich bediene mich des Wortes „malen", aber es bezieht sich in meinem Fall nicht auf die Malkunst: Ich meine, daß sich mein Bedürfnis an einem Gemälde erläutern läßt: Die Tische, die Stühle, die Flaschen, so fest verankert in der Dauer, dem Lauf der Zeit gewissermaßen entzogen, eingeführt gewissermaßen in die Ewigkeit durch ihr Gewicht, ihre Stabilität, ihre Verbundenheit mit einer Stütze.
>
> Wenigstens sieht man, daß der Maler metaphysisch malen kann, warum also nicht auch der Schriftsteller. (Ramuz 1982, 394 [um den 28. Oktober 1943])

In gewisser Analogie zu diesem Streben zeigt sich in den dem Schlaganfall folgenden Einträgen eine Neigung zum Bildlichen. So wird etwa der aphasische Verlust der Worte wie folgt beschrieben: „Das, was ich liebe, oh! –, wann werde ich wieder anfangen können? Die Wörter drücken von allen Seiten gegen meine Schädelwände und suchen einen Ausgang, den sie nicht finden." (Ramuz 1982, 409 [4. Mai 1944]) Die Folgen von (für Ramuz' Tagebuch relativ seltenem) Ausruf und (offen-unbeantworteter) Frage verraten den emotionalen Aufruhr, die der Schriftsteller in seiner aphasischen Verlorenheit verspürt. Als Symbol des Geistes, des im Wort selbst explizierten Denkens, zeigt sich der – Ausruf und Frage trennende (oder auch verbindende) – Gedankenstrich dabei als Rückverweis auf das Innere, darauf, dass die sich aufgrund der Aphasie im Geist verirrenden Gedanken keinen Weg mehr nach außen finden. (Durch den eloquenten Wortfluss, der durch das dem Gedankenstrich unmittelbar folgende Komma eingeleitet wird, lässt sich dabei allerdings auch die Hoffnung vermuten, dass es sich um einen temporären Zustand handelt.) Die von innen nach außen drückenden Wörter illustrieren den verbaliteren Leidens-Druck, den der Schriftsteller in der Aphasie erfährt. Sie drücken, pressen, und finden keinen „Ausgang", sind im Inneren des Schriftstellers eingesperrt. Der Geist, das Gehirn ist zum Gefängnis geworden, das die ins Freie, in

14 Diese Notizen, die sich Ramuz in der ersten Phase nach seinem Schlaganfall – wohl größtenteils ohne genaue Datierung – machte, klebte er nachträglich in sein Tagebuch ein (vgl. Ramuz 1982, 402 [20. Januar 1944]).

die Freiheit strebenden Wörter durch die undurchdringlichen Mauern der „Schädelwände“ zurückhält. Die so inkarnierten Wörter „drücken von allen Seiten“ nach außen, als wäre das Sprachzentrum nicht länger auf einen festen, lokalisierten Bereich im Gehirn beschränkt, sondern hätte sich omnipräsent und unkontrolliert wuchernd über das gesamte System hinweg ausgedehnt. Mit der Personifizierung der „Wörter“ (vgl. „drücken“, „suchen“, „finden“), durch welche diese als unfreie, aber dennoch eigenständig zu agieren suchende Akteure präsentiert werden, wird im Tagebucheintrag zugleich die – für Schlaganfall und Aphasie so kennzeichnende – Erfahrung von Ohnmacht und fehlender Kontrolle in ein greifbares Bild übertragen. Dieses Bild wird im nächsten Satz weiter ausgeführt:

> Es fehlt eine äußere Gestaltung, die für die Wörter eine Aufforderung wäre, das Hindernis zu überwinden. Es ist wie beim Bienenschwarm, der seine Form annimmt, weil jemand ihn leitet und die Stelle bestimmt, wo er sich in Form einer Frucht aufhängen soll. (Ramuz 1982, 409 [4. Mai 1944])

Diese ‚Leitung‘, diese Verantwortung ist eine der Schlüsselaufgaben des schriftstellerischen Berufs – die ein Autor aber im Angesicht sprachlicher Ohnmacht (sei diese nun physisch oder metaphysisch bedingt) nicht länger erfüllen kann. In dieser aphasischen Ohnmacht droht der bis dahin nur im Schreiben Erfüllung, Identität findende Schriftsteller zu ‚verdursten‘. So empfindet sich Ramuz in seinem Krankheitszustand

> [w]ie jemand, der großen Durst hat, und der, am Rande des Wassers angelangt, von ihm durch ein unsichtbares, aber unüberwindliches Hindernis getrennt wird.
> Diese Arbeitslust und die Unmöglichkeit zu arbeiten. [...]
> Eine immer größere Strenge gegen sich selbst: ein immer größerer Mangel an Selbstvertrauen. Lähmung. (Ramuz 1982, 408 [12. April 1944])

Die physische Lähmung der schlaganfallbedingten Aphasie geht so einher mit einer psychischen Lähmung; Körper und Psyche, Körper und Seele verwehren dem Literaten im Einklang jeglichen Zugang zu sich selbst.

Immer wieder sucht sich Ramuz seiner sprachlichen und damit schriftstellerischen Ohnmachtserfahrung mithilfe von Bildern zu nähern. So beschreibt er das anomische Ringen nach Worten etwa wie folgt: „Wie wenn ein kleines Mädchen einen Strauß gemacht, aber die Blumen schlecht zusammengebunden hat; immer, wenn es eine neue pflückt, fällt eine andere auf den Boden.“ (Ramuz 1982, 395 [um den 28. Oktober 1943]) Es ist ein anrührendes Bild: Mit der Alterskrankheit[15] wird

---

15 Der Großteil von Aphasien wird durch Schlaganfälle verursacht, wodurch diese Sprachstörung im höheren Alter signifikant häufiger auftritt als bei jüngeren Patient*innen.

der Erwachsene zum Kind, der Mann zum Mädchen. Diese Engführung von Krankheit mit Kindheit, von pathologischer Inkompetenz mit kindlicher Unbeholfenheit weckt Assoziationen von Infantilität und Vulnerabilität, die zugleich hoffen lassen, dass der fiktive Identitätstausch auch als innerer – man bedenke, dass all dies in einem Diarium, einer per se als monologische Selbst-Adressierung gehaltenen Gattungsform festgehalten ist – Appell an oder auch als Legitimation von Milde dient. Aus dem Vergleich der Worte mit Blumen, der Sätze mit einem Strauß klingt bei alldem eine ungebrochene Affinität zum Ästhetischen an. Diese Affinität, diese ‚Liebe'[16] ist allerdings nicht gleichbedeutend mit Leichtigkeit: Schon in den Jahrzehnten vor seinem Schlaganfall beschreibt Ramuz Schriftstellerei konsequent als Arbeit (vgl. rein exemplarisch Ramuz 1982, 44, 116, 121, 144, 150, 152 etc.) – eine Arbeit, die nun, wie das absolute Adverb „immer" anzeigt („immer, wenn es eine pflückt, fällt eine andere auf den Boden"), durch die sprachlichen Begleiterscheinungen des Schlaganfalls zur Sisyphos-Arbeit geworden ist. Im Tagebucheintrag wird dies nicht bewertet, es bleibt bei dem für sich selbst sprechenden Bild immer wieder entgleitender Blumen bzw. Worte. Der beständige Verlust des soeben Gefundenen verdeutlicht dabei das durch die Aphasie um ein weiteres gesteigerte Ephemere der Sprache, des Schreibens, die Flüchtigkeit der Sätze. Wie der Verweis auf die ‚schlecht zusammengebundenen Blumen' erkennen lässt, wird die eigentlich durch externe Umstände bedingte ‚Schuld' am Verlust der Worte bzw. Blumen dabei in der eigenen Verantwortung gesehen. Nicht zuletzt vor dem Hintergrund, der bereits aus den präapoplektischen Tagebucheinträgen sprechenden ausgeprägten Disposition zur Selbstkritik, lässt dies befürchten, dass der Schriftsteller sich so nicht wie erhofft Milde gewähren, sondern selbst in der Aphasie weiterhin hart mit sich selbst zu Gericht gehen wird.

Diese Befürchtung verhärtet sich mit Blick auf die weiteren postapoplektischen Einträge. Immer wieder berichtet Ramuz darin von Gefühlen des Unvermögens, von Nichtigkeit und Sinnlosigkeit, beschreibt ein „Minderwertigkeitsgefühl, das leichtes Spiel hat, mich im voraus zu überzeugen, daß ich nichts Rechtes mehr machen kann" (Ramuz 1982, 414 [23. September 1944]; vgl. auch 412, 415). Dennoch verweigert sich der Schriftsteller nahezu jegliches Mitgefühl, stattdessen kommt es zu einer in einen Teufelskreis mündenden „immer größere[n] Strenge gegen sich selbst" (Ramuz 1982, 408 [12. April 1944]). Im Zustand extrinsisch bedingter Ohnmacht lässt sich diese intrinsische Strenge als bitterer Versuch des Macht-, des Kontrollerhalts verstehen – eine Macht, die, wie folgender Eintrag verdeutlicht, mit der Gefahr der „Selbstvernichtung" einhergeht:

16 Man erinnere sich etwa an obiges Zitat: „Das, was ich liebe, oh!" (Ramuz 1982, 409 [4. Mai 1944]).

> Neigung zu Zerstörung und sogar vor allem zu Selbstvernichtung. Denn die Strenge, mit der ich anderen begegne, ist nichts gegen die Strenge, mit der ich mich selbst betrachte. Ich schreibe keinen einzigen Satz, ohne mir zu sagen: „Alles ist schlecht, von vornherein schlecht; das taugt nichts." (Ramuz 1982, 429 [8. Januar 1947])

Auch aus der Welt um ihn herum vermag der Schriftsteller keinen Ausweg, keine Freude mehr zu ziehen. So rekapituliert er am 23. September 1944 defätistisch:

> Und schließlich jeden Vergnügens beraubt [...]; eine bizarre Gleichgültigkeit gegenüber den Dingen und den Ereignissen [...]. Die äußerste Spitze meiner Sinne und das, was auf sinnliche Empfindung baut, ist abgestumpft. Es ist keine direkte Berührung mehr da: Wie wenn ein ganz dünnes Blatt Seidenpapier wäre zwischen mir und dem, was ich berühre. Das Blatt genügt, meine direkten Empfindungen zu hindern. (Ramuz 1982, 413)

Ohne an dieser Stelle eine depressive Episode im klinischen Sinne diagnostizieren zu können oder zu wollen, dringt das seelische Leiden hier aus nahezu jeder Zeile, nahezu jedem Wort. In beständiger Welt- und Selbstentfremdung beschreibt Ramuz die seelischen Qualen, die er durchleidet, etwa zwei Monate vor seinem Tod wie folgt:

> die Stunde der Kranken und Sterbenden [...]. Jetzt erlebe ich sie. Wie der Schatten ins Zimmer eindringt, fühlt man sie mit ihren Schrecken kommen. Die Furcht packt dich an der Gurgel. Arbeitsunfähigkeit übermannt dich, maß läßt sich in den Sofawinkel fallen. Man sitzt da und rührt sich nicht mehr. Eine unerklärliche Furcht, als ob jemand im Zimmer umherschliche; es verschlägt einem den Atem. [...] Man ist seines Ich entäußert, man ist nur noch eine träge Masse, ohne Gegenwart und ohne Vergangenheit. (Ramuz 1982, 431 [25. Februar 1947])

Während Ramuz trotz allen Haderns über die Laufe der Jahre dennoch an (s)einem Ich festhielt, kommt es nun zu einem finalen Wechsel von der 1. Person Singular in das von der eigenen Person losgelösten ‚dich' bzw. ‚man', in welcher sich die Entfremdung des Schriftstellers von sich selbst unüberhörbar niederschlägt. Überwältigt von der Ahnung von Krankheit und Tod scheint die eigene Perspektive nicht länger aushaltbar, der distanzierte Außenblick auf die eigene Person immer noch erträglicher als weiter selbst das Gefühl aushalten zu müssen, an der Furcht vor der Todesstunde zu ersticken („vgl. „packt dich an der Gurgel", „es verschlägt einem den Atem"). Mit dieser Selbst-Dissoziation scheint der Schriftsteller von sich Abschied genommen, mehr noch: sein eigenes Todesurteil gesprochen zu haben. So nimmt er sich nicht einmal mehr als Mensch wahr, sondern stattdessen als eine – von Furcht wie gelähmte, unbewegliche – „träge Masse, ohne Gegenwart und ohne Vergangenheit". Schon vor Eintritt des Todes scheint aus dem ‚entäußerten' Ich so alles Leben gewichen („ohne Gegenwart": das Ich hat keine Präsenz mehr, ist absent geworden). Der bittere Zusatz „ohne Vergangenheit" insinuiert zudem die

Radikalität, die diesem auf die eigene Person gerichteten Todesurteil des Schriftstellers innewohnt, scheint doch selbst die Erinnerung an das bisherige ‚Ich' bereits ausgelöscht. Die Ohnmacht, die das Leben des Autors über die Jahrzehnte auf so unterschiedliche Weise prägte, kulminiert hier so in der allumfassenden Ohnmacht des Menschen gegenüber der eigenen Endlichkeit.

3 Sprachliche Ohnmacht als Tod des Autors?

Angesichts der disruptiven Effekte, die Aphasie (nicht nur) für Schriftsteller*innen mit sich bringen kann, proklamieren die Neurologen Bruno Vitturi und Rubens Gagliardi düster:

> There are no words to describe what these [aphasic, KF] authors experienced. They illustrate how the unique ability to express, scrutinize, and refine thoughts and emotions under a pen can be vulnerable to cerebrovascular diseases. It would not be irrational to state that post-stroke aphasia, in these cases, precipitated the death of great geniuses. (Vitturi und Gagliardi 2021, 253)

„[T]he death of great geniuses" – diese Formulierung sei hier hervorgehoben, klingt in ihr doch ein Aspekt an, der uns abschließend, über das Beispiel Ramuz hinausführend, auch für die soziokulturellen Erfahrungen aphasischer Schriftsteller*innen zu sensibilisieren vermag. Um an dieser Stelle eine Frage aus der Einführung zu diesem Sammelband zu zitieren: „Wer erzählt und spricht und aus welcher Position? Wird aus einer marginalisierten oder privilegierten Position erzählt?" (Fassio 2025, 5) Diese Frage nach der Erzählposition scheint auch für die Wechselwirkungen von Aphasie und Autorschaft relevant. Nun sind selbst bekannte Autor*innen nicht vor prekären Lebensbedingungen und Widrigkeiten gefeit; dennoch gilt die *schriftstellerische* Erzählposition tendenziell als Inbegriff einer *privilegierten* Erzählposition. Die aus dem Zitat von Vitturi und Gagliardi anklingende Wahrnehmung von Schriftsteller*innen als potenziellen Genies, die im öffentlichen Diskurs eine gewisse Tradition hat, spielt hier hinein. Schriftsteller*innen genießen – nicht nur im Land der Dichter und Denker – hohes Ansehen; sie stehen nicht für die Repetition oder Rekonstruktion von bereits Bekanntem, sondern für die Kreation des Neuen, für Hervorbringungen, und nach wie vor haften dem Begriff der Literatur Assoziationen des Elitären an. Und auch wenn ein Werk nicht gefeiert und geehrt, sondern von der Literaturkritik verrissen wird, wird der schriftstellerischen Stimme dabei dennoch öffentlich Gehör geschenkt – mehr Gehör als manch anderen Bevölkerungsgruppen. Die schriftstellerische lässt sich somit durchaus als privilegierte Perspektive verstehen. Durch die Aphasie kann all dies nun allerdings wegfallen, die bisherige Aufmerksamkeit, das Gehör, das der Stimme des Literaten bis dahin geschenkt wurde, das Ansehen, der Status, den man zuvor genossen haben mag. Anders formuliert: Mit einer Sprachstörung wie der der Aphasie vermag sich eine bisherige privilegierte Erzählposition in eine marginalisierte umzukehren. Denn auch wenn es gelingt, die Kontrolle über die Sprache zumindest in Teilen wiederzuerlangen und vielleicht sogar weiterhin eigene Werke zu veröffentlichen, stellen diese Fälle Ausnahmen dar, und auch bei diesen ist nicht garantiert, dass die bisherige Sprachmacht und Wortkunst wie auch die vorherige öffentliche Aufmerksamkeit gänzlich zurückgewonnen werden können (dies gilt auch für die literaturwissenschaftliche Forschung, die sich weiterhin kaum mit dem Werk aphasischer Schriftsteller*innen befasst – obwohl gerade dieses einzigartige Einblicke in die Grenzen der Sprache verspricht). Es lässt sich vor diesem Hintergrund also erahnen, in welcher Weise gerade die psychischen Erfahrungen aphasischer Schriftsteller*innen auch als berufsspezifische verstehbar sind – und in welchem Maße die Aphasie mitunter zum wahr gewordenen Tod des Autors zu werden droht.

Nun soll an dieser Stelle nicht mit einem so düsteren Gedanken geschlossen werden. Denn auch wenn die psychosozialen Leiden, die Aphasie hervorrufen kann, in keiner Weise verharmlost werden dürfen, vermag der pathologisch bedingte Normenbruch doch gerade im Kontext der Literatur auch den Weg zu ebnen für neue Hervorbringung. Nicht von ungefähr sah die amerikanische Autorin Diane Ackerman Aphasie auch als Ausdruck von Kreativität. In einem kurzen Gespräch mit dem britischen Dichter Paul West, der nach einem Schlaganfall von Broca-Aphasie betroffen war, löst die Sprachstörung in dessen Ehefrau Ackerman so nicht Unverständnis, sondern Bewunderung aus:

> „Are you too hot?" I asked. And to my delight he [Paul West, KF] answered: „No, a tiny zephyr roamed through the yard for about a minute and a half and it felt good." [...] All he meant was that a breeze had wafted through the screen door. Unable to say that, he made do with kindred words––any he could grab. *What a picturesque tumble of words*, I thought. *As a poet, I'd have to labor for an image like that.* (Ackerman 2011, 106 [Herv. i. O.])

Literaturverzeichnis

Ackerman, Diane. *One hundred names for love: A stroke, a marriage, and the language of healing.* New York und London: Norton, 2011.

Bogousslavsky, Julien. „'The Adventure': Charles-Ferdinand Ramuz's extraordinary stroke diary." *European Neurology* 61.3 (2009): 138 – 142.

Bogousslavsky, Julien. „Marcel Proust's diseases and doctors: The neurological story of a life." *Neurological disorders in famous artists.* Bd. 2. Hg. Julien Bogousslavsky und Michael G. Hennerici. Basel: Karger, 2007a. 89 – 104.

Bogousslavsky, Julien. „Marcel Proust's lifelong tour of the Parisian neurological intelligentsia: From Brissaud and Dejerine to Sollier and Babinski." *European neurology* 57.3 (2007b): 129 – 136

Bucheli, Valèrie. „Une poétique flaubertienne dans le Journal de Charles Ferdinand Ramuz." *Littérature* 1 (2020): 36 – 46.

Cahana-Amitay, Dalia und Martin L. Albert. *Redefining recovery from aphasia.* New York: Oxford University Press, 2015. 146 – 160.

Carota, Antonio, Francesca Rimoldi und Pasquale Calabrese. „Wernicke's aphasia and attempted suicide." *Acta Neurologica Belgica* 116 (2016): 659 – 661.

Code, Chris und Manfred Herrmann. „The relevance of emotional and psychosocial factors in aphasia to rehabilitation." *Neuropsychological rehabilitation* 13.1 – 2 (2003): 109 – 132.

Code, Chris, Gayle Hemsley und Manfred Herrmann. „The emotional impact of aphasia." *Seminars in speech and language* 20.1 (1999): 19 – 31.

Code, Chris. „Aphasia." *The Handbook of Language and Speech Disorders.* Hg. Jack S. Damico, Nicole Müller und Martin John Ball. Malden: Wiley-Blackwell, 2010. 317 – 336.

Costanza, Alessandra, et al. „'Hard to say, hard to understand, hard to live': Possible associations between neurologic language impairments and suicide risk." *Brain sciences* 11.12 (2021): 1594.

Craig, Robert J. „Contributions to psychohistory: XXIII. Hemingway 'analyzed.'" *Psychological Reports* 76.3 (1995): 1059 – 1079.

Dieguez, Sebastian und Julien Bogousslavsky. „Baudelaire's aphasia: From poetry to cursing." *Neurological disorders in famous artists.* Bd. 2. Hg. Julien Bogousslavsky und Michael G. Hennerici. Basel: Karger, 2010. 121 – 149.

Dieguez, Sebastian. „'A man can be destroyed but not defeated': Ernest Hemingway's near-death experience and declining health." *Neurological disorders in famous artists.* Tl. 3, Bd. 27. Hg. Julien Bogousslavsky, Michael G. Hennerici, Hansjörg Bäzner und Claudio Bassetti. Basel: Karger, 2010. 174 – 206.

Drummond, Sakina S. *Neurogenic communication disorders: Aphasia and cognitive-communication disorders.* Springfield: Thomas, 2006.

Fassio, Marcella. „Einführung. Mental Health in Literatur, Populärmedien und Medizin." *Mental Health in Literatur, Populärmedien und Medizin. Aushandlungen on psychischer Gesundheit und Krankheit aus intersektionaler Perspektive.* Hg. Marcella Fassio. Berlin: de Gruyter, 2025. 3 – 22.

Grande, Marion und Katja Hußmann. *Einführung in die Aphasiologie.* 3. Aufl. Stuttgart: Thieme, 2016.

Hardy, Richard E. und John G. Cull. *Hemingway: A psychological portrait.* New York, Irvington, 1977.

Hemingway – The Blank Page (1944 – 1961). Reg. Ken Burns und Lynn Novick. PBS, 2021.

Hemingway, Ernest. Banquet Speech [10. Dezember 1954]. https://www.nobelprize.org/prizes/literature/1954/hemingway/speech/ (1. Dezember 2024).

Hersh, Deborah. „From individual to global: Human rights and aphasia." *International Journal of Speech-Language Pathology* 20.1 (2018): 39 – 43.

Hilari, Katerina und Madeline Cruice. „Quality-of-life approach to aphasia." *Aphasia and related neurogenic communication disorders.* Hg. Ilias Papathanasiou und Patrick Coppens. 2. Aufl. Burlington: Jones & Bartlett, 2017. 287 – 311.

Huber, Walter, Klaus Poeck und Luise Springer. *Klinik und Rehabilitation der Aphasie: Eine Einführung für Therapeuten.* 2. Aufl. Stuttgart: Thieme, 2013.

Hufschmidt, Andreas, Sebastian Rauer und Franz Xaver Glocker (Hg.). *Neurologie compact.* 9. Aufl. Stuttgart: Thieme, 2022.

Kao, Shih-Kai und Chia-Ta Chan. „Increased risk of depression and associated symptoms in poststroke aphasia." *Scientific Reports* 14.1 (2024): 21352.

LaPointe, Leonard L. *Aphasia and related neurogenic language disorders.* New York: Thieme, 2018.
Lutz, Luise. *Das Schweigen verstehen: Über Aphasie.* 4. Aufl. Berlin, Heidelberg und New York: Springer, 2010.
Martin, Christopher D. „Ernest Hemingway: A psychological autopsy of a suicide." *Psychiatry: Interpersonal and Biological Processes* 69.4 (2006): 351 – 361.
Papathanasiou, Ilias und Patrick Coppens (Hg.). *Aphasia and related neurogenic communication disorders.* 3. Aufl. Burlington: Jones & Bartlett, 2022.
Parr, Susie. „Living with severe aphasia. Tracking social exclusion." *Aphasiology* 21.1 (2007): 98 – 123.
Ramuz, C.F. *Tagebuch 1896 – 1947.* Übers. Elisabeth Ihle und Ferdinand Hardekopf (1896 – 1947) sowie Ursula von Wiese und Christine Maeder-Viragh (1942 – 1947). Frauenfeld: Huber, 1982.
Raymer, Anastasia M. und Leslie J. Gonzalez Rothi (Hg.). *The Oxford Handbook of Aphasia and Language Disorders.* New York: Oxford University Press, 2018.
Schlesinger, Hope, Ciara Shiggins, Ian I. Kneebone, Niall M. Broomfield und Catherine Ford. „Screening depression and suicidality in post stroke aphasia: A theory of planned behaviour study." *Aphasiology* 38.3 (2024): 440 – 461.
Schneider, Barbara, Meike Wehmeyer und Holger Grötzbach. *Aphasie. Wege aus dem Sprachdschungel.* 6. Aufl. Berlin: Springer, 2014.
Schorl, Martin, Britta Förster, Ines Kropff und Mauricio Parra Vasquez. „Gekreuzte Aphasie." *Fortschritte der Neurologie · Psychiatrie* 85.01 (2017): 34 – 42.
Vitturi, Bruno Kusznir und Rubens José Gagliardi. „Post-stroke aphasia in famous writers: When neurology left geniuses speechless." *Arquivos de Neuro-Psychiatria* 79.3 (2021): 251 – 253.
Vogel, Christina. „Benjamin Fondane et C. F. Ramuz: Une rencontre insolite au sein de l'espace francophone." *Romanica et Balcanica.* Hg. Thede Kahl, Johannes Kramer und Elton Prifti. München: Akademische Verlagsgemeinschaft, 2015. 589 – 599.
Windisch, Rudolf. „Romanica et Balcanica. Wolfgang Dahmen zum 65. Geburtstag." *Philologica Jassyensia* 23.1 (2016): 345 – 353.
Worrall, Linda et al. „Reducing the psychosocial impact of aphasia on mood and quality of life in people with aphasia and the impact of caregiving in family members through the Aphasia Action Success Knowledge (Aphasia ASK) program: Study protocol for a randomized controlled trial." *Trials* 17.1 (2016): 153.
Yalom, Irvin D. und Marilyn Yalom. „Ernest Hemingway—a psychiatric view." *Archives of General Psychiatry* 24.6 (1971): 485 – 494.

Gesund/krank: Stigmatisierung im Kontext von Mental Health

Arno Görgen

„A proximity to death, to overwhelming madness."

Stigmatisierung Psychischer Störungen im digitalen Horrorspiel *Outlast* (2013)

Abstract: The portrayal of mental health in digital games—regardless of whether it takes a classic stigmatizing or empathetic and empowering stance—is strongly influenced by the technological framework of the game as well as the social context in which illness and mental health are discussed. In this chapter, I would like to explore this complex issue along three vectors. First, I would like to understand these narratives as both a product and a producer of collective memory. Second, they become promoters of a normalism that defines what can be considered normal and what can be considered deviant. Third, digital games are, on the one hand, an instrument in the establishment of technologies of the self and, on the other hand, lead to a game-mechanical spiral of self-optimization. After briefly outlining these vectors, I would like to use the typology of the representation of mental disorders in digital games developed by Simond and Görgen to illustrate the vectors in digital games using the horror game *Outlast* (2013).

1 Krankheit in Games – drei theoretische Vektoren

Laut des Branchenverbandes der deutschen Spielindustrie *game* spielten 2023 58 % aller Deutschen digitale Spiele (Wille 2024). Obwohl man diese Zahlen quellenkritisch lesen muss – es handelt sich schließlich um einen Lobby-Verband –, geben sie doch einen Eindruck, welchen Stellenwert, aber auch welch diskursives Potenzial mittlerweile in digitalen Spielen steckt. Zugleich ist trotz einer immer stärker vernetzten deutschsprachigen Digitalspielforschung die kultur- und medienwissenschaftliche Beschäftigung mit dem Thema der Mental Health in digitalen Spielen trotz einiger Vorstöße (stellvertretend Görgen und Simond 2020a/b; Spies 2020) noch sehr rudimentär, auch weil die Institutionalisierung der Game Studies auch 2025 noch in den Kinderschuhen steckt und sich die geisteswissenschaftliche Beschäftigung mit digitalen Spielen im Gegensatz zur Förderung von Spielentwicklung nicht in monetären Gewinnen ausdrücken lässt. Auf das Potenzial dieser Forschungslücke hinzuweisen, ist das übergeordnete Ziel dieses Beitrags.

https://doi.org/10.1515/9783111591933-009

Inhaltlich möchte ich entlang dreier miteinander vernetzter theoretischer Vektoren psychischen Störungen – oder etwas allgemeiner Mental Health-Erzählungen – im digitalen Spiel nachspüren. Zum einen möchte ich diese Narrationen als Produkt und Produzent des kollektiven Gedächtnisses verstanden wissen. Zweitens werden sie damit zu Promotern eines Normalismus, innerhalb dessen definiert wird, was als normal, was als abweichend gelten kann. Drittens stellen digitale Spiele einerseits ein Instrument in der Etablierung von Technologien des Selbst dar und münden damit andererseits in einer politischen Ideologie und spielmechanischen Spirale der Selbstoptimierung, die nahezu alle Spiele erfasst. Technologien des Selbst und Selbstoptimierung bilden dabei zwei Perspektiven auf das gleiche Phänomen, nämlich der Selbstbeobachtung in Spielen und einer daraus resultierenden Selbstverbesserung, daher führe ich beide Aspekte auch als einen Vektor aus, obgleich ich sie im Rahmen dieses Textes jeweils gesondert voneinander betrachte. Nachdem ich diese Vektoren kurz skizziert habe, möchte ich anhand einer von Stefan Simond und mir entwickelten Typologie der Repräsentation psychischer Störungen in digitalen Spielen die Vektoren anhand des Horrorspiels *Outlast* (2013) an digitalen Spielen aufzeigen. Schließlich möchte ich in einem Ausblick darauf eingehen, dass obschon stigmatisierende Darstellungen in digitalen Spielen sehr präsent sind, auch empathisch-empowernde Positionen zunehmend Gehör, bzw. ‚Gespiel' finden.

1.1 Kollektives Gedächtnis

Niklas Luhmann postuliert, dass das kollektive Gedächtnis vor allem ein Produkt der Massenmedien ist und darüber hinaus, dass in der Erinnerungsfunktion sogar die zentrale Funktion des sozialen Systems der Massenmedien begründet ist. In seiner „Realität der Massenmedien" schreibt er: „Was wir über unsere Gesellschaft, ja über die Welt, in der wir leben, wissen, wissen wir durch die Massenmedien. Das gilt nicht nur für unsere Kenntnis der Gesellschaft und der Geschichte, sondern auch für unsere Kenntnis der Natur." (Luhmann 2009, 9). Das heißt, dass den Massenmedien, und damit auch den digitalen Spielen, als Instrument der Wissensgenerierung und -erhaltung damit eine besondere Wichtigkeit zukommt, denn zugespitzt formuliert wird nur das erinnert, was auch kommuniziert wird: „a *meaningful* social world is therefore built up by acts of communication." (Couldry und Hepp 2017, 31) Diese zentrale Position in der kollektiv konstruierten Wissenslandschaft führt dazu, dass Massenmedien in umfänglichen Maße Sinn und Orientierung stiften und Handlungsoptionen vorformulieren: „Die Massenmedien garantieren allen Funktionssystemen eine gesellschaftsweit akzeptierte, auch den Individuen bekannte Gegenwart, von der sie ausgehen können, wenn es um die

Selektion einer systemspezifischen Vergangenheit und um die Festlegung von für das System wichtigen Zukunftserwartungen geht.“ (Luhmann 2009, 120) Letzteres ist auch dadurch gegeben, da mit Jan Assmann formuliert ein enger Zusammenhang besteht zwischen Vergangenheitsbezügen, der Identitätsbildung und der kulturellen Kontinuierung:

> Jede Kultur bildet etwas aus, das man ihre *konnektive Struktur* nennen könnte. Sie wirkt verknüpfend und verbindend und zwar in zwei Dimensionen: der Sozialdimension und der Zeitdimension. Sie bindet den Menschen an den Mitmenschen dadurch, daß sie als ‚symbolische Sinnwelt‘ […] einen gemeinsamen Erfahrungs- Erwartungs- und Handlungsraum bildet, der durch seine bindende und verbindliche Kraft Vertrauen und Orientierung stiftet. (Assmann 2007, 16)

Der Zusammenhang von digitalen Spielen und kollektiver Sinnstiftung wird deutlicher, wenn man wie Rita Santoyo-Venegas (2017) digitale Spiele als kognitive Artefakte auffasst, die durch Interaktivität und Prozeduralität (Bogost 2007), aber auch durch ihren ergodischen Charakter[1] ein besonderes Potenzial aufweisen, kognitive Prozesse der Sinn- und Wissensbildung anzustoßen. Die soziale Wirkkraft digitalspielerischer Diskurse wird beispielsweise im Negativen deutlich, wenn wie im Umfeld rechtsterroristischer Akte zunehmend Begrifflichkeiten (bspw. der „NPC“, bzw. der *Non-Playable Character* als Sinnbild des passiven und unfähigen Gesellschaftsteilnehmers), aber auch Spielmechaniken, wie Achievement-Listen und spielkulturelle Kommunikationspraktiken wie die Übertragung von Terrorakten via Twitch, kollektiv verstanden, in das individuelle Handeln eingebunden (Orianne/Eustache 2023) und im Nachgang auch debattiert werden (Prinz 2023). Diese Kollektivierung von Wissen mittels Massenmedien wie digitaler Spiele findet auch in Bezug auf Krankheiten statt.

1.2 Normalismus

Eng mit der Bildung des kollektiven Gedächtnisses verbunden ist im Kontext des digitalen Spiels das Konzept des Normalismus. Dieser von dem deutschen Literaturwissenschaftler Jürgen Link entwickelte Begriff beschreibt den sozialen Zuschreibungsprozess von Normen und Werten als „normal“ bzw. „anormal“: „Unter ‚Normalismus‘ sei die Gesamtheit aller sowohl diskursiven wie praktisch-intervenierenden Verfahren, Dispositive, Instanzen und Institutionen verstanden, durch

1 Dies bedeutet: „nontrivial effort is required to allow the reader to traverse the text.“ (Aarseth 1997, 1)

die in modernen Gesellschaften ‚Normalitäten' produziert und reproduziert werden." (Link 2018, S. 26) Abweichungen von diesen Normalitätsvorstellungen sind sozial unerwünscht und führen daher zu Marginalisierung und Stigmatisierung. Der Normalismus ist nach Link untergliedert in eine *protonormalistische* Strategie, die vor allem über die Quantifizierungen und statistische Erfassung Normalität und Abweichung festlegt und insbesondere ein Prozess der rationalen Moderne ist. Dem steht die flexibel-normalistische Strategie der Spätmoderne gegenüber, die sich durch eine starke Dynamisierung des „Normalfeldes" auszeichnet. (Link 1996, 78) Ein zentraler Motor dieser Normalitätsvorstellungen sind Medien, da sie, wie oben beschrieben, im Rahmen von Spezial- und Interdiskursen Sinn stiften, das kollektive Gedächtnis grundlegend definieren und soziale Orientierungsmuster vorgeben. So wird durch die wiederholte Darstellung bestimmter Werte und Verhaltensweisen in den Medien ein „Normalfeld" geschaffen, das die Wahrnehmung der Gesellschaft prägt.

Dadurch, dass digitale Spiele multimodal, also textuell, auditiv, visuell und prozedural erzählen, können sie im Sinne von Technologien des Selbst (s. u.) ‚Selbstverständnisse' und Normalität von Leib (der damit zum Körper wird) und Psyche vorgeben. Zugleich müsste man sie aber konsequenterweise auch als ‚Technologien des Anderen' bezeichnen, weil sie in hohem Maße auf dieselbe Weise Vorstellungen der Normalität des sozialen Anderen einrahmen und perpetuieren.[2] Dies kann einerseits in einer Haltung geschehen, die Normalitätsvorstellungen bestätigt. So führt Simon Ledder aus, dass in den Spielen der *Fallout*-Reihe normalistische Ideen von Intelligenz reproduziert werden, indem diese quantifiziert und auf einen einzigen Wert reduziert wird. Dieser Intelligenzwert hat im Weiteren Einfluss sowohl auf die Agency der Spieler*innen, als auch auf das Verhalten der virtuellen Gesellschaft *Fallouts* gegenüber diesen Charakteren (Ledder 2024).

Anderseits gibt es jedoch auch Ideen, die flexibel-normalistisch etablierte Vorstellungen von Maskulinität dekonstruieren. So erkrankt der Hauptcharakter in *Red Dead Redemption II,* ein hypermaskulines Abziehbild eines Wild West-Gangsters, an der um 1900 noch tödlichen Tuberkulose. Er begibt sich in der Folge mit einem zerfallenden Körper auf eine Reise der moralischen Selbstläuterung, an deren Ende ihn ein „guter Tod" erwartet (Görgen 2023).

2 Solche ‚Technologien des Anderen' skizziert beispielsweise Andrea Lobb (2015) anhand der psychoanalytischen Technik der Empathie, die ein „other-fashioning" erlaube, zugleich jedoch nicht vollumfänglich unter dem Begriff der Selbsttechnologien und Machttechnologien subsumiert werden können.

1.3 Technologien des Selbst

Wie bereits angedeutet, ist das Verständnis von Games als Technologien des Selbst ein weiterer wichtiger Punkt. Dieser auf Michel Foucault zurückgehende Begriff beschreibt, wie die „Disziplinarmacht“, also die ordnende Instanz einer Gesellschaft, sich in der Moderne sukzessive der Kontrolle des individuellen Körpers annimmt, um Macht auszuüben. Dies geschieht einerseits *top down* in Form biopolitischer Entscheidungen. Hier steht die ganze Gesellschaft im Vordergrund und findet ihren Ausdruck in Macht- und Organisationsstrukturen der öffentlichen Gesundheitsfürsorge, etwa den Krankenversicherungen, den Infrastrukturen der Public Health oder den Gesetzestexten, die das Verhältnis von Staat, Gesundheit und Bürger*innen definieren.

Zeitgleich ist insbesondere die Spätmoderne geprägt von einer *bottom up*-Bewegung, in der die einzelnen Gesellschaftsteilnehmer zur selbstausgeübten Kontrolle über ihre Körper erzogen werden. Nicht mehr aktive Machtausübung durch eine Obrigkeit, sondern die durch die Gesellschaftsteilnehmer*innen selbst ausgeübte Kontrolle über ihre Körper – inklusive von Stigmatisierungsprozessen für Gruppen und Individuen, die sich dieser Selbstkontrolle entziehen – stehen hier im Vordergrund.

Beide Komponenten stehen nicht nur in einer logischen Wechselbeziehung zueinander, sondern auch in einer durchaus praktischen. Die jeweiligen Machttechnologien bauen aufeinander auf: „Die Disziplinierung der individuellen Körper bildet gewissermaßen die Voraussetzung für die Durchsetzung [der] biopolitischen Maßnahmen der Kontrolle der Bevölkerung.“ (Hirseland/Schneider 2008, 5643) Schönheits- und Gesundheitsideale werden normativ gekoppelt an Effizienzdenken, an kapitalistisch unterfütterte Vorstellungen von Erfolg und Misserfolg und an Gesundheit als soziales und kulturelles Kapital. Diese (Co-)Produktion des Selbst findet in einem Netzwerk von sozialen und Umweltbeziehungen statt. Durchgesetzt werden solche Autonomiediskurse unter anderem in massenmedialen Interdiskursen. Es ist dann beispielsweise die Popkultur, die immer wieder Selbstverantwortlichkeit und Autonomie verkoppelt und normativ auflädt, die im Sinne eines Normalismus (s. o.) definiert, was normal ist bzw. was im Extremfall als deviant bezeichnet werden kann. Öffentlich sichtbare Stigmatisierungsprozesse wie *Fatshaming* sind hier ebenso Druckmittel wie die gestählten hypermaskulinen Superhelden des *Marvel Cinematic Universe* und vergleichbare Artefakte der Popkultur. Zugleich wird diese Normalität unterfüttert durch als objektiv wahrgenommene Argumentationen aus der Medizin, die ebenfalls massenmedial, und damit letztlich auch massenmedialen Eigenlogiken folgend, vermittelt wird.

Das digitale Spiel als Teil dieser massenmedial vermittelten Interdiskurse bietet hier im Vergleich zu lineareren und statischeren Erzählformen wie des Films einen Zugang, der die Distanz zwischen Leser*innen[3] und Medium durch die im Rahmen der Software gewährte Autonomie und Agency der Spieler*innen sowie durch Interaktivität und einer damit verbundenen Kontingenzerfahrung des Spiels verringert. Grundsätzlich werden Narrative in Spielen prozedural vermittelt, d. h. durch spielerisches Handeln im Rahmen der Simulation des Spiels lernen Spieler*innen, die Prozesse und Regeln und Interpretationsmuster der Welt nach den Verfahren eines bestimmten Spiels zu betrachten (Bogost 2007). Dies drückt sich auch dadurch aus, dass es nicht nur wie in Literatur und Film einen *Point of View* gibt, sondern auch einen *Point of Action* (Neitzel 2013), also einen Fokus, auf den das jeweilige Handeln gerichtet ist und der bestimmt, wie nah man als der Spieler*in der Spielwelt ist. Spiele zeichnen sich zumeist dadurch aus, dass die Überwindung von Hürden oder Konfliktsituationen zu den zentralen Spielzielen gehört. Diese können wiederum nur erreicht werden, indem in einem Akt der Selbstdisziplinierung das Spiel „gemeistert" werden kann, etwa, indem man komplexe Bewegungsabläufe internalisiert, körperliche und kognitive Fähigkeiten stärkt, oder durch technologische Erweiterungen im Spiel bestehen kann. Es handelt sich hierbei um nichts Geringeres als um eine systemische Vermittlung von Technologien des Selbst durch das Spiel und um damit um eine Tradierung biopolitischer Herrschaftsverhältnisse und deren Verankerung im kollektiven Gedächtnis. Ein Effekt ist dabei, dass die Selbstoptimierung immer mal mehr mal weniger direkt spielmechanisches Ziel ist.

1.4 Selbstoptimierung

Viele Spiele schließen zudem an Ideen der Selbst*optimierung* an, ohne die man diese gar nicht fortsetzen kann. Beispielsweise muss man Ausrüstung oder Fähigkeiten erst auf ein bestimmtes Level heben, um in einer bestimmten Spielsituation erfolgreich sein zu können. Man kann deshalb sagen, dass die Selbstbehauptung im Spiel qua Selbstoptimierung ein zentrales Element von digitalen Spielen darstellt. Zugleich ist die Selbstoptimierung aber auch ein Effekt der Spätmoderne, der eng gekoppelt an kollektive Normalitätsvorstellungen und Technologien des Selbst starken Einfluss auf die individuelle Identitätsarbeit hat. Laut der Soziologin Anja Röcke ist das ‚Selbst' hier sowohl Subjekt als auch Objekt: „Die Akteure wirken optimierend auf Facetten ihres Körpers, ihrer Psyche oder der Art und Weise der

3 Das digitale Spiel wird hier als Text verstanden, der sich durch Beobachtungen und Referenzen von und an Sozialstrukturen, Klasse, Ethnizität, Macht, Sexualität, Gender, Natur, etc. pp. auszeichnet und entsprechend analysiert werden kann (siehe u. a. Cole & Barker 2021).

Gestaltung ihres Alltags ein. Das Ziel dieses Einwirkens liegt darin, das situativ bestmögliche, über dem ‚normalen Maß' liegende Ergebnis zu erreichen, das aber immer wieder ‚getoppt' werden kann." (Röcke 2022, 9) Sie führt weiter aus, dass „Selbstoptimierung [...] in unserer Gegenwart für eine Form kompetitiver Subjektivität [steht], die in wachsendem Maße auf quantifizierenden Formen des sozialen Vergleichs beruht." (Röcke 2022, 10) Zugleich wird „Selbstoptimierung aber auch in ökonomischen Ansätzen wie dem Humankapitalansatz vertreten [und so] das Streben nach Verbesserung ökonomisch gerahmt und unter Kosten-Nutzen-Gesichtspunkten gesehen." (von Felden 2020, 4) Der Soziologie Andreas Reckwitz (2021) schreibt in diesem Kontext im Rahmen seiner *Gesellschaft der Singularitäten*, dass die Spätmoderne zum einen zwar infrastrukturell eine hyperrationale und technokratische Fortsetzung der Moderne darstellt, zugleich aber die Subjektbildung und dessen soziokulturelle und mediale Genese in den Vordergrund rücken. Das ‚Singuläre', Einzigartige des Subjekts gerät als Leitideal einer aufstrebenden Kulturindustrie in den Vordergrund – und zu dessen Grundprämissen gehört unter anderem die Selbstoptimierung.[4] Selbstoptimierung äußert sich zum einen in der Optimierung des eigenen Körpers durch Sport, aber auch in effizienzorientierten Änderungen eigener Verhaltensweisen, dem Durchplanen des Lebensalltages mit ‚erfüllenden' Tätigkeiten etc. (von Felden 2020, 4).

Wie bereits bei den Technologien des Selbst und den Normalisierungsprozessen finden Vorstellungen der Selbstoptimierung über Medien Eingang in kollektive Wissenshaushalte. Besonders Soziale Medien mit ihrem hohen Grad an performativer Subjektivierung und zugleich sozialer Affirmation dieser Selbstinszenierungen können geradezu als mediales Amalgam der Selbstoptimierung betrachtet werden. Aber auch digitale Spiele folgen dem Primat performativer Subjektivierung und beinhalten – zumindest überwiegend – Elemente der Selbstoptimierung, ohne die ein Spiel kaum erfolgreich zu bestehen wäre. Hier ist insbesondere die Nähe zu den Technologien des Selbst auffällig. Der Unterschied zwischen beiden liegt in der analytischen Perspektivierung: Während Technologien des Selbst eine eher machtanalytische Sichtweise vertreten, bei der eine wahrgenommene Autonomie und die Verpflichtung zum verantwortungsvollen Umgang insbesondere mit dem eigenen Körper immer präsent sind und so den kontrollierenden Blick von Außen auf die jeweilige Technologie und das Individuum betonen, ist die Selbstoptimierung eher ein in der neoliberalen, spätmodernen und singularisierenden Gesellschaft auf sich selbst gerichteter Blick, der zwar soziale Erwartungshaltungen

4 Wie wichtig dieser Zusammenhang aus Selbsttechnologie, Selbstoptimierung (und auch Selbstüberwachung) und Normalisierung ist, zeigt Ralph Köhnen (2018) in seiner Diskursgeschichte des Tagebuchs, die nicht zufällig den Titel „Selbstoptimierung" trägt.

mitdenkt, aber primär um die eigene Selbstverwirklichung (auch im Vergleich zur Rest-Gesellschaft) zirkuliert. *Single Player*-Spiele sind für letzteres der ideale, nun ja, Spielplatz, um solche Optimierungsprogramme kennenzulernen und nachzuvollziehen, da sie im (gefühlten) Vakuum der Spielwelt stattfinden. Diese Differenzierung ist deshalb wichtig, weil sie in der Analyse selbst zu unterschiedlichen Schlüssen führt.

So zeigt sich Selbstoptimierung nicht nur im Trainieren von Bewegungsabläufen, sondern auch in der sich immer weiter verbessernden Abstimmung von Charaktereigenschaften auf die Spielwelt und Spielmechaniken und an den Auf- und Ausbau von *Skill-* und *Techtrees*, die erst verbesserte Performance-Leistungen ermöglichen: Hier wird innerhalb der durch den Spielcode definierten Bedingungen die eigene Agency, der eigene Möglichkeitsraum ausgeschöpft. Dies suggeriert Spieler*innen oft Selbstempowerment und Autonomiegewinn – ich kann nun plötzlich beispielsweise schneller laufen oder höher springen – zugleich bin ich aber voll und ganz dem Willen des Spiels unterworfen. Nicht immer, aber oft ist diese Selbstoptimierung eng an das Narrativ der Geschichte gekoppelt, etwa wenn die Welt der *DEUS EX*-Spiele ein Cyberpunk-Setting nutzt, in dem gesellschaftliche Teilhabe nur funktioniert, wenn man sich durch *Enhancement*-Technologien aufrüsten lässt. Zugleich wird in diesem Spiel die stereotype Selbstoptimierung in Spielen gebrochen, indem man diese *Enhancements* narrativ hinterfragt, sie auch spielmechanisch unzuverlässig und sogar gefährlich für die Gesellschaft und ihre Teilnehmer werden. Man konstruiert also Störungen des Flows, die aber die Verbindung von Gameplay, Narrativ und Spielwelt massiv unterstützen. Diese Störungen nenne ich *funktionale Störungen*, eben weil sie entgegen dem herkömmlichen Störungsbegriff zumindest von den Entwickler*innen gewollt und intendiert sind (Görgen 2017). Das Ziel dieser Unterbrechungen des Spielflows ist es unter anderem, Reflexionsräume zu schaffen, die das Spielhandeln mit Blick auf Spielziele und die Erwartungen der Spieler*innen einordnen. Interessant ist hierbei, dass dazu physische und psychische Zustände des Avatars besonders ideal für eine funktionale Störung und eine Unterbrechung des Flows sind, weil an diesen kognitiven, psychischen und körperlichen Zuständen auch die Handlungsfähigkeit innerhalb einer Spielwelt gekoppelt ist. Hier ist es also besonders effektiv, Hindernisse zu integrieren, die das Spiel herausfordernder machen. Es handelt sich damit um die andere Seite von digitalen Spielen als Technologien des Selbst, denn der Selbstverbesserung durch den*die Spieler*in, die Autonomie suggeriert, steht Krankheit in Spielen entgegen, die Heteronomie suggeriert und die den Spieler*innen eine Technologie des Selbst der Schadensbegrenzung antrainiert.

2 Fallanalyse *Outlast*

Bei der Repräsentation von Mental Health in digitalen Spielen geht es um ein Greifbarmachen qua Verkörperlichung und Ankopplung an performative Akte, an kognitive Leistungen oder an räumliche Situationen. Um diese Phänomenologie erfassen zu können – die analytische Einordnung ist der zweite Schritt –, habe ich mit Stefan Simond die Entwicklung einer Typologie angestoßen, die dieser in seiner Dissertation weiterentwickelt und ausdifferenziert hat (Simond 2023; Görgen und Simond 2020a). Die Typen sind nicht exklusiv zueinander, sie können überlappen, interdependent zueinanderstehen oder sukzessiv auftauchen. Obwohl sie in gewisser Weise komplexitätsreduzierend sind, vereinfachen sie, so war zumindest unsere Intention, enorm die Analyse von Krankheitsrepräsentationen im Spiel. Dabei unterscheiden wir in

- *Subjektivierung:* Subjektive Perspektive, Binnenperspektive der Erkrankten (bspw. in Form des spielbaren Hauptcharakters)
- *Objektifizierung:* Externalisierte Perspektive, beobachtende Perspektive auf Erkrankte (bspw. auf nicht-spielbare Charaktere)
- *Räumliche Externalisierung:* Sichtbarmachung via ‚Mindscapes‘, unzuverlässigen Räumen, etc. (visuell, autitiv, räumlich) (bspw. Labyrinthe)
- *Somatische Externalisierung:* Sichtbarmachung der Krankheit (bspw. Narben)
- *Aktionale Externalisierung:* Sichtbarmachung mithilfe devianter erweiternder oder einschränkender Verhaltensweisen (bspw. abweichende Verhaltungsweisen)
- *Quantifizierung:* spielmechanische, zahlenbasierte Differenzierung zwischen fixen/binären/oszillierenden Krankheitszuständen (bspw. Prozentangaben zum Gesundheitsstatus)
- *Transdiegetische Störungen:* sich in der Bezugswelt der Spieler*in konkretisierende Elemente, Metalepsen (bspw. Vibrationen im Controller)

Obwohl die Darstellung von Mental Health, bzw. psychischen Störungen in digitalen Spielen innerhalb einer sehr weiten Spanne zwischen den Polen Stigmatisierung und Empowerment oszilliert, werde ich mich in meinen Ausführungen im Folgenden auf *Outlast* (2013) konzentrieren, um an diesem Beispiel die eingeführten Analysevektoren detailliert betrachten zu können.

2.1 *Outlast* (2013)[5] – Plot und spielmechanische Umsetzung

Outlast ist ein 2013 erschienenes Survival-Horrorspiel des kanadischen Studios Red Barrels Inc. Die Handlung ist linear und verläuft ohne Abweichungen, wobei die*der Spieler*in Kontexte dieser Handlung vor allem aus kurzen Cut-Scenes, Gesprächen, Audio- Video und Textdokumenten und den in die Architektur des Spieles eingebetteten Hinweisen (wie blutigen Graffiti) ableiten kann.

Die Erzählung lässt sich recht schnell zusammenfassen: Nachdem der Journalist Miles Upshur eine anonyme Nachricht erhalten hat, die ihn darüber informiert, dass im *Mount Massive Asylum*, einer privaten psychiatrischen Einrichtung der (fiktiven) *Murkoff Corporation* in Colorado unethische Experimente an Menschen durchgeführt werden, beschließt er, dem Hinweis nachzugehen. Vor Ort entdeckt Upshur in der heruntergekommenen Einrichtung die verstümmelten Leichen von Patient*innen, Mitarbeiter*innen und Sicherheitskräften. Ein sterbender Soldat berichtet ihm, dass die Insassen aus ihren Zellen entkommen sind und nun mordend durch die Anlage umherstreifen. Er drängt Upshur, zu fliehen, doch zu diesem Zeitpunkt ist das für ihn nicht mehr möglich. Aus dieser Prämisse entspinnt sich eine Geschichte, die die Psychiatrie als Forschungsanlage für das Waffenprojekt *Walrider*, einen Schwarm tödlicher fliegender Nanoroboter, der durch Gedankenkraft von einem zuvor bewusst traumatisierten, komatösen Probanden gesteuert wird, offenlegt. Geleitet wird das Projekt zudem von einem deutschen (Nazi-)Wissenschaftler, Dr. Rudolf Gustav Wernicke, der als Wissenschaftler über die (realhistorische) Operation Paperclip zur *Murkoff Corporation* gestoßen sei. Die Erfahrungen Wernickes mit dem Holocaust ermöglichen dabei erst die Steuerung des Walriders: „I have my theories. My homeland in those years... it's impossible to understand. The things we felt. What we believed. The overwhelming fear, extatic rage, and... English words are insufficient. More than hope. A human mind in that environment is capable of extraordinary things." Wernicke folgert daraus, dass für den Erfolg des Experiments eine Nähe zum Tod und ein überwältigender Wahnsinn[6] nötig seien: „Only a test subject who had witnessed enough horror was capable of activating the engine." Schließlich tötet

5 Folgende Ausführungen beruhen zum Teil auf meiner Analyse, die ich im Rahmen des Forschungsprojektes *Horror – Game – Politics* an der HKB Bern durchgeführt habe (siehe auch https://hgp.hypotheses.org/1106).

6 Im Folgenden verwende ich ‚Wahnsinn' in Abgrenzungen zu psychischen Störungen oder Krankheiten. Unter ‚Wahnsinn' verstehe ich ein diskursives Zeichensystem, dass überwiegend pejorativ Wahrnehmungen und Interpretationen psychischer Störungen aus gesellschaftlicher oder kultureller Perspektive umfasst und dabei wie oben beschrieben die Zuschreibung anhand einer normalistischen Leitdifferenz ‚gesund/normal' vs. ‚wahnsinnig/irre' trifft.

Upshur den Probanden, wird aber selbst zu dessem neuen Wirt. Am Ende wird Miles auf seinem Weg aus der Einrichtung von einem Einsatzteam unter der Leitung von Wernicke angegriffen, das einen letzten Versuch unternimmt, den Walrider einzudämmen. Bevor der Bildschirm der Spieler*in schwarz wird, sieht man, wie der Schwarm aus Miles' Körper austritt, gefolgt von Schreien. Es bleibt ungewiss, ob Wernicke oder Upshur überleben und wie das weitere Schicksal des Walriders verläuft.

Spielmechanisch lässt sich *Outlast* eindeutig dem Genre des *(First Person-) Survival Horror* zuordnen. In diesem Genre wird oftmals die Agency der Spieler*in bewusst eingeschränkt, so dass sie sich nicht mit Gewalt gegen die jeweiligen Antagonist*innen zur Wehr setzen können. Um zu überleben, müssen die Möglichkeiten des Raumes genutzt werden, indem man möglichst effektiv schleicht, sich versteckt oder auch vor den Gegnern[7] flieht und dabei gelegentlich kleinere Rätsel löst. Ressourcen sind rar gesät. Beispielsweise muss Upshur für eine Kamera mit Nachtsichtfunktion, die in diesem Setting überlebensnotwendig ist, Batterien für das Gerät suchen.

2.2 Kollektives Gedächtnis: Deviante Institutionen

Psychiatrie: Zentraler Schauplatz von *Outlast* ist das *Mount Massive Asylum*, dessen äußeres Erscheinungsbild eine Replik des Richardson Olmsted Complex, einer ehemaligen psychiatrischen Anstalt in Buffalo, New York, darstellt, die bis in die 1970er Jahre hinein Patient*innen beherbergte und behandelte. Die an eine Festung erinnernde Fassade sowie das labyrinthische Innere, das nicht einfach verfallen ist, sondern durch Lichtgebung, durch Schmutz, Blut-Graffiti, Folterräume, Klanggestaltung etc. geradezu abjekt im Sinne Julia Kristevas wirkt, stellt sich in eine Reihe mit der der Erzähltradition der Horrorpsychiatrie:

Seit einigen Jahren lässt sich in der Populärkultur eine akkumulierte Präsenz der Szenerie des ‚Irrenhauses' als eines verfallenen, von den Schrecken der Vergangenheit heimgesuchten Ortes beobachten (Murphy 2016). Obschon die Wurzeln dieses Topos bis zu Wienes *Cabinett des Dr. Caligari* (1920) sowie Hitchcocks *Spellbound* (1946) und Robsons *Bedlam* (1946) zurückreichen, konnte sich der Schauplatz der Psychiatrie insbesondere ab den 2010er-Jahren im Subgenre des *Haunted House-Horrors* als fester Topos in Film und Fernsehen etablieren (*Shutter Island*, 2010; *Stonehearst Asylum*, 2014; *Unsane*, 2018). Einerseits fußt diese vermehrte Beschäftigung auf *ex post* als grausam wahrgenommenen historisch vor

7 Bei *Outlast* gibt es ausschließlich männlich zu lesende Antagonisten.

den Psychiatriereformen der 1970er und 1980er Jahren situierten psychiatrischen Praktiken, andererseits bietet die Psychiatrie aus filmwissenschaftlicher Sicht isolierte Handlungsräume an, die sich ganz im Sinne der Genrekonventionen für pathographische und psychogrammatische Narrative nutzen lassen. Diese Darstellung zeigt aber auch, dass in der medialen Reproduktion der Psychiatrie die rekursive und selbstreferenzielle Reproduktion eines komplexitätsreduzierten Medienframes der historisierten Horrorpsychiatrie an die Stelle einer tatsächlichen Auseinandersetzung mit der ‚realen' Psychiatrie tritt. In allen Fällen zeichnen sich digitale Horrorspiele und -filme, die dieses Setting aufgreifen, durch eine „pastness" (Jameson 1991, 19) aus, in der soziokulturelle Imaginationen der Psychiatrie durch ein historisierendes Pastiche der ‚Irrenanstalt' als totaler Institution (Goffman 2020) betrachtet werden. Dies ist umso interessanter, da diese medial tradierte Perspektivierung im Sinne einer alternativhistorischen oder kontrafaktischen Erzählung von der historischen Entwicklung der Psychiatrie abweicht, da diese ab den 1970er-Jahren in Europa und Nordamerika umfassend reformiert wurde (für das deutsche Beispiel, vgl. Büchler 2016; Häfner 2016).

Die Horror-Psychiatrie als kollektive, komplexitätsreduzierte Erinnerung lässt sich auch deshalb so gut nutzen, weil sie, auf ihre Zeichen reduziert, als räumliche Externalisierung erzählt werden kann, die den Wahnsinn ihrer Insassen in eine lebensfeindliche, angstgebietende Architektur übersetzt und so statt des kollektiv selbstverständlichen Zweckes der Psychiatrie ‚Heilung' ihr moralisch-funktionales Gegenteil, ‚Zerstörung, Devianz, Krankheit', als Normalzustand der Institution festlegt.

Institutionalisierte Fortsetzungen des Holocaust: Ähnlich wie die Horror-Psychiatrie erfährt auch der Holocaust in der Populärkultur eine Komplexitätsreduzierung. Entgegen Adornos Diktum wird Auschwitz schon lange in der Popkultur erzählt und dadurch auch erinnert, auch wenn diese Erinnerung einem ständigen Wandel unterliegt und ggf. mit dem historischen Holocaust nur noch wenig Ähnlichkeit hat. Die *Stormtroopers* und das Imperium in den *Star Wars*-Filmen gehören hier zu den präsentesten (aber auch unhinterfragten) Beispielen einer Aneignung, aber auch *Planet der Affen: Survival* (2017) greift auf KZ-Ästhetiken und -narrative zurück, um Verbrechen an der Menschlichkeit (auch in einem übergeordneten Sinne) zu markieren. Diese Erinnerung ist bisher noch stark moralisch eingefärbt, auch wenn gerade unter dem Eindruck immer stärker werdender rechter Diskurse besonders in digitalen Spielen zum Teil eine Art semantische Neutralisierung des Holocaust und des Nationalsozialismus zu beobachten ist, bei der die Akteure des Dritten Reichs nur Charaktere, und nicht etwa zentrale Akteure eines millionenfachen organisierten Genozids sind. Nationalsozialist*innen bieten sich auch deshalb als Leitfiguren eines *Mad Science*-Narrativs wie *Outlast* an, weil sie plakativ überzeichnet als Böse dargestellt werden können. Zugleich steht in der historischen Aufarbeitung des nationalsozialistischen Genozids auch immer wieder die Wissenschaft im Vordergrund, die durch unethische Menschenexperimente in den Todeslagern neben Mary Shelleys *Frankenstein* vielleicht die zentrale Blaupause für eine moralblinde Wissenschaft anbietet.

Narrativer Anker ist neben der Psychiatrie als totaler Institution (und im Nationalsozialismus einer der Tatorte für die ‚Euthanasie'-Morde der Aktion „T4“) Dr. Rudolf Wernicke, einer der Hauptantagonisten des Spiels und Erschaffer des Walriders. Wernicke ist jedoch nicht nur ehemaliger NS-Arzt, sondern zugleich auch verantwortlich für obskure Forschung in amerikanischen CIA-Laboren (hier wird das Narrativ der CIA als Staat im Staate bedient) und später der *Murkoff Corporation*, einer *Evil Corporation*. Alle drei politischen Strukturen – NS-Regime, CIA und *Evil Corporation* – stehen in unterschiedlichen historischen Kontexten im Spiel für eine menschenfeindliche technokratische, hyperrationale Moderne, die an den Bedürfnissen der Menschheit vorbei ‚regiert' und unreflektiert die effizientesten, aber auch inhumansten Aspekte ihrer Vorgänger übernimmt. Wernicke als ideologischer Antagonist ist dabei nicht wie der Journalist Miles Upshur an Öffentlichkeit interessiert, sondern geht in der abgelegenen Anlage *Mount Massive* seinen sinistren Zielen nach. Zugleich wird er als Stellvertreter dieses Systems in einer somatischen Externalisierung als entstellt, *disabled* und gealtert dargestellt. Im Sinne eines politischen Mythos (Pfister 2018) hat man es hier auch mit einer Loslösung des Narrativs von seiner ursprünglichen Bedeutung zu tun: NS-Regime, CIA und *Evil Corporation* werden nur noch als ästhetisch-narrative Versatzstücke genutzt und als Pastiche letztlich ununterscheidbar.

Schließlich funktioniert auch Upshur in diesem Kontext als Heldenfigur deshalb so gut, weil gerade in den Jahren vor Erscheinen des Spiels Whistleblower-Affären wie um Julien Assange (ab 2010) und Edward Snowden (2013) den investigativen Journalismus als Gegenmittel gegen solche übermächtigen Strukturen und Institutionen im öffentlichen Bewusstsein zementierten.

Im Fluss des Spiels *Outlast* spielt der eigentliche historische Background und dessen Akkuratesse keine größere Rolle, das amalgamierte Bild des dystopischen systemischen Antagonisten mitsamt seinen Chiffren soll lediglich ausreichend überzeugen, um das feindliche Territorium zu markieren und Immersion zu erzeugen. Spielübergeordnet sind es solche entkernten Mythen, die in Kombination mit Narratemen des Holocaust (und in diesem Fall auch der vorreformerischen Horrorpsychiatrie) die Semantik der inhumanen gesellschaftlichen Systeme und Institutionen im kollektiven Gedächtnis platzieren und tradieren. Sie sind es auch, die der Differenzierung in ‚normal/gesund' und ‚deviant/wahnsinnig/irre' einen passenden ästhetisch-semantischen Rahmen geben.

2.3 Normalismus: Normenkollisionen

Wie unter dem Aspekt des kollektiven Gedächtnisses ausgeführt, platziert *Outlast* die Psychiatrie als Ort der Dunkelheit und Zerstörung und verkehrt damit ihren Anspruch der Gesunderhaltung und Heilung ins Negative. Diese Spiegelung ins Gegenteil lässt sich in Bezug auf normalistische Einstellungen als zentrale Strategie der Entwickler*innen zur Etablierung von Setting und Plot ausmachen.

Indem man den Proxy der Spieler*innen, Miles Upshur, als moralisch integren Journalisten mit seiner devianten Umwelt kollidieren lässt, wird *ex negativo* ein Normalfeld errichtet, das klar stigmatisierend psychiatrische Insassen als wahnsinnige Mörder markiert, die zudem im begehbaren Wahnsinn (räumliche Externalisierung, s. o.) der Psychiatrie *Mount Massive Asylum* gefangen sind. Dass sie dabei Opfer von dysfunktionalen Institutionen und Konzernen geworden sind, ist zweitrangig und findet nur sporadisch Eingang in Dialoge und zu findende Dokumente. Im Gegenteil werden die psychiatrischen Insassen im Rahmen einer somatischen Externalisierung von Entstellungen und Narben gezeichnet. Schmutz und Körperflüssigkeiten lassen diese als abjekt und abstoßend erscheinen. Auch auditiv geben die Insassen Lautäußerungen und Sätze von sich, die die Spieler*in durch Wiederholungen, Stimmverstellungen und unheimliche Inhalte als eindeutig ‚wahnsinnig' erkennen lassen. Unterstrichen wird diese körperliche Erfahrung des Wahnsinns dadurch, dass sie mit übermenschlicher Stärke ungezähmt Gewalt ausüben. Mit Blick auf das, was als ‚normal' gilt, kann man hier also von einer aktionalen Externalisierung des Wahnsinns sprechen, die auch deshalb so stark wirkt, weil den Spieler*innen die Binnenperspektive der Insassen verwehrt bleibt und diese objektifiziert und auf einen Status als spielgestalterische *Assets* (also austauschbare Objekte im Inventar der Spielwelt) reduziert werden. Diese Umkehrung des Normalfeldes findet sich auch im Kontext der *Mad Science* Wernickes wieder, der Trauma und Gewalt positiv umdeutet, weil diese erst die Funktionalität seiner neuen Technologie ermöglichen.

Auch hier ist das System die Basis für die Umkehrung dessen, was als ‚normal' gelten kann. Denn einerseits instrumentalisiert das Spiel etablierte Systemlogiken, wie etwa der Leitdifferenz von ‚gesund' und ‚krank' in Medizin und Psychiatrie (Luhmann) und rahmt diese in einen Kontext einer *Post-Normal Science* ein, in der wissenschaftliche Paradigmenwechsel zu einem moralischen Vakuum führen, in dem moralische Einordnungen obsolet werden und ein neuer *modus vivendi* erst noch gefunden werden muss: Welche Handlungsoptionen sind opportun in einer neuen wissenschaftlichen Weltordnung, welche entsprechen dagegen nicht der neuen Normalität? Diese Welt lässt keinen Raum für ethische Reflexion, was dazu führt, dass eine hyperrationale Wissenschaft protonormalistisch und tradierten Formen einer *evidence based medicine* folgend einen fluiden Normalismus ausklammert und die Insassen der Anstalt auf ihre messbaren Werte, auf ihr erschreckendes Aussehen und ihr irritierendes Verhalten reduziert und diese reduzierte Perspektive auch auf die Spieler*in überträgt. Diese erkennen die Insassen auf einer spielkognitiven Ebene durch die oben genannten Zeichen sofort als Antagonisten und können ihr Verhalten entsprechend darauf einstellen. Zudem ist der Wahnsinn auf Antagonistenseite absolut und unumkehrbar, während Upshur sukzessive durch die sich wiederholende Traumatisierung offenbar so dem Wahnsinn verfällt, dass er des *Walriders* würdig wird.

Abschließend ist es wichtig, hervorzuheben, dass letztlich auch die allgemeine Konstruktion des Normalfeldes den beschriebenen Umkehrungseffekten unterliegen kann: Die Psychiatrie und deren Insassen sind nur aus der Perspektive von Spieler*innen und Miles Upshur deviant. Aus Sicht der Insassen ist deren Umwelt jedoch der Normalzustand, während Miles als Eindringling das deviante Element ist, dass die etablierte Ordnung unterbrechen möchte. Diese Umkehrung bleibt jedoch meistens verborgen, da der *Point of Action* und der *Point of View* immer auf der subjektiv normalen Seite verortet sind, während die Spielwelten zunächst fremdartig sind und sich erspielt werden müssen. In diesem Fall ist der Effekt eine Stigmatisierung des Wahnsinns. Spiele, die einen empathischen Zugang zu Mental Health suchen, sind deshalb überwiegend subjektivierend, hier müssen die Spieler*innen, wie in *Hellblade: Senua's Sacrifice* (2017), die Perspektive der Erkrankten einnehmen und Technologien des Selbst entwickeln oder erlernen, die einen Umgang mit der Störung oder der Krankheit in der jeweiligen Spielwelt ermöglichen. Speziell in *Hellblade* ist dann auch entsprechend die ‚Normalgesellschaft' diejenige, die die Autonomie der Heldin untergraben möchte.

2.4 Technologien des Selbst und Selbstoptimierung

Ein großes Thema *Outlasts* ist die Entgrenzung der Medizin. Die Soziologen Peter Wehling und Willy Viehöver (2011, 16) nennen vier Bereiche, in denen eine solche Entgrenzung feststellbar ist: die Ausweitung medizinischer Diagnosen, die krankheitsunabhängige Verbreitung medizinischer Techniken, die Endzeitlichung von Krankheit und die direkte Optimierung des menschlichen Körpers. Insbesondere die Instrumentalisierung medizinischer Technologien in einem nicht dezidiert medizinischen Umfeld und die Optimierung des Körpers im Sinne von *Enhancements* positionieren das Spiel als Kritik einer post-normalen, ethisch befreiten Wissenschaft, deren Ziel nicht Heilung, sondern Machterhalt und ökonomische Wertschöpfung sind. In *Outlast* muss aber unterschieden werden zwischen dem spielbaren Hauptcharakter, dessen Binnenperspektive wir als Spieler*innen nachvollziehen können, und den nichtspielbaren Charakteren (NPCs), die wir nur objektifiziert wahrnehmen.

Ersterer, Miles Upshur, wird im Spiel lange durch eine Technologie des Selbst definiert, die auf eine Technologie der Schadensbegrenzung hinausläuft. Die Selbstüberwachung ist dabei eng gekoppelt an den Input aus der Spielwelt. Als Spieler*in ist man immer gezwungen, Laufwege und Ressourcennutzung zu optimieren, um nicht den Insassen zum Opfer zu fallen und zu sterben. Die Insassen unterliegen dagegen nicht im engeren Sinne einer Selbstoptimierung, sondern werden heteronom in die Experimente zur Optimierung von Körper und Geist gezwungen. Wie bereits ausgeführt, besteht diese Optimierung jedoch in einer Umkehrung tradierter Ansichten dessen, was den Individuen nützlich sein könnte. Fokus ist im Gegenteil die Optimierung im Sinne des Hinzufügens eines größtmöglichen psychischen Schadens, um am anderen Ende des Prozesses die Nutzung des Nanitenschwarms zu optimieren. Der menschliche Körper wird hier somit selbst auf die funktionale Ebene einer Technologie reduziert. Der Bewahrung des eigenen Lebens und der eigenen Autonomie steht hier also ein posthumanes *Enhancement* gegenüber, dass deren Nutzern zwar in Form der Nutzung des Schwarms eine Erweiterung des eigenen Möglichkeitsraums anbietet. Der Preis dafür ist aber die mentale Gesundheit und weitergedacht die eigene Menschlichkeit. Diese individuelle Katastrophe der *conditio humana* ist letztlich ein Effekt der zivilisatorischen Katastrophe techno- und bürokratischer Misanthropie in Form der institutionalisierten *Mad Science* Rudolf Wernickes und der hegemonialen *Evil Corporation.*

3 Ausblick

In meiner Analyse habe ich versucht, die Konstruktion von psychischen Störungen im digitalen Horrorspiel *Outlast* anhand der drei Vektoren kollektives Gedächtnis, Normalismus und Technologien des Selbst bzw. Selbstoptimierung nachzuvollziehen. Ich habe diese drei Perspektiven auch deshalb herangezogen, weil sie innerhalb des Spiels zentrale Leitdiskurse sind. Sie stellen aber gleichzeitig auch ein Scharnier dar, das diese Vektoren zum einen auf gesamtgesellschaftliche Diskurse bezieht. Zum anderen wird es dank ihnen aber auch möglich, Spiele selbst als kollektiven Gedächtnisspeicher, als Diskursarenen der Normsetzung und als Technologien des Selbst bzw. der Selbstoptimierung zu begreifen, denn: „madness is actualised within distinct discursive practices, namely (1) mental illness in psychiatric discourse, (2) as a social and political phenomenon, and (3) in media and culture.“ (Simond 2023, 356)

Je nach Perspektive ergibt sich im Spiel eine eher stigmatisierende oder empathische bzw. empowernde Darstellung. *Outlast* konstruiert von Beginn an den ‚Wahnsinn' als Normalfeld der Horrorpsychiatrie. Dieser wird sichtbar in der abjekten Darstellung der Spielwelt und ihres ‚begehbaren' Wahnsinns, aber auch in den somatischen und aktionalen Externalisierungen, die die Insassen eindeutig als deviant und gefährlich markieren. Der spielbare Hauptcharakter stellt einen moralischen Gegenpol dar, der die inneren Grenzen der Zivilisation übertreten hat, und nun in einer wiederum von dysfunktionalen sozialen Organisationen der Zivilisation systemisch geformten totalen Institution den Gefahren und Traumatisierungen widerstehen muss. Das Stigma des Wahnsinns ist hier tatsächlich ein spielstrategisches Zeichensystem, ein Marker, der psychische Störungen plakativ als existenzielle Gefahr für Außenstehende auszeichnet, einen empathischen Blick auf die Binnenperspektive aber weitestgehend verwehrt.

Outlast stellt in seiner unverblümten Stigmatisierung mittlerweile einen Sonderfall dar. In den über zehn Jahren seit der Veröffentlichung des Titels trauen sich Entwickler*innen zunehmend, Krankheit allgemein als komplexen Sachverhalt darzustellen, bei dem insbesondere auch das Nachvollziehen psychischer Störungen im interaktiven Medium des Spiels interessant erzählt werden kann. Spiele wie *Darkest Dungeon* (2016), bei dem das Psychomanagement einer ganzen Held*innengruppe für den Spielerfolg ausschlaggebend wird, *Marvel's Guardians oft he Galaxy* (2021), in dem man humorvoll und empathisch das Trauma der Trauererfahrung verarbeitet, oder *Depression Quest* (2013), in welchem es möglich ist, in einem der ersten autopathografischen Spiele überhaupt den Alltag mit Depression eindrucksstark nachzuempfinden, stoßen auf zunehmendes Interesse.

Wichtig ist hervorzuheben, dass Stigmatisierung und Empowerment, die hier natürlich nur die Pole eines Spektrums der Darstellungen bedeuten, sich danach richten, wie komplex Mental Health in Spielen umgesetzt wird. Das Ziel muss deswegen sein, ein höheres Level an Information auf Seiten der Studios aber auch der Spieler*innen zu erreichen. Denn: Die Decke zwischen Aufklärung und Empowerment auf der einen Seite und Stereotypisierung und Stigmatisierung auf der anderen Seite ist dünn. Diese Form der Medienbildung kann aber nur auf Grundlage ausreichender Forschung stattfinden. Dieser Beitrag ist nicht weniger als ein Plädoyer für eine solche Grundlagenforschung.

Literaturverzeichnis

Aarseth, Espen J. *Cybertext: Perspectives on Ergodic Literature.* Baltimore, Md. London: Johns Hopkins University Press, 1997.

Assmann, Jan. *Das kulturelle Gedächtnis: Schrift, Erinnerung und politische Identität in frühen Hochkulturen.* 5. Auflage. München: C.H. Beck, 2007.
Bogost, Ian. *Persuasive games: the expressive power of videogames.* Cambridge, MA: MIT Press, 2007.
Büchler, Anna. *Psychiatrie und Psychiatriereform im Spiegel des Deutschen Ärzteblatts von 1949 bis 1983.* Dissertation, Eberhard Karls Universität Tübingen, 2016.
Cole, Alayna, Dakoda Barker und Ginna Brock. *Games as texts: a practical application of textual analysis to games.* Boca Raton: CRC Press, 2020.
Couldry, Nick und Andreas Hepp. *The Mediated Construction of Reality.* Cambridge, MA: Polity Press, 2017.
Goffman, Erving. *Asyle. Über die soziale Situation psychiatrischer Patienten und anderer Insassen.* 22. Auflage. Frankfurt am Main: Suhrkamp Verlag, 2020.
Görgen, Arno. „Funktionale Störungen der Normalität: Krankheit in der Populärkultur." *Sprache und Medizin: interdisziplinäre Beiträge zur medizinischen Sprache und Kommunikation.* Hg. Sascha Bechmann, Hermann Gröhe, Dietrich Grönemeyer, und Eckart von Hirschhausen. Berlin: Frank & Timme, 2017. 215–38.
Görgen, Arno. „The Medicalizaton of Arthur Morgan. Tuberculosis as the Good Death in Red Dead Redemption." *Red Dead Redemption: History, Myth, and Violence in the Video Game West.* Hg. John Wills und Esther Wright. Norman: University of Oklahoma Press, 2023. 94–110.
Görgen, Arno, und Stefan Heinrich Simond. „Mental Health als Authentifikationsfiktion im Digitalen Spiel." *Spielzeichen III. Kulturen im Computerspiel/Kulturen des Computerspiels.* Hg. Martin Hennig und Hans Krah. Glückstadt: vwh, 2020a. 406–34.
Görgen, Arno und Stefan Heinrich Simond. Hg. *Krankheit in digitalen Spielen: interdisziplinäre Betrachtungen.* Bielefeld: transcript, 2020b.
Häfner, Heinz. „Psychiatriereform in Deutschland. Vorgeschichte, Durchführung und Nachwirkungen der Psychiatrie-Enquête. Ein Erfahrungsbericht." *Heidelberger Jahrbücher Online* 1 (2016): 119–45.
Hirseland, Andreas und Werner Schneider. „Biopolitik und Technologien des Selbst: zur Subjektivierung von Macht und Herrschaft." Hg. Karl-Siegbert Rehberg. *Die Natur der Gesellschaft: Verhandlungen des 33. Kongresses der Deutschen Gesellschaft für Soziologie in Kassel 2006.* Frankfurt am Main: Campus Verlag, 2008.
Jameson, Fredric. *Postmodernism, or, The Cultural Logic of Late Capitalism.* London: Verso, 1991.
Köhnen, Ralph. *Selbstoptimierung: eine kritische Diskursgeschichte des Tagebuchs.* Berlin: Peter Lang, 2018.
Ledder, Simon. „Limitierte Freiheit. Über Intelligenz im Ödland." In *Old World Blues. ‚Fallout' und das Spiel mit der Postapokalypse.* Hg. Arno Görgen und Rudolf T. Inderst. Marburg: Büchner-Verlag, 2024. 143–70.
Link, Jürgen. *Versuch über den Normalismus: wie Normalität produziert wird.* Göttingen: Vandenhoeck & Ruprecht, 1996.
Link, Jürgen. „Normalismus und Antagonismus in der Postmoderne." *DISS-Journal – Zeitschrift des Duisburger Instituts für Sprach- und Sozialforschung* 36 (2018): 25–27.
Lobb, Andrea. „Technologies of the Other: Renewing ‚empathy' between Foucault and psychoanalysis." *Foucault Studies*, 19. Dezember 2015, 218–35.
Luhmann, Niklas. *Die Realität der Massenmedien.* 4. Aufl. Wiesbaden: VS Verl. für Sozialwissenschaften, 2009.
Neitzel, Britta. „Point of View und Point of Action – Eine Perspektive auf die Perspektive in Computerspielen." Hambrug: Avinus, 2013.

Orianne, Jean-François und Francis Eustache. „Collective memory: between individual systems of consciousness and social systems.“ *Frontiers in psychology* 14:1238272 (2023).

Pfister, Eugen. „Der Politische Mythos als diskursive Aussage im digitalen Spiel. Ein Beitrag aus der Perspektive der Politikgeschichte.“ *Digitale Spiele im Diskurs.* Hg. Thorsten Junge und Claudia Schumacher. Hagen: deposit_hagen. Publikationsserver der Universitätsbibliothek, 2018. https://ub-deposit.fernuni-hagen.de/servlets/MCRFileNodeServlet/mir_derivate_00001443/DSiD_Eugen_Pfister_politische_Mythos_digitale_Spiele_2018.pdf. (1. Februar 2025).

Prinz, Mick. „Von Halle bis Buffalo: Rechtsterrorismus und die Gaming-Welt.“ *Wissen schafft Demokratie. Schwerpunkt Netzkulturen und Plattformpolitiken.* Band 14. Hg. Institut für Demokratie und Zivilgesellschaft. Jena, 2023. 90 – 103.

Reckwitz, Andreas. *Die Gesellschaft der Singularitäten: zum Strukturwandel der Moderne.* 5. Auflage, Wissenschaftliche Sonderausgabe. Berlin: Suhrkamp, 2021.

Röcke, Anja. *Soziologie der Selbstoptimierung.* 2. Auflage. Berlin: Suhrkamp, 2022.

Santoyo-Venegas, Rita. „Digital Games and the Collaborative Construction of Knowledge.“ *Paidia – Zeitschrift für Computerspielforschung*, 27. Juli 2017. https://paidia.de/digital-games-and-the-collaborative-construction-of-knowledge/. (1. Februar 2025).

Simond, Stefan Heinrich. *Pixelated Madness: The Construction of Mental Illnesses and Psychiatric Institutions in Video Games.* Glückstadt: vwh, 2023.

Spies, Thomas. *Trauma im Computerspiel: mediale Repräsentationen mentaler Extremerfahrungen.* Bielefeld: transcript, 2022.

Von Felden, Heide. „Selbstoptimierung als gesellschaftlicher Zwang zum Selbstzwang.“ *Selbstoptimierung und Ambivalenz.* Hg. Heide Von Felden. Wiesbaden: Springer, 2020. 3 – 14.

Wehling, Peter und Willy Viehöver. „Entgrenzung der Medizin – Transformationen des medizinischen Feldes aus soziologischer Perspektive.“ *VerKörperungen/MatteRealities – Perspektiven empirischer Wissenschaftsforschung.* Hg. Willy Viehöver und Peter Wehling. Bielefeld: transcript, 2011. 7 – 48.

Wille, Markus. „Durchschnittsalter der Spielenden in Deutschland steigt erstmals auf über 38 Jahre.“ *game – Verband der deutschen Games-Branche.* 19. Juni 2024. https://www.game.de/marktdaten/durchschnittsalter-der-spielenden-in-deutschland-steigt-erstmals-auf-ueber-38-jahre/. (1. Februar 2025).

Mediographie

Anderson, Brad. Reg. *Stonehearst Asylum.* Icon Productions und Sabibi Films, 2014.

Antoniades, Tameem. Reg. *Hellblade: Senua's Sacrifice.* Ninja Theory, 2017.

Bourassa, Chris. Reg. *Darkest Dungeon.* Red Hook Studios, 2016.

Dugas, Jean-François. Reg. *Marvel's Guardians of the Galaxy.* Eidos-Montréal, 2021.

Hitchcock, Alfred. Reg. *Spellbound.* Selznick International Pictures und Vanguard Films, 1945.

Morin, Philippe und David Chateauneuf. Lead Des. *Outlast.* Red Barrels, 2013.

Quinn, Zoë und Patrick Lindsey. Aut. *Depression Quest.* The Quinnspiracy, 2013.

Robson, Mark. Reg. *Bedlam.* RKO Radio Pictures, 1946.

Reeves, Matt. Reg. *Planet der Affen: Survival.* 20th Century Fox, 2017.

Scorsese, Martin. Reg. *Shutter Island.* Paramount Pictures, 2010.

Soderbergh, Steven. Reg. *Unsane.* Regency Enterprises und Fingerprint Releasing, 2018.

Wiene, Robert. Reg. *Das Cabinet des Dr. Caligari.* Decla-Film-Gesellschaft, 1920.

Beiträger*innen-Informationen

Mona Baie, Dr. med., MA, ist Diplomassistentin am Lehrstuhl für Medical Humanities an der Universität Fribourg (Schweiz). Sie studierte Medizin, Health Humanities und Literaturwissenschaften in Heidelberg, London und Fribourg und promoviert derzeit in der Komparatistik an der Universität Fribourg mit einer Arbeit über Krankenhauserzählungen. Zu ihren Forschungsschwerpunkten zählen medikale Räume in deutsch- und englischsprachiger Literatur des 20. und 21. Jahrhunderts, Geschichte der Medizin und des Krankenhauses 19. bis 21. Jahrhundert, Disability Studies, Krankheitsmetaphern und medizinische Didaktik. Veröffentlichungen unter anderem zur Krankheitsmetaphorik im Nachrichtenmagazin *Der Spiegel*, zu Sarah Manguso, Hilary Mantel und Ruth Schweikert sowie den Chancen und Herausforderungen der Medical Humanities im deutschsprachigen Raum.

Marcella Fassio, Dr. phil., ist wissenschaftliche Mitarbeiterin an der Martin-Luther-Universität Halle-Wittenberg im Bereich der Neueren deutschen Literatur; Studium der Germanistik und Anglistik an der Universität Oldenburg, Promotion an der Universität Oldenburg mit einer Arbeit zu Praktiken, Poetiken und Autorschaftsentwürfen in literarischen Weblogs, 2022–2024 Leitung eines DFG-Projekts zu Narrativen weiblicher Erschöpfung um 1900 und 2000 an der Freien Universität Berlin; Forschungsschwerpunkte u. a. Literatur des 19.–21. Jahrhunderts, Medical Humanities (insbesondere zu Mental Health, Medizin und Geschlecht, Sterbe- und Krebsnarrationen), intersektionale Literaturwissenschaft, digitale Literatur und Social Media, Narratologie, Praxeologie und Diskursanalyse. Ausgewählte Publikationen: *Imaginationen des Lebensendes. Ärztliche Auseinandersetzungen mit Tod und Sterblichkeit.* Bielefeld: transcript, 2025 (hg. mit Katharina Fürholzer & Johann-Christian Põder); *(Un-)Sagbarkeit des Todes. Gegenwärtige Literarisierungen und Visualisierungen des Sterbens* (Schwerpunktheft *Re:visit. Humanities & Medicine in Dialogue* 4.1, 2025) (hg. mit Katharina Fürholzer); „Repräsentationen von Schwangerschaftsabbrüchen in literarischen und medizinpolitischen Texten der 1920–1930er". *Literatur und Abtreibung. Von der Romantik bis zur Gegenwart.* Hg. Veronika Hofeneder und Carolin Slickers. Berlin: Frank & Timme, 2025. 35–51; *Das literarische Weblog. Praktiken, Poetiken, Autorschaften.* Bielefeld: transcript, 2021.

Katharina Fürholzer, JProf. Dr. phil. habil., promovierte an der Schnittstelle von Literaturwissenschaft und Medizinethik (Joint Ph.D. Universitäten Münster & Gent) und war anschließend in der Geschichte, Theorie und Ethik (Universität Ulm), der Vergleichenden Literaturwissenschaft (University of Pennsylvania) und in den Ageing Studies (Universität Rostock) tätig. 2024 habilitierte sie sich mit einer Schrift zu Aphasie und Literatur (Universität Innsbruck). Seit 2024 ist sie Juniorprofessorin für Interdisziplinaritätsforschung an der Germanistik der Universität Koblenz. Sie ist Gründungsmitglied und Mit-Herausgeberin des OA-Journals *Re:visit. Humanities & Medicine in Dialogue.* Forschungsschwerpunkte: Medical Humanities; Ageing Studies; Ethik und Ästhetik; Literatur und Lebensende; Interdisziplinarität in Theorie & Anwendung. Ausgewählte Publikationen: *Das Ethos des Pathographen. Literatur- und medizinethische Dimensionen von Krankenbiographien.* Heidelberg: Winter, 2019; *Fluchtlinien der Sprache(n). Migration, Kulturkontakt und Sprachbewegung im Spiegel der Medical Humanities.* Berlin: de Gruyter, 2023 (hg. mit Julia Pröll); *Imaginationen des Lebensendes. Ärztliche Auseinandersetzungen mit Tod und Sterblichkeit.* Bielefeld: transcript, 2025 (hg. mit Marcella Fassio & Johann-Christian Põder); *(Un-)Sagbarkeit des Todes. Gegenwärtige Literarisierungen und Visualisierungen des Sterbens* (Schwerpunktheft *Re:visit. Humanities & Medicine in Dialogue* 4.1, 2025) (hg. mit Marcella Fassio); *Mitläufer, Wendehälse, Karrieristen. Opportunistische Figuren in Literatur- und Filmgeschichte* (Schwerpunktheft *Komparatistik Online*) (2025) (hg. mit Katrin Frisch).

Arno Görgen, Dr. biol. Hum., Kulturhistoriker, ist Co-Lead des SNF-Sinergia-Projekts „Confoederatio Ludens: Swiss History of Games, Play and Game Design 1968–2000“ an der Hochschule der Künste Bern. Seine Forschungsschwerpunkte sind popkulturelle Repräsentationen von Krankheit, Gesundheit und Medizin, die Medikalisierung digitaler Spiele sowie Systemtheorie und Ideengeschichte. Er ist zudem Host und Chefredakteur der Podcasts *Kritische Controller* und *Design. Macht. Gesellschaft.* Ausgewählte Publikationen: „The Medicalizaton of Arthur Morgan. Tuberculosis as the Good Death in Red Dead Redemption 2“. *Red dead redemption: history, myth, and violence in the video game West.* Hg. John Wills und Esther Wright. Norman: University of Oklahoma Press, 2023. 94–110.; (gem. mit Eugen Pfister): „Pandemien in der Popkultur. Distanz und Nähe der Pandemieerfahrung“. *Superspreader – Popkultur und mediale Diskurse im Angesicht der Pandemie*, Hg. Arno Görgen, Tobias Eichinger, und Eugen Pfister. Bielefeld: transcript, 2024. 213–231; „Zwischen Pathologisierung und Enhancement: Formen der Medikalisierung digitaler Spiele“. *Krankheit in digitalen Spielen: interdisziplinäre Betrachtungen.* Hg. Arno Görgen und Stefan Heinrich Simond. Bielefeld: transcript, 2020. 17–50.

Marc Keller, Dr. phil., wurde an der Universität Bern im Fach Neuere deutsche Literatur promoviert. In seiner Dissertation untersuchte er, wie zeitgenössische deutsch- und französischsprachige Literatur sowie Film existenzielles Leiden als Motiv für Sterbehilfe verhandeln. Derzeit ist er Postdoktorand an der Universität St. Gallen, wo er im Rahmen des vom Europäischen Forschungsrat (ERC) geförderten Projekts Assisted Lab zur gesellschaftspolitischen Wirkung künstlerischer Werke im Diskurs um Sterbehilfe forscht. Zu seinen jüngeren Veröffentlichungen zählen: *Sterbehilfe als Liebestod. Existenzielles Leiden in Literatur und Film der Gegenwart.* Paderborn: Fink, 2025; „Language Matters: The Semantics and Politics of ‚Assisted Dying‘,“ *Hastings Center Report* 54.5 (2024): 3–7 (gem. mit Anna M. Elsner, Charlotte E. Frank, Jordan O. McCullough und Vanessa Rampton); „Zur Darstellung der Sterbehilfe-Diskurse in Ferdinand von Schirachs *Gott* (2020).“ *Juristendichtung. Ferdinand von Schirachs Werk zwischen Literatur und Recht.* Hg. Thomas Nehrlich und Erik Schilling. Berlin: Metzler, 2024. 207–226; „‚Ich möchte, dass du mir hilfst, Schluss zu machen.‘ Buchbesprechung zu Emmanuèle Bernheim: Alles ist gutgegangen.“ *Ethik des assistierten Suizids: Autonomien, Vulnerabilitäten, Ambivalenzen.* Hg. Claudia Bozzaro, Gesine Richter und Christoph Rehmann-Sutter. Bielefeld: transcript 2024. 41–45 (gem. mit Anna Elsner).

Karen Nolte, Prof. Dr., ist seit 2018 Direktorin des Instituts für Geschichte und Ethik der Medizin an der Universität Heidelberg. Ihre Forschungsschwerpunkte liegen in der Medizingeschichte, Pflegegeschichte, historischen Ethik sowie Queer und Gender History. Ihre Promotion an der Universität Kassel widmete sich psychiatrischen Diskursen im Anstaltsalltag um 1900, ihre Habilitation in Würzburg der Alltagsgeschichte medizinischer Ethik im Umgang mit Schwerkranken zwischen 1500 und 1900. Im Rahmen der DFG-Forschungsgruppe „NORMAL#VERRÜCKT. Zeitgeschichte einer erodierenden Differenz“ widmetet sich das Heidelberger Projekt Diskurse und Praktiken im Umgang mit „Verrücktheit“ in der westdeutschen Frauengesundheitsbewegung von den 1970er bis 1990er Jahren. Publikationen: *Gelebte Hysterie. Erfahrung, Eigensinn und psychiatrische Diskurse im Anstaltsalltag um 1900.* Frankfurt am Main und New York: Campus, 2003; *Todkrank. Sterbebegleitung im 19. Jahrhundert: Medizin, Krankenpflege und Religion.* Göttingen: Wallstein, 2016. Zuletzt: „Abgebrochenes Sterilett“ – eine objektzentrierte Geschichte von Schwangerschaftsverhütung und weiblichen Praktiken zur reproduktiven Selbstbestimmung in den 1930er-Jahren in Deutschland. *Gender. Zeitschrift für Geschlecht, Kultur und Gesellschaft* 24.2 (2024): 138–155.

Marius Reisener, Dr. phil., ist wissenschaftlicher Mitarbeiter am IGLK der Rheinischen Friedrich-Wilhelms-Universität Bonn. Nach Abschluss seiner Dissertation zum Thema *Die Männlichkeit des Romans* im Jahr 2020 an der HU Berlin war er Postdoc in den SNF-Projekten „ETHOS“ und „FORM“ an der UZH. Seine Forschungsschwerpunkte liegen in den Bereichen Form- und Gattungstheorie, kritische Männlichkeitsforschung, *medical humanities* und Popliteratur. Ausgewählte Publikationen: *Die Männlichkeit des Romans. Funktionsgeschichtlich Perspektiven auf Leben, Form und Geschlecht in Romantheorien 1670–1916*, Freiburg/Br.: Rombach Litterae, 2021; „Die praxis der Übersetzung. Wie Literatur zur Lebenskraft des Lebens wurde“. *Poetica* 54 (2024): 300–319; „Körper|Wahrnehmung|Störung. Dysmorphophobie in Literatur und Psychologie 2000/1900“. *Zeitschrift für interkulturelle Germanistik* (2025, erscheint).

Wouter Schrover, Dr., studierte Literaturwissenschaft an der Universiteit Leiden und der Vrije Universiteit Amsterdam. An letzterer verteidigte er 2015 seine PhD-Dissertation über Euthanasie und assistierten Suizid in der zeitgenössischen narrativen Fiktion. Derzeit ist er Universitätsdozent an der Open Universiteit in Heerlen, Niederlande. Er forscht in den Bereichen der Medical Humanities, der Thanatologie, des wissenschaftlichen Schreibens und der Bildungspolitik. Zu seinen jüngsten Veröffentlichungen zählen: „Het vermoeden van Krol. Wiskundige en natuurkundige metaforiek in Gerrit Krols opstellen over de doodstraf.“ *Tijdschrift voor Nederlandse Taal- en Letterkunde* 140 (2024): 1–25; „Intertextuality and the Opposition to Suicide and Assisted Suicide in the Netherlands: The Case of Joost Zwagerman.“ *Suicide in Modern Literature. Social Causes, Existential Reasons, and Prevention Strategies.* Hg. Josefa Ros Velasco. Cham: Springer Nature, 2021. 239–251; „Fiktionalität und Ethnologie.“ *Grundthemen der Literaturwissenschaft: Fiktionalität.* Hg. Lut Missinne, Ralf Schneider, Beatrix van Dam. Berlin und Boston: de Gruyter, 2020. 545–570.

Sophie Emilia Seidler, MA MA, promoviert an der Graduiertenschule Sprache & Literatur der LMU München. Sie hat Allgemeine und Vergleichende Literaturwissenschaften sowie Klassische Philologie an der FU Berlin, der Universität Wien und, im Rahmen eines Fulbright-Scholarships, an der UW Seattle, studiert. Nach Forschungsaufenthalten in Stockholm und Berkeley tritt Seidler ab Herbst 2025 ein Junior Fellowship am Internationalen Forschungszentrum Kulturwissenschaften (IFK) der Kunstuniversität Linz in Wien an. Sie ist Mitherausgeberin des Bandes *Körperliche und pflanzliche Poetik. Florale Literatur zwischen Mensch und Blume* (Bielefeld 2025) sowie des Online-Journals *eisodos – Zeitschrift für Antike, Literatur, Rezeption und Theorie.* Ihre Forschungsschwerpunkte umfassen Gender und Feminismus, Rezeption, Psychoanalyse, Medical Humanities, Psychoanalyse, Askese, Plant Studies, Posthumanismen, Food Studies und nicht-normative Körperkonzepte; Aktuelle Veröffentlichungen: „Quid vertit Vertumnus? Picasso's Transformation of Ovid's Tale of Pomona and Vertumnus (Met. 14).“ *Antiquity in Progress: Intermedial Presences of Ancient Mediterranean Cultures in Our World.* Hg. M. Stachon, P. Kolovou, und A. Lipscomb. Heidelberg: Propylaeum, 2025. 153–170; „Perséphone sur le divan. L'anorexie et la quête d'une agentivité féminine dans le mythe et la psychanalyse.“ *Cahiers du Genre* 74 (2023): 93–126; „Bitches and Witches. Grotesque Sexuality in Ovid's Scylla.“ *Acta Iassyensia Comparationis* 29.1 (2023).

Namensindex

https://doi.org/10.1515/9783111591933-010

Werkindex

https://doi.org/10.1515/9783111591933-011

Sachindex

https://doi.org/10.1515/9783111591933-012